国家科学技术学术著作出版基金资助出版

# 颅面形态信息学

周明全　耿国华　李　康　税午阳　等著

科学出版社

北　京

# 内 容 简 介

　　颅面形态信息学是运用信息技术研究面貌和颅骨的生长变化规律、外观形态规律和颅骨面貌之间内在的相互关系而形成的研究领域，是计算机科学与传统的法医人类学、解剖医学、艺术雕塑等学科的交叉学科。本书涵盖了颅面形态信息学研究体系的三大部分，第一部分介绍了研究背景、研究体系与基础方法；第二部分归纳了相关处理技术和应用评价技术；第三部分展示了平台系统与应用范例。本书是作者 20 年科研和实践经验的成果总结，研究方法涉及计算机图形学、机器学习、概率统计、虚拟现实与可视化等计算机应用新技术的研究成果。

　　本书可供计算机、电子工程、人类学、颌面医学、考古学等相关专业的教师、研究生及高年级本科生阅读，也可供相关领域的科研技术人员参考。

**图书在版编目 (CIP) 数据**

颅面形态信息学 / 周明全等著. —北京：科学出版社，2016.2
ISBN 978-7-03-046032-5

Ⅰ. ①颅⋯　Ⅱ. ①周⋯　Ⅲ. ①颅-人体形态学-信息学
Ⅳ. ①R323.1

中国版本图书馆 CIP 数据核字 (2015) 第 246763 号

责任编辑：任　静 / 责任校对：桂伟利
责任印制：肖　兴 / 封面设计：迷底书装

**科 学 出 版 社** 出版
北京东黄城根北街 16 号
邮政编码：100717
http://www.sciencep.com

**北京通州皇家印刷厂** 印刷

科学出版社发行　各地新华书店经销

\*

2016 年 2 月第 一 版　开本：720×1 000　1/16
2016 年 2 月第一次印刷　印张：20 1/4
字数：391 000

**定价：148.00 元**
（如有印装质量问题，我社负责调换）

# 前　言

　　孩童时期，我们就发现每个人的长相都不相同，人的长相为什么如此千差万别？这里的长相主要是指人的面貌，面貌是由什么决定的？除了遗传基因和后天环境外，颅骨是决定面貌的主要因素。本书就是关于颅骨和面貌形态研究的成果汇集。

　　颅骨(skull)是人体最重要的器官，也是脊椎动物骨骼系统中最复杂的部分。颅骨位于脊柱上方，由 23 块形状和大小不同的扁骨和不规则骨头组成。颅骨分脑颅和面颅两部分。脑颅位于颅骨的后上部，内有颅腔，容纳脑，起着保护和支持脑的作用。面颅为颅骨的前下部分，包含眼眶、鼻腔、口腔等结构，包含了人体对外交互的感觉、消化和呼吸的重要起始部分，构成面部的支架，决定了人的面貌形态。面貌就是俗称的"脸"，是人与人之间识别的最直接依据，颅骨是面貌的内在生物特征。研究面貌和颅骨的内部结构规律、生长变化规律、外观形态规律和相互关系，形成了颅面形态学的研究领域。形态学(Morphology)是描述生物的形态及其规律性的学科；"Morphologie"一词，最初由德国歌德(J. W. von Goethe, 1795)所创用，他把形态学看作是形态的构成和转化的学科。狭义来讲，形态学主要是研究生物的成年个体的外形和器官构造。我们针对颅骨构成的复杂性，外形的多样性，构成面貌的千变万化，提出了颅面形态研究的领域，即颅面形态学。我们对颅面形态研究的主要方法是运用信息科学的最新技术。通过对颅面的精细数字化方法、颅面数据结构和特征提取方法，形成颅面的数据信息系统，从而借助信息技术的系统分析方法、人工智能的机器学习方法、离散群的统计分析方法、图形学的三维建模造型技术，以及输出显示的虚拟现实技术和增量制造的实体 3D 打印技术等来深入研究颅面形态学。这一借助发展中的信息技术研究颅面形态的方法，我们称之为"颅面形态信息学"。

　　颅面形态研究有重要意义，是因为颅面本身是人体最重要的器官。对于人体头骨，除了其重要的保护大脑器官的生物学作用之外，颅骨还是构成面貌的基础，面貌是人类识别的直接依据。颅面形态信息在人脸识别、面貌辨认、表情合成、认知计算等方面有直接的应用价值，是人类生物身份识别的重要根据，同时在开颅手术和颅骨修复、整形领域，也需要掌握颅面形态的科学规律。颅骨是决定人的面貌的基础，人们试图改变面貌，首先需要熟悉现有面貌和预测术后面貌。目前开展的任何有关颅面修复、整容等的虚拟手术，掌握颅面形态信息学知识是必需的基础工作。对于人类的遗骸，颅骨是遗留信息的最重要部分。基于颅骨的面貌复原，是法医学中对无源尸体查找的重要方法，有时对刑侦破案是至关重要的一步。在考古学中基于遗骸再构出历史名人面貌，对于历史问题的认定、大众新闻探知、文化资源的挖掘，均有重要的社会意义和经济意义。

颅面形态信息学内容如此丰富、应用如此广泛、研究如此重要，足以使我们为之奉献自己的智慧、才华和毕生精力！

1996 年，我从法国留学归来。对三维医学有强烈发展欲望的我看到了一个来自公安部的文件，其中"计算机辅助颅骨面貌复原技术"使我展开了创新的梦想。随后，过关斩将，层层评审，一份"计算机医学影像的颅骨面貌复原技术方案"进入了国家"九五"科技攻关计划。我和耿国华教授，既是 30 年的夫妻，更是志趣相投的事业路上的"同志"。她在数据结构和算法分析方面的良好造诣为颅面形态系统的建造凝聚了力量。研究室里那键盘的敲击声，伴着春夏秋冬的变幻，"颅面形态信息学"的研究工作已经度过了 20 个年头了。在探索"颅面形态信息学"的道路上，有近 60 位青年学子投入这个队伍，又从这里走向社会的不同岗位、世界的不同舞台，成为信息领域的科研中坚力量。他们在认识和思索颅面形态关系的数学方法、计算机程序设计过程中，积聚了算法分析、数据挖掘、知识工程、计算机图形学的综合知识结构，走上了三维医学、图形网络、虚拟现实与可视化等技术岗位。他们的成绩，以一行行程序代码融进了我们的科研成果。由于人数众多，他们的名字不好一一列出，但是他们和我朝夕相处时的青春容貌，永远留在我的记忆中，成为我人生最宝贵的财富。

我的朋友纪元是一位法医雕塑师，他既有法医的缜密和严谨，也有艺术家敏锐的思维和善于发现的气质，诙谐幽默。而作为一位人民警察，他对工作认真负责，有强烈的社会责任感，我们是 20 年的"合伙人"。他将一个艺术家的青春和才华奉献给了我国的法医事业，从案发现场到被害者颅骨清理，根据被害者的颅骨，完成面貌复原工作。经他完成的数以百计的面貌复原案例，做的近乎原型，不仅形神毕肖，且栩栩如生。他教给我颅面形态的基本知识，以及颅骨面貌复原工作的基本技术，也启发了我电脑雕塑的灵感，为颅面形态信息学的研究开拓了一条新路。公安部特聘刑侦专家、我国法医界的著名专家陈世贤教授、闵建雄教授，人类学家刘武教授、张继宗教授，在不同的阶段也指导了我们的工作，为项目研究从不同角度提出了重要的建设性意见。中国工程院院士、著名法医专家刘耀教授，公安部原计划装备司陈正陵司长，国家自然科学基金委员会信息学部张兆田教授，公安部科技局朱抚刚总工程师，公安部物证中心副主任叶健研究员，他们给予我们的科研工作以至关重要的支持，没有他们的帮助，我们对颅面形态信息学的研究不可能有今天的成果。此外，在 20 年的研发过程中，西安交通大学郑守琪教授、西安电子科技大学王宝树教授、西北大学郝克刚教授、西北工业大学康继昌教授、中国工程院潘云鹤院士、赵沁平院士、孙家广院士、中国科学院沈绪榜院士，都对我们的科研工作给予了多次评审指导，他们作为我的师长，其诲人不倦的精神，永远是我学习的榜样。中国科学院戴汝为院士、戴国忠研究员、谭铁牛院士、田捷研究员、卢汉清研究员、张晓鹏研究员也对我的研究工作给予了指导和帮助。

我们的颅面形态信息学研究与应用开拓了服务于刑侦和考古的颅骨面貌复原工程、服务于体质人类学的颅面认证工程、服务于医学的数字头颅虚拟医学工程。其主要科研价值和应用成果体现在：

(1) 建立了颅面形态信息学体系。系统地提出了颅面关系的知识体系、颅面复原技术体系、颅面信息应用体系；构建了颅面信息库、形态学建模、面貌计算重构、真实感处理、结果评估、反馈修正的系统体系，将传统的手工艺术雕塑变为科学数据计算、3D 制作的规范工程。

(2) 颅骨面貌复原工程。基于颅面形态的数字几何表示方法，提出基于机器学习和统计分析的两种颅面形态计算模型，使复原结果达到了国际领先水平。已完成 2142 套活体面貌复原，协助公安部破获重大刑事案件 62 例。研制了基于 Internet 的尸源认定公安平台，复原时间从 1 个月下降到 1 小时，提高了破案效率。

(3) 体质人类学的颅面认证工程。在国际上率先提出了活体颅面数据采集和测量方法，建立了精度和数量国际领先的颅面数据库，通过计算分析发现了中国人颅面、性别、种族的关键特征数据群，填补了我国计算体质人类学研究的空白。颅骨性别计算达到了国际最好的辨认率。

(4) 数字头颅虚拟医学工程。建立了数字头颅的可视化知识体系、虚拟解剖重构体系、脑血管重构分析系统、虚拟内窥镜系统。构建了结构解剖、虚拟内窥、血管重构、颌面整形、形态分析五个平台。为北京协和医院等提供了虚拟手术计划、病例分析和个体器官制作百余例。

(5) 中华民族数字颅骨体系。在国内首次运用科学数据实现基于颅骨的古人面貌复原。形成了从 35 万年前的古人到春秋、秦汉、唐宋等不同时代人颅骨的实例面貌复原。

相关研究取得的成果包括：2004 年《数字化头颅的研究与应用》项目获得教育部科技进步奖二等奖，2013 年《颅面形态信息学研究和应用》获得中国计算机学会科技进步奖二等奖，2014 年获得北京市科技进步奖二等奖。2014 年，《法庭科学颅骨面貌复原技术规范》作为国家标准正式颁布，公安部行文在全国推荐施行。

2015 年 11 月，适逢本书即将出版之际，我们实验室迎来了俄罗斯专业面貌复原专家。最初，我国的面貌复原工作是苏联人教给我们的，今天俄罗斯朋友来学习我们的三维面貌复原技术，令我们感到无比欣慰。我们和法国、匈牙利、比利时、美国、日本等国专家进行了交流。2012 年，我们把"唐代公主面貌的科学复原结果"展现给 CAA 的考古应用的国际会议，得到了国内外的一致好评，超过 120 家媒体对此成果给了转载报道，认为"中国该领域的研究工作处于国际领先水平"。

一路走来，汗水和收获并存。我们将相关成果汇集出版，定名为《颅面形态信息学》。全书共 12 章，前 5 章由周明全、耿国华、税午阳执笔，第 6 章由邓擎琼执笔，第 7 章由段福庆执笔，第 8 章由李康执笔，第 9 章由武仲科执笔，第 10 章由刘晓宁执笔，第 11 章和 12 章由李康、税午阳执笔，纪元提供部分资料分析，统稿工作由耿国华完成。

全书涵盖了颅面形态信息学研究体系的三大部分，第一部分(第 1、2 章)包括研究进展，数学基础与知识、技术、应用的体系构成；第二部分(第 3～10 章)介绍该研究系统的两大关键技术，一是颅面数据的采集管理、建模方法、形态分析的支撑处理技术，二是颅面模型的复原方法、真实感处理、重构评价、颅像重合的应用技术；第三部分(第 11、12 章)是颅面形态信息处理平台系统与领域应用范例，集中展现了我们团队的研究成果。

颅面形态信息学研究改变了传统颅面研究模式，提供的新手段在刑侦、考古和医学领域形成了颅面信息应用新体系。该项研究揭示了中国人颅面的本质关系，为颅面形态学研究提供了现代化的技术手段，形成了多项应用成果。本书成书过程中，得到了公安部物证鉴定中心、西北大学、北京师范大学、解放军 304 医院、陕西省考古研究院等单位的大力支持。我们课题组历届研究生为此做出了重要贡献，在此表示衷心感谢！本书得到了国家"九五"重点攻关课题(96-919-01-03)、国家 863 计划项目(2001AA111421-2)、国家自然科学基金重点项目(60736008)等的资助，一并表示感谢。

希望本书能吸引更多的学者关注该领域的研究，提供新的方法，开拓新的应用领域，取得新的成果。人脑是复杂的，在其上的颅骨和面貌也是复杂的，对其探索将是长期的工作。我们的工作可能只是颅面科学的冰山一角，它的理论和应用汇集多方知识，也将惠及人类多个方面。期盼在颅面形态信息学的研究领域，百家齐鸣、成果丰硕。由于作者水平有限，不足之处在所难免，敬请读者不吝指教。

谨将此书献给世界上"与颅骨打交道的人"，感谢你们的工作。

# 目 录

# 第二部分　处理技术

颅面形态信息学

# 第三部分 领域应用

*颅面形态信息学*

# 第一部分 基础理论

# 第1章

## 颅面形态信息学概述

面貌是人与人之间识别的最直接依据，颅骨是人类面貌的内在生物特征，其形态决定了人的面部特征和五官的位置与结构。颅面形态研究包含多种方法，涉及多个应用领域。颅面形态信息学(Informatics Craniofacial Morphology)运用信息技术研究数字化的面貌和颅骨的生长变化规律、外观形态规律和颅骨面貌之间内在的相互关系，是对传统颅面形态学的深化和发展。颅骨和面貌复杂的特征结构使得颅面建模和形态分析一直是计算机图形学领域中一个极具挑战性的课题。信息技术的迅速发展，为颅面形态学提供了新的研究方法和实现技术。利用信息技术实现颅面数据采样、建立形态学计算模型、研究颅骨面貌生物特征理论与关键技术，揭示中国人颅面的本质关系，并借此有望解决该领域一系列重要的应用问题。本章主要介绍颅面形态信息学的研究范围、研究背景、研究意义、研究内容体系和技术特点。

## 1.1 颅面形态信息学的研究背景和意义

### 1.1.1 颅面形态信息学简介

颅骨(skull)是人体最重要的器官，也是脊椎动物骨骼系统中最复杂的部分。颅骨分脑颅和面颅两部分。脑颅(cranium)呈卵圆形，位于颅的后上部，内有容纳脑的颅腔，起着保护和支持脑的作用。面颅(facial skeleton)为颅的前下部分，包含眼眶、鼻腔、口腔等结构，包含了人体对外交互的感觉、消化和呼吸的重要起始部分，这些"五官"器官构成面部的特征，决定了人的面貌形态。

面貌是指人的容貌、相貌，包括了人的五官和肤色。面貌是人与人之间识别的最直接依据，颅骨是面貌的内在生物特征。颅骨是形成面貌的基础。一个人的长相，头骨的结构形态、大小、起伏等起决定性作用。例如，猿人的头骨就决定了他们的长相与现代人有根本的区别。

根据体质特征的差异，不同种族的人的面貌形态不同，其主要原因，也是其颅骨形态的差异。世界人种大致上分为 3 大人种，即黄色人种、白色人种（高加索人种）、黑色人种（尼格罗人种）。不同人种在额头的高度、凸起的程度、眉脊（眼眉皮下的骨头）的几何形态和分布高度等都是不一样的，见图1-1。我们中国的大多数民族是属于黄色人种，具有皮肤是淡黄棕色，毛发直而黑，脸宽平、宽额，眼眶较高、鼻骨高度稍低等面骨的重要特点。

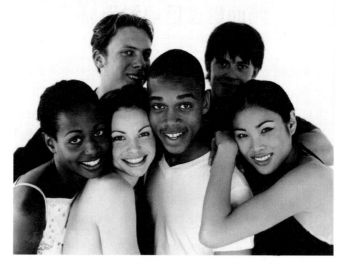

图 1-1　不同种族人的面貌形态

形态学（Morphology）是描述生物的形态和研究其规律性的学科。狭义的形态学主要是研究生物的成年个体的外形和器官构造(解剖学、组织学和器官学)。针对颅骨构成的几何形态复杂性，构成面貌的多样性，提出了颅面形态研究的领域，即颅面形态学（Craniofacial Morphology）。

颅面形态信息学是颅面形态学+信息技术。通过颅面的精细数字化方法、复杂三维数据结构和特征提取方法，以形成颅面的数据信息系统；从而借助信息技术的系统分析方法、人工智能的机器学习、离散群的统计分析方法得到颅面的特征和内部规律；运用图形学的三维建模造型技术、真实感输出显示技术、虚拟现实技术、增量制造的实体 3D 打印技术和其他技术方法，真实地展示颅面的原有形态。这些方法既有传统的数值计算，也有近年来的热点技术，这一借助发展中的信息技术研究颅面形态的方法，我们称之为颅面形态信息学。

## 1.1.2 颅面形态的认识和进步回顾

人类对颅骨的认识、研究和手术改变已有数千年的历史。

### 1. 人类对颅骨面貌的认识

通过非自然的方法改变颅骨的形态是人类对自然和自身的探索，是出于健康或某种信仰追求医学和美容的需要。

颅面手术记载范例：山东省大汶口文化遗址距今约 5000 多年。2001 年考古人员发掘出土遗骸，在整理人骨标本时，发现该颅骨右侧顶骨靠后部有一直径为 31mm×25mm 的近圆形颅骨缺损，如图 1-2 所示。经国内专家学者近年来的研究，认定该颅骨的近圆形缺损应系人工开颅手术所致，此缺损边缘的断面呈光滑均匀的圆弧状，应是手术后墓主长期存活，骨组织修复的结果。

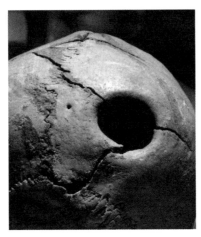

图 1-2　大汶口文化遗址发现的头骨手术存活例证

中国古代五术之一的摸骨术，就是从接触、抚摸一个人的头颅、手骨、身体骨架等等骨相，判断其个性、喜好、能力、专长、格局及未来成就的一种经验预测，这也是古代中国人对头骨的一种思考的总结。将婴幼儿枕头用硬的材料使孩子头型变的扁平以突出脸框的做法，在我国中原西北一带流传至今，目的是为改变颅骨形态达到臆想中的"美观"。

世界其他民族中也有头骨拉长的记载。如距今约 3000 年的秘鲁的帕拉卡斯文化时期，古代印第安人靠人工方法将孩子的头骨拉长，以形成长脸的形状，如图 1-3 所示。古代有改变头形习俗的不仅仅是帕拉卡斯印第安人。尤卡坦半岛上的玛雅人、墨西哥的萨波帖克人和托托纳克人也有这种习俗。公元前 5000 年苏美尔文化以前的人也有改变头形的做法。非洲苏丹和刚果的一些民族，还有太平洋新赫布里底群岛的瓦努阿图居民，不久前还保留这种风俗。尽管这些民族有时空和文化差异，目的都是千方百计把头拉长以示美。

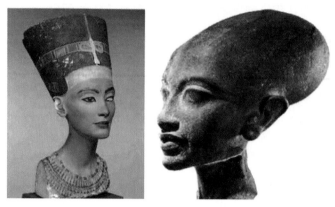

图 1-3　古代印第安人靠人工方法将头骨拉长示意图

## 2. 颅骨面貌复原技术的发展

近代的颅骨面貌复原是一种以颅骨为基础，以人体头面部解剖学规律为依据，根据人体头面部软组织及五官的形态特征与颅骨形态特征间的相关关系，在颅骨上，或颅骨的石膏模型上，或颅骨的影像上，用可塑物质(橡皮泥、黏土、塑像蜡等)雕塑或其他方法(颅骨侧面描记、计算机颜面影像等)重建颅骨生前面貌形象的技术。人工颅面复原如图 1-4 所示。

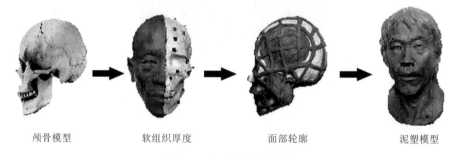

颅骨模型　　　　软组织厚度　　　　面部轮廓　　　　泥塑模型

图 1-4　人工复原流程图

颅骨面貌复原的设想最早由解剖学家 Schaffhasen 在 1877 年提出的，他认为根据颅骨复原其生前面貌是完全可能的。1883 年，德国学者 Welcker 首次对 13 具男性尸体头面部的软组织厚度进行了测定。

1895 年在德国的莱比锡市因扩建圣约翰教堂，由于墓穴密集和棺木损坏，迁坟时许多白骨混在一起，以至无法辨认出哪一具是大音乐家巴赫的遗骸，于是人们便从这些白骨中选出了一件被认为可能是巴赫的颅骨来，交给解剖学教授 His，要求他鉴定这颗颅骨是否属于巴赫。His 试想在这颗颅骨表面塑上肌肤毛发，看是否能够得到和艺术家在巴赫生前为其所做的肖像相近似的面貌。于是 His 选出 24 具男性自杀尸体(考虑到病死尸体会因生前所患疾病的消耗而影响面部软组织的正常厚度，故选用自杀尸体)，在面部定出了 15 个定位点，并测出了各点的软组织厚度，再将这些厚度数据和那个颅骨交给了雕塑家 Seffner，并在事先未说明颅骨可能属于谁的情况下要求 Seffner 用这些软组织厚度数据在颅骨上进行雕塑，结果得到了一个和巴赫的生前肖像非常相似的塑像，如图 1-5 所示。这是世界上第一次尝试用科学的方法复原颅骨的生前面貌。以后，又有 Kollman 和 Buchly、Birkner、Fischer、von Eggeling、Stadnuller、铃木尚、Герасимов 等学者对不同种族的颅骨面貌复原进行了研究，研究方法也逐渐成熟，从单纯研究软组织厚度发展到研究五官形态和软组织形态之间的相关关系。

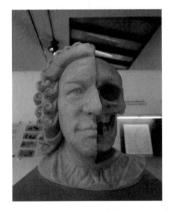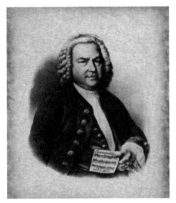

图 1-5　巴赫遗骨复原范例

中国人的颅骨面貌复原是 1939 年由苏联学者格拉西莫夫首次进行的，他制作了一男一女两个古代人的塑像，被认为是夸大了其原始特性。第二次是美国学者魏敦瑞及其助手斯旺夫人制作的猿人头骨复原，发表于 1943 年。第三次是 20 世纪 50 年代中国学者吴汝康、吴新智和王存义制作的，如图 1-6 所示。

1916 年由美国纽约警察局首次将颅骨面貌复原用于犯罪侦查。1925 年，日本警方在侦破著名的“杉并白骨案”中第一次使用了颅骨面貌复原技术。在苏联，颅骨面貌复原也在 1939 年被用于刑事侦查工作。1971 年的“九·一三”事件发生后，林彪专机在蒙古出事，最先赶到

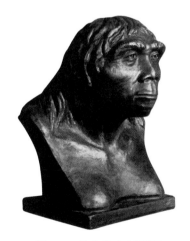

图 1-6　北京猿人复原图

现场的苏联克格勃专家把疑似林彪、叶群的头颅处理后带回莫斯科。随后，苏联宣布林彪、叶群在事故中死亡。克格勃是如何证实的？近年来公开的资料证明，对林彪、叶群的鉴定，也采用了基于颅骨的面貌复原技术和将颅骨与照片重合比照的颅像重合技术。在我国，颅骨面貌复原在 20 世纪 80 年代初被用于刑事侦查工作，现已成为侦破无名尸骨案的重要手段。

　　下面是公安部物证鉴定中心实际完成的中原许昌县一件案例。犯罪分子为了谋财害命，将被害者杀害后碎尸百块。公安部门发现受害者遗骸后，经物证中心专家三维雕塑复原，如图 1-7 所示，在社会大众和科技手段支持下很快破案，将犯罪分子绳之以法。

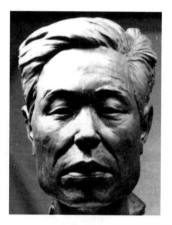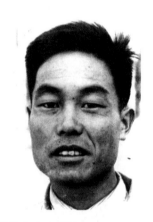

图 1-7　三维面貌复原照片和本人照片

### 3. 传统颅骨面貌复原瓶颈

　　1895 年，德国人对大音乐家巴赫遗骨的复原开辟了颅骨面貌复原应用领域。传统的面貌形态学研究和应用是人们在待定颅骨的基础上，借助解剖测量和针刺测量途径而获得对人脸和颅骨的测量数据，确定人脸软组织的厚度规律，由艺术家雕塑而成。用雕塑法进行三维面貌复原，缺点是采集的颅面样本量小、手工制作速度慢、效率低，且有主观误差。传统的复原研究属于人类学、艺术和医学的交叉领域，较依赖复原者个人对颅面特征和艺术的把握，其复原周期长，结果受主观因素影响较大，造价高、操作复杂、手工计算误差大，并不具备科学推广的价值。人工颅面复原如图 1-8 所示。

### 4. 计算机辅助的颅面复原技术发展

　　近年来，随着现代科技发展及学科间的交叉渗透，特别是 20 世纪 90 年代前后 CT、核磁共振扫描应用于临床医学，获取医学数据的能力空前进步，使获得

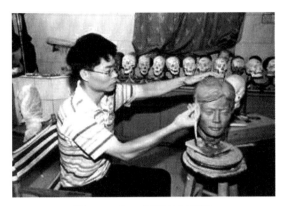

图 1-8　人工颅面复原现场

大量活体头颅样本数据成为现实。计算机三维可视化技术的发展，为信息技术应用于颅面形态学研究提供了新的技术和方法。进入 21 世纪以来，计算机辅助的颅面三维重构关键技术的研究问题，已引起国际信息学、人类学、法医学等相关领域的高度重视，成为国际上研究的热点。人脸软组织重建国际会议已分别在英国、德国、比利时召开了三届。2006 年，*Journal of Computing and Information Technology* 这份信息技术的核心刊物，开始设立颅骨面貌复原技术专栏；2011 年，顶级刊物 *ACM Computing Surveys* 中专题论述计算机辅助颅像重合技术，表明二十余年来人类颅面学研究已开始由传统技术走上了信息技术时代，由不确定的个例研究走上了科学体系的发展方向，科学问题已逐步明晰，信息技术的使用已初见成效。颅面形态信息学已成为信息处理领域和人类学领域的研究热点。

　　计算机三维复原是一种真正意义上的进步。第一，在研究样本上，它从以尸体作为研究样本变成了以活体作为研究样本，这样一方面避免了一些实际条件和社会伦理方面的限制，另一方面避免了因死后软组织变形而造成的误差极大地影响了研究样本的来源和质量；第二，在研究手段上，它使头面部软组织厚度测量从原始的针刺法发展到 CT、核磁等现代技术方法，测量的软组织厚度点从有限的几十个点发展到大量点，实现了全部的数字覆盖，是一个巨大的进步；第三，在图像形式上，它从模拟图像变成数字图像，从二维变成三维，最大限度地减少了主观误差并提高了效率，是颅骨面貌复原技术的发展方向；第四，基于科学数据的复原，基本不受人的干扰，完全由数据程序智能生成。计算机数据生成 3D 面貌复原结果如图 1-9 所示。

　　国际上关于不同人种的颅面形态研究主要集中在美国、德国、日本等发达国家。从 20 世纪 90 年代开始，我国公安部第二研究所、西北大学、北京师范大学等单位的人类学、法医和计算机领域专家组成的团队，相继在国家"九五"科技攻关等项目的支持下，开展计算机辅助颅骨面貌复原技术的相关研究。针对黄种人颅面形态研究中存在的瓶颈，建立中国人的颅面样本库，发展颅面形态信息学新技术，形成中国人面貌形态学的科学体系，开展具有我国自主知识产权的中国人颅面形态规律研究，科学意义重大，应用前景广阔。

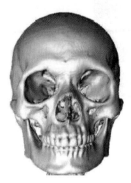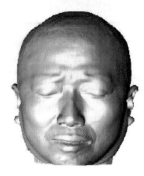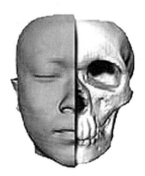

图 1-9  计算机数据生成 3D 面貌复原（来源于西北大学可视化技术研究所）

### 1.1.3  颅面形态信息学研究意义与应用价值

　　颅骨面貌研究是重大的科学问题。对于人体头骨，除了其重要的保护大脑器官的生物学作用之外，颅骨也是构成面貌的基础，面貌是人类识别的直接依据。颅面形态信息对人脸识别、面貌辨认、表情合成、认知计算等研究有直接的作用，是人类生物身份识别的重要根据。颅骨是保护人脑的，所以，对人脑的任何造访，先要经过颅骨。开颅手术和颅骨修复，均需要掌握颅面形态的科学规律。颅骨决定人的面貌，人们试图改变面貌，首先需要熟悉现有面貌和预测术后面貌。颅面形态信息是颅面修理、整容科学的重要基础。目前开展的任何有关颅面的虚拟手术，了解颅面形态信息学知识是必需的基础，图 1-10 是通过改变面骨形态来改变面貌的实例。对于人类的遗骸，颅骨是遗留信息的最重要部分。基于颅骨的面貌复原，在法医学上是对无源尸体查找的重要方法，对刑侦破案有时是至关重要的一步。在考古学中基于遗骸重构出历史名人面貌，对于历史问题的认定、大众新闻探知、历史文化资源开发，均有重要的社会意义和经济意义。

　　颅骨面貌研究是社会安全的重大需求。近年来，随着国内外社会治安形势的变化以及国内人口流动性的日益提高，对社会治安提出了新的要求，对无名尸体身份进行认证是维护社会稳定需要解决的重要问题。在当前的社会发展和信息技术深入应用的背景下，基于颅骨的面貌复原技术社会需求广泛。颅面形态信息学研究中的典型应用——颅骨面貌复原技术是查找尸源的"最后一张王牌"，颅像重合是解决尸源身份认定的重要技术。这两项技术就是研究"颅面形态信息学"的基本动力，也是该项研究的主要内容。

颅骨面貌研究是人类学研究的重要基础。体质人类学中的颅骨面貌复原用于再现远古人类和历史名人，运用信息技术研究中国古人类的进化发展，其现实意义是使中华文明在世界舞台上得到展示，使我国的颅面形态研究在国际上取得领先地位，同时促进民族之间认同、交流、团结发展。法医人类学中的颅骨面貌复原是由体质人类学中的颅骨面貌复原派生而来的，用于查找高度腐败或白骨化的无名尸源的身份认证，为侦查工作提供线索。直接应用有：著名历史人物的面貌复原、刑侦中对面貌不确定的尸源鉴定、灾难现场的身份认证、颅骨和照片重合的法医鉴定。

颅骨面貌研究在医学领域具有重大的应用价值。头颅手术修补、虚拟手术计划、美容整形等颅面外科手术中，需要运用颅骨面貌研究的成果和技术降低手术的风险，减轻患者的痛苦，得到更好的手术效果。

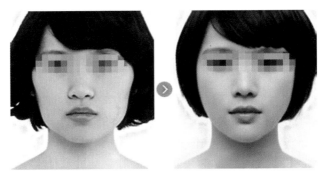

图 1-10　通过改变面骨形态来改变面貌

## 1.2　颅面形态信息学研究进展

目前，计算机辅助颅骨面貌复原技术已成为国内外研究的热点。国际上开展相关研究的机构有美国华盛顿大学，英国格拉斯哥大学、威尔士斯旺西大学、谢菲尔德大学，法国波尔多大学，意大利萨勒诺大学、比萨大学，瑞士日内瓦大学、苏黎世大学，加拿大英属哥伦比亚大学，日本早稻田大学、日本国家研究所警察科学部等。我国的台湾"中央大学"也开展了这方面的研究工作。

公安部物证鉴定中心是研究颅面复原的专业组织，也是开展尸源身份认证的国内权威机构，在 20 世纪 90 年代他们就提出了计算机辅助颅面复原的需求。以周明全教授为带头人的研究团队，从 1996 年开始，在国家"九五"科技攻关项目、国家 863 项目、国家自然科学基金重点项目等的支持下，与公安部物证鉴定中心合作，在北京师范大学、西北大学组织开展了计算机辅助颅骨面貌复原技术研究，并取得了一系列研究成果。北京大学、吉林大学、沈阳航空工业学院和公安部有关单位的法医人类学家和计算机专家从不同的角度开展计算机颅骨重构的探索和尝试，取得了可喜的进展。

下面从五个方面分别对相关研究现状加以评述。

### 1.2.1  颅骨与面貌的数据库技术

面貌复原的效果依赖于完善的软组织厚度规律统计。获取颅骨和面貌数据是颅面形态研究的基础。传统方法是借助解剖测量和针刺测量途径确定人脸软组织的厚度规律，在颅骨上雕塑而成。20 世纪 80 年代由于电子技术和 CT 设备的发展，测量方法有了改进。新的测量方法和计算机技术的引进为活体颅面数据采集带来了方便，为颅面数据库的建立奠定了基础。

数据采集目前主要有 CT 扫描、三维照相扫描、超声深度测量等方法。CT 扫描的优点是可同时得到颅骨和面貌数据，对比研究方便，不足之处是代价高，当扫描精度要求高时人们担心对健康有潜在的影响。而三维照相扫描则只可得到表皮数据，超声深度测量只可得到特征点的数据，需要二次合成。随着螺旋 CT 的广泛应用和价格的降低，当前最理想的采集方法还是依靠医学三维成像技术。这种二维切片扫描、三维计算机重构活体的面貌特征数据采集的方法是周明全教授和 Philips(1996)同时提出和开展的。周明全教授和他的学生李华明等(Li et al. 2004)也开展了利用三维照相技术获取人体面部模型，作为 CT 医学影像数据的补充。

目前用于颅骨面貌复原研究的颅面数据库在系统性和种族范围而言，种类不多且样本数量不足。de Greef 和 Claes 等人用了两年的时间，建立了有 967 个白种人的颅面信息数据库，包含了两种性别的各种年龄和各种体态的样本(de Greef et al. 2006)。Manhein 等(2000) 建立了 515 个儿童和 197 个成人的英国人颅面信息数据库；Domaracki 等(2006)建立了 33 个澳洲人软组织厚度数据库；周明全等从 1996 年开始，首先建立了 90 余个中国青年颅面信息数据库，进而建立了 2106 个中国人颅面样本的数据库，是国际上数量最大、种类最多的颅面数据库，但对于分年龄段、分地区的颅面数据科学复原的精确需求而言，样本量还是匮乏，急需有效扩大颅面样本库的规模。

### 1.2.2  计算机辅助颅面重构技术

计算机辅助的颅面重构技术弥补了传统手工重构颅面方法耗时多、主观性强等不足，其目标是创建一个扩展性强、可重复使用、更精确的科学重构过程。这项应用是在 20 世纪 80 年代计算机图形学和医学成像技术发展之后展开的，最初由 Vanezis 等(1989)提出用计算机图形学技术辅助颅面复原思想。典型技术可分为两类：

(1)计算机模拟手工复原的方法。代表性工作有英国格拉斯哥大学 Vanezis 等(1989)通过利用软组织厚度数据，模拟手工复原，成功地确认了多位受害者

颅面形态信息学

的身份；比利时鲁汶大学通过在 CT 图像上使用隐式方程进行颅面重构
（Vandermeulen et al. 2006）；英国威尔士斯旺西大学利用体模型进行颅面重构
（Simon 2000）；加拿大的英属哥伦比亚大学采用 B 样条重构颅面（Archer 1997）；
德国萨尔布吕肯大学利用变形进行复原（Kähler et al. 2003）；我国周明全教授从
1996 年开始在基于三角片网格表示的颅面重构和交互编辑方面做了大量工作
（周明全等 1997）。此类方法重构过程方便交互，但当时选定特征点过于稀疏，
重构效果有待精细。

（2）基于统计模型的方法。在最近颅面复原研究中基于统计模型的颅骨面貌
复原的工作居多，最有影响的二维形状统计模型是 Cootes 提出的 ASM（active
shape model）和对边缘点的纹理特征进行统计描述的 AAM（active appearance
model）（Cootes et al. 1998）。ASM/AAM 模型在二维特征定位、边缘搜索、形状
描述、数据配准上取得了很大成功，可直接推广到三维（Feng et al. 2004，2005），
但由于人脸、颅骨等复杂三维生物体表面的样本特征点选择困难且样本数目有限，
不易得到有效点分布模型。法国 LIS 实验室使用 15 套通用的人脸和颅骨稀疏网格
模型表示的样本建立了一种颅面统计模型（Berar et al. 2006a），Berar 等（2006b）
采用相对稀疏的网格表示模型建立了颅面统计模型。基于统计模型的颅面复原方
法是一种参数化的变形模板匹配方法，模板动态调整可通过参数的变化来实现，
对样本信息的有效提取实现对颅面的学习，对统计模型的参数分析可得出颅面显
式属性的相关控制参数，但目前仍面临着样本空间较小、影响复原结果的缺陷。
针对单一的颅面模型很难描述颅面局部相对独立的形态变化，为了更准确地提取
颅面形态变化规律，冯筠（2010）、胡永利等提出了基于层次化统计模型的颅面复
原，层次化统计模型可以解决局部特征淹没于整体形变之中的难题。段福庆、周
明全等提出基于回归计算模型的颅面复原，通过建立颅骨到面貌形态的回归计算
模型来学习两者间的本质关系，相对于统计形变模型，回归模型能更好地体现颅
骨决定面貌这一本质联系，已成为颅面复原方法的研究热点。

## 1.2.3 颅骨与面貌的表示模型

目前用于颅骨与面貌的表示模型主要有三类：即多边形网格表示法、基于
数学曲面方程的表示法和体模型。多边形网格可以方便地表示任意拓扑形状的
物体并具有硬件支持的渲染，已成为当前计算机图形学领域占据主导地位的三
维模型表示方法，在颅骨与面貌的模型中也被广泛应用；基于数学曲面方程的
表示又可分为参数曲面（Mang et al. 2006）（Bezier 曲面、B-样条曲面、Nurbs 曲
面和层次 B-样条曲面）和隐式的代数曲面（Vandermeulen et al. 2006），它们对模
型任意变形的控制非常方便；体模型由于数据获取方便，在医学成像系统中普
遍用来表示颅骨面貌信息（Jones 2001）。

### 1.2.4　面貌真实感处理技术

交互编辑、纹理映射等真实感处理手段经常被用于动画的人脸造型或合成（Blanz et al.1999）。在颅面重构后，为生成更加真实和个性化的颅面信息以及逼真的面貌显示结果，对基于颅骨的身份认证是必要的。但在目前颅面复原中面貌真实感处理还不多见，仅查到Tu等（2005）的工作考虑了对重构的模型进行编辑、五官融合和纹理映射；周明全和杨扬（2001）通过使用参数曲面表示，对重构的模型进行了三维交互编辑、变形等。

### 1.2.5　颅骨面貌复原评价技术

国内颅面复原报道较多，研究成果多是在古人面貌复原领域(如老山汉墓、马王堆辛追夫人、楼兰美女)，公安系统也有许多富有经验的专家，他们通过颅面绘画，为刑侦破案提供了帮助，其经验有待学习和总结。这些以颅骨形态为基础的个体三维艺术创作难于验证，推广应用局限较大。进入21世纪以来，计算机科学的进步和医学影像技术的发展已被广泛地应用于颅骨面貌复原的各个阶段，在方法和理论研究上有了系统的架构。人类颅面形态研究，虽然已经走上了科学体系方向，但还主要依赖人的主观认定评价重构效果。有研究表明，现有面貌复原方法和传统评价原则均存在许多不完备之处。新技术的介入，应以客观的方式评价和改造传统的方法，急需建立必要的颅面形态研究科学评价体系，有助于人们在新的研究中去加以完善。

## 1.3　颅面形态信息学体系

颅面形态学是法医人类学、解剖学与信息科学的交叉，我们对颅面形态信息学研究历时20年，从20世纪90年代开始，以公安部第二研究所、西北大学等单位的人类学、法医和计算机领域的专家，在国家"九五"科技支撑项目的支持下，开展计算机辅助颅骨面貌复原技术的相关研究，发展颅面形态信息学新技术，经历了四个阶段，第一阶段：始于1996年国家"九五"公共安全科技攻关计划需求，基于医学影像数据展开计算机辅助颅面形态学研究复原，国内率先开展，与国际研究同步，实现计算机模拟手工复原流程；第二阶段，得益于国家863项目支持，开展计算机颅像重合技术研究，颅骨面貌与照片配准用于身份认证；第三阶段得到国家自然科学基金重点项目支持，建立大规模中国人样本颅面数据库，将计算机辅助的颅面复原技术上升为颅面形态信息学的科学体系问题研究；第四阶段我们研究团队相继得到国家自然科学基金面上项目、青年基金多个项目支持，形成系列应用技术研究成果，推动在人类学研究、身份认证、医学手术领域系列应用。运用计算机图形学处理方法研究颅骨与面貌内在规律，提出颅面形态信息学基础理论、知识体系、技术方法，创建了颅面形态信息学三大体系——颅面关系的知识体系、颅面复原技术体系、颅面信息应用体系，是我国人类学研究领域(方法)的重要突破，如图 1-11 所示。

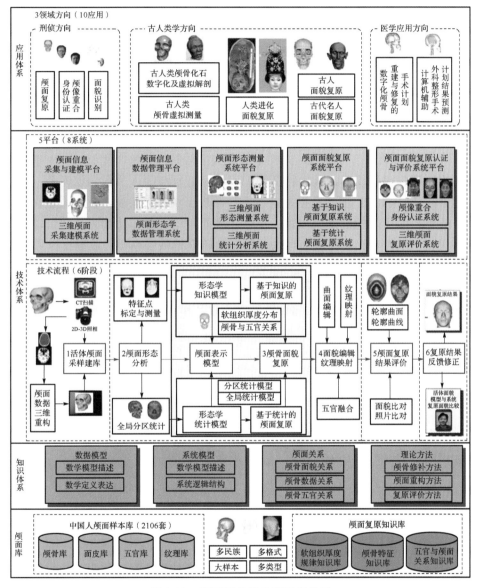

图 1-11　颅面形态信息学研究体系

我们针对中国人颅面形态研究中存在的瓶颈，通过构建自主知识产权的大规模中国人颅面三维数据库，统计和分析中国人颅骨与面貌的形态学规律，发现了中国人颅面复原特征关键点群、颅面性别识别关键点群、颅面种族特征点群，确立了人类学的中国人颅面特征关键数据。撰写的《颅骨面貌复原操作规范》已通过全国法医检验标准化分技术委员会审批发布。制定的《法庭科学颅骨面貌复原技术规范》公共安全行业标准已由全国刑事技术标准化技术委员会发布，积累发展具有我国自主知识产权的中国人颅面形态规律研究，形成了相关数据基础，基于颅面数据库的相关成果已在公共安全、考古学、人类学等领域应用，极大地提高了颅面形态学研究的客观性和有效性。

## 1.3.1　颅面形态信息学知识体系

颅面形态信息学知识体系主要包括数据模型、系统模型、颅面关系和理论方法四部分，其中，颅面库包含中国人颅面样本 2106 套(颅骨、面皮、五官及纹理)，具有多民族、多格式、大样本及多类型等特点。颅面复原知识库中包含软组织厚度规律知识库，颅骨特征知识库以及五官与颅面关系知识库等，获取并建立活体医学 CT 图像数据颅骨表面与面皮形状数据的表示及关系定义，完成了颅骨和面皮间的测量、颅骨的修补、颅面重构、颅面重构方法评价等颅面形态学表示上的定义，为颅面形态信息相关研究提供了充实的数据支撑。

## 1.3.2　颅面形态信息学技术体系

我们自 1996 年起和公安部物证鉴定中心合作，开启我国计算机辅助颅骨面貌复原技术研究，经过"应用计算机模拟人工三维颅面复原"—"基于少量 CT 数据的半自动复原"—"基于海量基础数据的全自动复原"三个研究阶段，形成了以应用领域驱动的多模型颅面复原关键技术框架，首次提出并形成了基于中国人三维颅面数据库的颅面复原研究体系。

此外，还构建了颅面形态信息学的技术体系，由颅面数据库构建、形态学分析、面貌复原、真实感处理、复原结果评价及反馈修正六部分构成，并形成颅面形态分析及面貌复原软件平台，技术体系结构如图 1-11 所示。

1. 颅面数据的获取与建库

研究遗骸颅骨与活体颅面的信息获取技术，建立颅面分类数据库，研究包括如下内容。

(1)活体颅面信息获取：利用 CT、MRI 成像技术研究活体头部颅骨和面皮的获取技术，研究人体直立时的三维数据采集方法(目前设备均是卧式采集数据，立式和卧式测量的面部软组织数据略有差异)。研究基于自然光的三维测量方法，获取活体面部模型(面皮)以及面部的纹理信息。

(2)颅面分类建库技术：对基于轮廓线的二维 CT 数据，研究基于变形模型的分割方法，可实现颅骨与面貌数据的分离；针对三维照相获取的数据，研究适应不同特征的三维分割算法，自动分离出人脸的面皮、纹理、五官模型数据；研究采用传统和基于偏微分方程(partial differential equation，PDE)相结合的分割方法，综合使用多种三维分割方法以解决器官分割需要。

(3)针对经 CT 数据重建得到三维颅骨和面皮以及通过三维照相获取的三维面皮和对应的纹理信息，研究建立三维的颅骨、面皮、纹理库，并且对面皮和纹理按照复杂性进行五官分割，建立颅面五官库。

2. 建立颅面形态学的知识分析模型和统计学习模型

围绕颅面形态理论与颅面重构的关键技术，建立了颅面形态学知识分析和统计学习两种计算模型。

(1)知识分析模型：根据人类颅骨面貌生长规律，基于特征点的知识分析，研究如何从颅骨扩展出的面容细节知识、颅骨特征点的软组织厚度分布规则，指导生成个体表皮、复原面貌，提高面貌重构的准确程度。

(2)统计学习模型：基于统计学的方法，学习和发现具有复杂几何表面生物体的内在规律，揭示中国人颅面的本质关系。

3. 颅面建模表示模型

全面支持颅面重构的全过程是颅面表示方法的核心研究内容。

(1)颅面模型多分辨率表示理论与算法设计。研究复杂三维物体的表示模式，特别是在多分辨率表示理论和方法的基础上，探索具有丰富表面细节的生物体的颅骨和面貌复杂问题的表示方法。

(2)为准确表示具有丰富细节的颅面，支持颅面重构全过程，研究基于点云数据，多边形网格数据，参数曲面的精确、高效混合颅骨和面貌表示模型。

4. 真实感面貌处理

真实感面貌处理技术重点研究：
(1)五官融合技术。
(2)三维曲面交互编辑。
(3)复杂自由曲面参数化和纹理映射的理论和方法。

5. 颅面复原结果评价

颅面复原结果评价，包括建立颅面模型相似度度量评价体系的方法和准则。完成颅面重构结果的相似度评价比较和差异描述，其结果可作为对重构模型方法修正的依据。内容包括：
(1)活体面貌模型与复原面貌的相似度评价。

(2)遗骸颅面重构结果与生前照片的比对评价。

(3)颅像重合(遗骸颅骨与生前照片的重构鉴定)研究。

6. 集成颅面重构系统平台

集成上述研究成果，形成颅面重构的科学体系，包括研发两个原型系统、一个评价平台：

(1)活体样本颅面重构模型系统。

(2)颅骨面貌复原系统。

(3)颅面复原结果评价平台。

根据颅骨与面貌的形态学规律对给定颅骨的未知面貌进行科学预测，遵循归纳—演绎—应用的思维模式，研究中国人颅面形态规律和可靠的面貌复原方法，构造基于知识模型和基于统计模型的颅骨面貌复原研究体系。

### 1.3.3 颅面形态信息学应用体系

通过颅面形态信息学研究获得系列颅面形态规律的成果，创新性地将研究成果应用于刑侦、医学、考古与人类学三大领域，形成五个颅面形态应用软件平台(中国人颅面数据采集平台、基于颅面数据库的自动化颅骨面貌复原平台、基于颅骨三维模型的颅像重合身份认定平台、古人颅骨测量和形态分析平台、颅颌面整形手术计划和结果预测平台)，见图 1-12，有力地推动了四大领域相关研究工作的发展，形成了围绕颅面形态信息学研究成果的应用新体系。

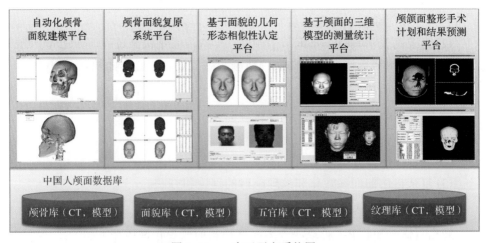

图 1-12 一库五平台系统图

相关应用领域和具体应用技术如表 1-1 所示。

表 1-1　相关应用领域和具体应用技术

| 应用领域 | 应用方向 | 应用技术 |
|---|---|---|
| 公共安全 | 身份认证 | 三维颅面统计分析系统 |
| | | 基于知识分析模型的颅面复原系统 |
| | | 基于统计模型的颅面复原系统 |
| | | 颅像重合身份认证系统 |
| | | 三维颅面复原评价系统 |
| | 相关领域企业 | 三维颅面形态测量系统 |
| | | 二维及三维面貌识别系统 |
| 医学 | 手术计划 颌面整形 | 颅面形态学数据管理系统 |
| | | 三维颅面形态测量系统 |
| | | 数字化颅骨重建与修复系统 |
| | | 计算机辅助外科整形手术系统 |
| 考古与 人类学 | 考古研究 文化遗产研究与保护 人类文化研究 | 基于知识分析模型的颅面复原系统 |
| | | 基于统计模型的颅面复原系统 |
| | | 三维颅面形态测量系统 |
| | | 三维颅面复原评价系统 |
| | | 考古资料管理系统 |

# 1.4　本书内容结构

本书将颅面形态信息学的研究与应用内容分为基础理论、处理技术、应用领域三个部分。

**基础理论部分(第 1、2 章)**：介绍颅面形态信息学的研究进展、基础理论与知识，以及体系构成。

第 1 章颅面形态信息学概述，包括研究意义、进展和颅面形态信息学体系(知识体系、技术体系、应用体系)。

第 2 章颅面复原技术基础，包括颅面数据表示处理、模型表示处理、复原方法的基础。

**处理技术部分(第 3～10 章)**：包括两大关键技术，一是颅面数据的采集管理与建模方法、形态分析的支持处理技术，二是颅面模型的复原方法、真实感处理、重构评价、颅像重合的应用技术，涉及从颅面数据采集管理到建模、测量、复原、编辑、评价处理全过程。

第 3 章颅面数据的采集与管理，包括采集技术、数据规范和数据库构建方法。

第 4 章颅面数据三维建模方法，包括颅面建模、颅骨建模、模型修补、模型光顺技术。

第 5 章颅面形态测量分析，包括颅面特征点定义标定、软组织厚度测量分析、颅面几何测量及基于颅骨的性别判别。

颜面复原的两类方法见第 6 章、第 7 章。

第 6 章基于知识分析模型的颜面复原，包括基于稀疏与稠密软组织厚度的颜面复原。

第 7 章基于统计模型的颜面复原，包括基于拟合、概率、层次化、回归的颜面复原。

第 8 章人脸真实感处理，包括人脸形状和五官编辑、纹理编辑、头发建模、饰物添加。

第 9 章颜面重构的评价方法，包括基于面貌特征点、面貌轮廓线、测地距离、照片重构的相似度评价方法。

第 10 章颅像重合，包括颅像重合原理、颅像位置校准、姿态估计、相似性鉴别方法。

**领域应用部分(第 11、12 章)**：内容涉及处理平台系统与典型范例。

第 11 章颜面形态信息处理平台，包括构建基于颜面库的颜面建模平台、颜面复原系统平台、颜面几何形态相似性认定平台、颜面测量统计平台。

第 12 章给出颜面形态信息学在医学、法医学、考古学中的典型范例。

# 1.5 本章小结

颜面形态研究是人类体貌规律研究的重要分支。基于颅骨的面貌重构，是根据人类颅骨与面貌的形态规律对给定颅骨的未知面貌进行科学预测绘制的技术，可应用于公安刑侦、考古、人类学、颌面医学、动漫制作等领域。

# 参考文献

陈世贤. 1998. 法医人类学. 北京: 人民卫生出版社.

冯筠. 2010. 基于层次化统计可变形模型的颅骨面貌复原技术研究. 西安: 西北大学博士后出站报告.

格拉西莫夫. 1958. 从头骨复原面貌的原理. 北京: 科学出版社.

杨扬. 2001. 基于 CT 数据的三维曲面造型及应用. 西安: 西北大学硕士学位论文.

周明全, 耿国华, 范江波. 1997. 计算机辅助的颅骨面貌复原技术. 西北大学学报(自然科学版), 05:10-13.

Archer K M. 1997. Craniofacial Reconstruction using hierarchical B-Spline Interpolation. Master's thesis. Vancouver: University of British Columbia.

Attardi G, Betrò M, Forte M, et al.1999. 3D facial reconstruction and visualization of ancient Egyptian mummies using spiral CT data soft tissue reconstruction and textures application.

ACM SIGGRAPH,Los Angeles:223-239.

Berar M, Desvignes M, Bailly G, et al. 2006a. 3D Semi-landmarks based statistical face reconstruction. Journal of Computing and Information Technology, 14(1):31-43.

Berar M, Desvignes M, Bailly G, et al. 2006b. Statistical 3D cranio-facial models. The Sixth IEEE International Conference on Computer and Information Technology, Seoul.

Blanz V, Vetter T.1999. A morphable model for the synthesis of 3D faces//Proceedings of the 26th Annual Conference on Computer Graphics and Interactive Techniques. New York: ACM Press/Addison-Wesley: 187-194.

Brown R E B, Taister M A, Miller K W P, et al. 2005. A novel method of automated skull registration for forensic facial approximation. Forensic Science International, 154(2): 149-158.

Claes P, Vandermeulen D, De Greef S, et al. 2006a. Craniofacial reconstruction using a combined statistical model of face shape and soft tissue depths: methodology and validation. Forensic Science International, 159: S147-S158.

Claes P, Vandermeulen D, Suetens P, et al. 2006b. Statistically deformable face models for cranio-facial reconstruction. Journal of Computing and Information Technology, 14(1): 21-30.

Cootes T F, Edwards G J, Taylor C J. 1998. Active Appearance Models. Proceeding of European Conference on Computer Vision, 2: 484-498.

de Greef S, Claes P, Vandermeulen D, et al. 2006. Large-scale in-vivo Caucasian facial soft tissue thickness database for craniofacial reconstruction. Forensic Science International, 159: S126-S146.

de Greef S, Willems G. 2005. Three-dimensional cranio-facial reconstruction in forensic identification: latest progress and new tendencies in the 21st century. Journal of Forensic Sciences, 50(1): 12-17.

Domaracki M，Stephan C N. 2006. Facial soft tissue thicknesses in Australian adult cadavers. Journal of Forensic Sciences, 51(1): 5-10.

Duan F.Q, Yang S, Huang D.H, et al. 2014. Craniofacial reconstruction based on multi-linear subspace analysis. Multimedia Tools and applications, 73, 2:809-823.

Feng J，Ip H H. 2005. Iterative 3D point-set registration based on hierarchical vertex signature (HVS). Medical Image Computing and Computer-Assisted Intervention. Berlin: Springer: 279-286.

Feng J, Ip H H, Cheng S H, et al. 2004. A relational-tubular (ReTu) deformable model for vasculature quantification of zebra-fish embryo from micro-angiography image series. Computerized Medical Imaging and Graphics, 28(6): 333-344.

Hsu J H, Tseng C. 2000. Application of orthogonal neural network to craniomaxillary reconstruction. Journal of Medical Engineering & Technology, 24(6): 262-266.

Hu Y, Duan F, Yin B, et.al. 2013. A hierarchical dense deformable model for 3D face reconstruction from skull. Multimedia Tools and applications, 64:345-364.

Jones M W. 2001. Facial reconstruction using volumetric data// Proceedings of Vision, Modeling, and Visualization. Amsterdam: IOS Press:135-142.

Kähler K, Haber J, Seidel H P. 2003. Reanimating the dead: reconstruction of expressive faces from skull data//ACM Transactions on Graphics (TOG). ACM, 22 (3): 554-561.

Li H M, Zhou M Q, Geng G H. 2004. Rapid pose estimation of Mongolian faces using projective geometry// Proceedings of IEEE International Symposium on Information Theory: 171-176.

Manhein M H, Listi G A, Barsley R E. 2000. In vivo facial tissue depth measurements for children and adults. Journal of Forensic Sciences, 45 (1): 48-60.

Mang A, Müller J, Buzug T M. 2006. A multi-modality computer-aided framework towards postmortem identification. Journal of Computing and Information Technology, 14 (1): 7-19.

Phillips V M, Smuts N A. 1996. Facial reconstruction: utilization of computerized tomography to measure facial tissue thickness in a mixed racial population. Forensic Science International, 83 (1): 51-59.

Quatrehomme G, Cotin S, Subsol G, et al. 1997. A fully three-dimensional method for facial reconstruction based on deformable models. Journal of Forensic Sciences, 42 (4): 649-652.

Simon D M. 2000. Computer aided facial reconstruction for forensic identification//Chen M, Kaufman A E, Yagel R. Volume Graphics. London: Springer.

Thorsten M. 2006. Special issue on computer-assisted craniofacial reconstruction and modeling. Journal of Computing and Information Technology, 14 (1):1-6.

Tu P, Hartley R I, Lorensen W, et al. 2005. Face reconstruction using flesh deformation modes//Computer Graphic Fracial Reconstruction. Amsterdam:Elsevier Academic Press: 145-162.

Vandermeulen D, Claes P, Loeckx D, et al. 2006. Computerized craniofacial reconstruction using CT-derived implicit surface representations. Forensic Science International, 159: S164-S174.

Vanezis P, Blowes R W, Linney A D, et al. 1989. Application of 3-D computer graphics for facial reconstruction and comparison with sculpting techniques. Forensic Science International, 42, 69-84.

*颅面形态信息学*

# 第2章

# 颅面复原技术基础

本章介绍了颅面复原处理过程中涉及的相关技术基础和数学方法，主要包括四个方面：①颅面复原关键问题；②颅面图像预处理问题，包括经典的图像滤波与去噪方法以及常用的颅面轮廓提取方法；③颅面模型的表示与处理基础，包括三维颅面模型的表示以及处理技术；④颅面复原的基本方法，包括基于 ICP 和 TPS 的颅面配准方法和基于 B 样条、统计模型以及 PCA 的颅面复原数学基础。上述方法为后续处理提供理论支持。

## 2.1 颅面复原关键问题

计算机辅助的颅面复原涉及三个关键问题。一是对数字化的颅骨面貌模型采用合适的表达方法；二是在颅面样本数据的基础上研究颅面形态关系的获取方法；三是如何对颅面复原结果和方法的有效性进行评价。

### 2.1.1 颅面数据表示

通过医学 CT 图像三维重建或扫描得到活体人颅面数据，通过分离算法，分别得到颅骨表面 $s$ 和面皮 $f$。通常它们分别表示成一组 $n_1$、$n_2$ 个三维点集，即 $s = \{p_i\}_{i=1}^{n_1}$ 和 $f = \{q_i\}_{i=1}^{n_2}$。其中，$p_i = \begin{pmatrix} x_i \\ y_i \\ z_i \end{pmatrix}$ $q_i = \begin{pmatrix} x_i' \\ y_i' \\ z_i' \end{pmatrix}$。

颅骨表面的样本空间 $X$ 为所有颅骨构成的集合，即 $X = \{s_i\}_{i=1}^{m_1}$；面皮的样本空间 $Y$ 为所有面貌构成的集合，即 $Y = \{f_i\}_{i=1}^{m_2}$。对于活体样本，$m_1 = m_2$，且一一对应。

### 2.1.2 颅面形态关系获取

颅面形态关系的获取是颅面复原的核心。颅面形态关系可表示成软组织厚度的分布规律，但更准确的是将颅骨表面和面皮看作是一种映射关系，即 $g: R^3 \rightarrow R^3$。

对 $\forall s_i \in X$，$\exists f_i \in Y$，$g(s_i) = f_i$，颅面复原的关键就是找到这个连续双射 $g$：$X \overset{g}{\to} Y$。这样，给定的未知的颅骨数据 $x'$，代入上述确定的映射关系 $g$，即得到了一个预测面皮 $y'$，即 $y' = g(x')$。

这里 $g(\cdot)$ 可以是显式的，如 RBF 函数，但大多数函数是隐式的。详见第 6 章和第 7 章。

1. 显式方法

基于 RBF 的方法采用稀疏点，即特征点表示样本颅骨 $m_1$ 和面貌 $m_2$，统计各样本 $m_2$ 与 $m_1$ 的值与属性 $p$ 的关系 $g$；对一个待复原的颅骨特征点 $x$ 和待复原颅骨属性 $p$，通过关系 $g$，获得其面貌特征点 $y$；再通过对面貌特征点进行 RBF 插值获得面貌上的其他点。插值函数如式 (2-1) 所示。

$$u(x) = \phi_s(x) + R_s(x) = \sum_{j=1}^{M} \beta_j \phi_j(x) + \sum_{i=1}^{n} \alpha_i R_i(\|x - p_i\|) \tag{2-1}$$

其中，$\phi_s(x)$ 为仿射变换多项式，$R_s(x)$ 为 RBF 函数，$\|x - p_i\|$ 为顶点 $x$ 到特征点 $p_i$ 之间的欧氏距离，$\beta_j$ 和 $\alpha_i$ 是系数。

2. 隐式方法

1) 变形方法

采用变形函数 $g$ 把样本颅骨 $x$ 变形到待复原颅骨 $x_t$，同时把同样的变形 $g$ 作用到样本面貌 $y$，即使得 $g(x) \approx x_t$，这样 $g(y)$ 可近似看作为待复原面貌。对 $M$ 个样本进行同样的操作，再综合这 $M$ 个样本的复原结果，得到最终的复原结果 $y_t$，如式 (2-2) 所示。

$$y_t(\alpha) = \overline{h(y)} + \sum_{i=1}^{M} \alpha_i U_i \tag{2-2}$$

其中，$\overline{h(y)} = \dfrac{1}{M} \sum_{i=1}^{M} g(y_i)$，$\alpha$ 为样本权重系数，$U$ 为 $M$ 个样本的协方差矩阵。

2) 统计复原方法

统计复原方法又分为统计学习和统计回归两类方法。

统计学习是基于统计模型的颅面复原，通过对大样本的统计学习来寻找颅骨和面皮之间存在的函数关系。

统计回归是将颅骨和面皮之间的函数关系看作是颅骨对面皮的回归。通过回归学习建立颅骨和面皮间的函数映射，如式 (2-3) 所示。

$$y = A\phi(x) \tag{2-3}$$

其中，$A$ 为回归系数矩阵，$\phi(x)$ 为 $x$ 的函数，当 $\phi(x) = x$ 时，表示线性回归，否则为非线性回归。具体方法详见第 7 章。

颅面形态信息学

### 2.1.3 颅面复原方法评价

**1. 三维几何形状评价方法**

从活体样本中取一套颅面数据，$s_i \in X$，$f_i \in Y$，通过复原方法得到面皮 $f'_i$。通过比较 $f_i$ 和 $f'_i$ 的相似度，评估颅面复原方法的好坏。可以整体或局部比较其核心是如何计算两个三维物体的相似度，具体内容详见第 8 章。

**2. 基于照片的评价方法**

复原得到的面皮 $f_i$，通过计算与照片的对应点，得到投影矩阵；采用欧氏距离比较特征点的误差，得到对复原结果的评价。

## 2.2 医学图像预处理技术

为了实现颅骨及面貌的三维重建，首先需要对采集到的头部影像数据进行预处理，去除影像中的无关数据，包括挡板和脊椎。CT 医学图像在重建的过程中可能会引入图像噪声，影响三维模型重建的精度和几何形态。同时，采集时样本本身所佩戴的无法卸除的金属假体也会在 CT 图像中造成三维建模的金属伪影，需要对 CT 图像进行去噪和去金属伪影等预处理操作。

本小节主要介绍从医学图像获取颅骨和皮肤模型过程中涉及的一些基本图像处理方法，包括图像去噪、冗余数据处理、图像增强、边缘提取和图像三维重构。

### 2.2.1 图像滤波

CT 图像的噪声主要来源于量子噪声和电子噪声，前者主要是由 X 射线光子进入图像增强器的不均匀性造成的，而后者与 CT 管电流、管电压、层厚等物理因素有着密切的关系。此外，不同 CT 扫描方式和重建算法也是产生 CT 图像噪声的相关因素。

在 CT 数据获取和传输的过程中，不可避免会产生一些噪声，在这些环节之后进行适当的去噪，不仅可以提高图像的质量而且也方便了下一步的处理，因此图像去噪在数字图像预处理中是不可缺少的一个重要环节(Matthieu 2006)。

图像处理应用中最常见的噪声有：高斯噪声、瑞利噪声、伽马噪声、指数噪声、均匀噪声、脉冲(椒盐)噪声这六类。在最初研究数字图像处理中的降噪过程时，大部分学者作为尝试往往采用线性滤波器对噪声进行抑制。原因是线性滤波器的数学表达式比较简单而且具有一定的降噪功能。可是在后续研究中发现当信号中含有非叠加性噪声或者信号频谱与噪声频谱混叠时，线性滤波器的处理结果就很难令人满意。它往往在去除噪声的同时也模糊了图像的边缘，失去了去噪的意义。早在 1958 年，维纳就提出了非线性滤波理论，称为维纳滤波，通常也称作最小均方误差滤波器。其综合了退化函数和噪声统计特性复原两个方面进行去噪。能够在滤除噪声的同时，最大限度地保持图像信号的高频细节，使图像轮廓清晰，表达逼真，从而得到广泛的应用和研究。目前已有的中值滤波、形态滤波、层叠滤波以及基于中值滤波的一些改进滤波算法均属于比较经典的非线性滤波算法。

中值滤波是基于排序统计理论的一种能有效抑制噪声的非线性信号处理技术，中值滤波的基本原理是把数字图像或数字序列中一点的值用该点的一个邻域中各点值的中值代替，让周围的像素值接近真实值，从而消除孤立的噪声点。方法是用某种结构的二维滑动模板，将板内像素按照像素值的大小进行排序，生成单调上升(或下降)的二维数据序列。

中值滤波最初主要用于时间序列分析，后来被用于图像处理。由于中值滤波对很多随机噪声都有良好的去噪能力，且与线性滤波器相比引起的模糊更小，因此采用中值滤波对颅面 CT 进行去噪。中值滤波器是基于顺序统计完成信号恢复的一种典型的非线性滤波器，其表达式为

$$f(x,y) = \operatorname*{median}_{(s,t)\in S_{xy}}\{g(s,t)\} \tag{2-4}$$

其中，$f(x,y)$ 代表经线性滤波器滤波后输出的图像；$g(s,t)$ 为受噪声污染的图像；$S_{xy}$ 是以点 $(x,y)$ 为中心，$m \times n$ 尺寸作为矩形图像窗口。其优点是运算简单而且速度快，去噪效果好。

图 2-1 是对 CT 图像进行去噪后的结果，可以看出，该算法滤掉了一些噪声，但是图像清晰度变化不大。

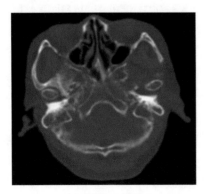 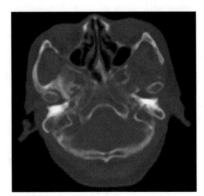

(a) 原始 CT 图像　　　　　　　　　　　(b) 去噪后的 CT 图像

图 2-1　CT 图像去噪

*颅面形态信息学*

### 2.2.2 去除噪声

人的头部 CT 图像中通常存在一些冗余的影像，这些冗余影像是由拍摄 CT 时的客观条件引起的。在 CT 图像中，冗余影像的类型主要包括人脑所枕的金属槽(板)、人的衣物以及人的肩膀，一定程度影响了头部三维模型重建的效果，所以需要去除图像上的冗余影像，冗余影像在 CT 图像上的分布通常是杂乱的，同一套 CT 数据中的冗余影像一般是相似的，不同套的 CT 数据中的影像的形态是不同的，因此计算机自动去除冗余影像对大量数据是必要的。如图 2-2 所示为 CT 图像中的各种冗余影像。

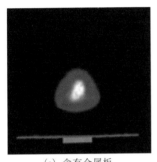
(a) 含有金属板

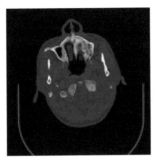
(b) 含有金属槽

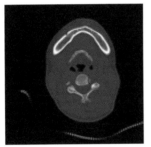
(c) 含有衣物影像

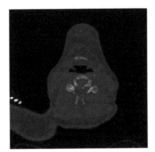
(d) 含有肩膀影像

图 2-2    各种冗余影像的示意图

获取图像轮廓线后剔除冗余信息是当前最有效的方法，因此结合 CT 图像分割以及图像轮廓跟踪的去除冗余影像的方法，通过图像分割、图像二值化、轮廓跟踪、冗余影像去除四个步骤实现挡板的去除(孙洪 2006)。

1. 图像分割

首先对 CT 图像进行快速模糊 C 均值聚类(FCM)分割(王建中等 2004)，FCM 是一种典型的无监督模糊聚类方法，此方法是将图像分为 $k$ 类，并求每类的聚类中心，使得用隶属度函数定义的目标函数值达到最小。FCM 法在聚类过程中不考虑图像的灰度分布，因此具有很好的鲁棒性。它的目标函数为式(2-5)所示。

$$J_{FCM} = \sum_{J \in N} \sum_{k=1}^{C} \mu_{jk}^q \left\| y_j - v_k \right\|^2, \ 1 < q < \infty \tag{2-5}$$

其中，$N$ 代表图像中像素点的集合，$y_j$ 代表图像中像素点 $j$ 的灰度，$\mu_{jk}$ 代表像素点 $j$ 对于第 $k$ 类的隶属度，$v_k$ 代表第 $k$ 类的聚类中心，$\left\| y_j - v_k \right\|$ 代表像素 $j$ 与第 $k$ 类的距离。

2. 图像二值化

经过 FCM 分割之后需要对 CT 图像进行二值化处理，二值化的目的是为了将头部图像与 CT 图像的背景分离开来，二值化操作为第三步轮廓跟踪创造了条件。经过 FCM 分割之后的 CT 图像中的背景像素的灰度值为 0，通过对图像中的每个像素灰度值进行判断可以很容易地将分割后的图像变成二值图像，用灰度值 1 代表头部图像，灰度值 0 代表头部以外的图像，这样将分割后的图像二值化为头部和背景两部分。

3. 轮廓跟踪

得到二值化的 CT 图像后，以此为基础提取头部的轮廓线。边界像素点应为满足下列 3 个条件约束的点：

(1)像素点自身灰度值为 1。

(2)像素点的 4 邻域内至少有一个像素点的灰度值为 0。

(3)像素点未标记。

在提取头部轮廓线时，首先选择头部轮廓线上的任意一个点，将该点称为初始边界点，从初始边界点开始，根据连通性可以跟踪搜索出整个头部轮廓线。对于初始边界点的确定有两种方法：

(1)在图像的行方向按照从上到下的顺序进行列方向的扫描，找到的第一个边界点即为初始边界点。

(2)在图像宽度的一半处划一条竖直直线，沿此直线从上到下进行扫描，遇到的第一个边界点即为初始边界点。

因为在通常情况下头部图像位于 CT 图像的中部，用该方法可以快速搜索出初始边界点。初始边界点找到之后要对它进行标记以说明该点是轮廓线上的点。

找到初始边界点之后，将该点作为当前点，根据头部轮廓的连通性，当前点的下一个点必然在当前点的 8 邻域内，所以接下来要在当前点的 8 邻域内寻

颅面形态信息学

找下一个边界点，可以规定一个像素 8 邻域中其他像素的方向为如图 2-3 所示。

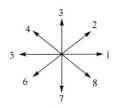

轮廓线上的下一个边界点是根据当前点找到的，由于头部轮廓线经常迂回曲折，可以按照 1、5、3、7、2、6、4、8 的方向在当前点的 8 邻域内搜索下一个边界点，即按照右、左、上、下、右上、左

图 2-3　像素 8 邻域的方向

下、左上、右下的顺序进行搜索，此顺序先考虑当前点 4 邻域内的像素再考虑 8 邻域内的像素，对于曲折轮廓线来说，此顺序比按照 1、2、3、4、5、6、7、8 的搜索顺序速度快。搜索过程中一旦在某个方向找到了下一个边界点则立即停止搜索并标记该点为轮廓线上的点，这样就完成了本次的搜索，之后将找到的点作为当前点再进入下一次的搜索。整个搜索过程的终止需要满足以下两个条件中的任意一个：

（1）下一个边界点为初始边界点。

（2）搜索碰到了图像边缘。

若使用条件（1）作为搜索终止条件则需要对文中边界点的定义略加修改，增加纵坐标为 1 且像素点灰度为 1 的点也是边界点的定义。若使用条件（2），在搜索过程中，碰到图像的边缘时搜索即会停止，这时需要从初始边界点沿与初始搜索方向相反的方向继续搜索。之所以要为不同的搜索终止条件增加一些特殊的判别是为了防止冗余影像造成的轮廓线的破坏。

### 4. 冗余影像去除

经过前三个步骤得到了 CT 图像中头部的轮廓线，第四步将利用该轮廓线去除冗余影像。CT 图像中的冗余影像主要包括金属板（槽）、衣物以及肩膀和脊椎这三种冗余类型，可以将这三种冗余分为两类，金属板（槽）和衣物为第一类冗余，肩膀和脊椎为第二类冗余，本小节对于两类冗余的去除方法稍有区别。

第一类冗余由于主要分布在头部轮廓线以外，可以通过从上、下、左、右四个方向扫描 CT 图像轮廓线的方法去除这类冗余。具体做法是判断当前扫描到的像素点是否是轮廓线上的点，轮廓线上的点都有特殊的标记，若该点不是轮廓线上的点则令其灰度值为 0，这样就去除了第一类冗余。

对于第二类冗余，由于在 CT 图像中肩膀与人的头部连接在一起，所以得到的轮廓线如图 2-4(b) 所示，头部轮廓并没有与肩膀轮廓分离，所以不能直接用去除第一类冗余的办法去除第二类冗余。

由于 CT 图像在拍摄时是顺序拍摄的，相邻 CT 图像在内容上有一定的相似性，如图 2-5 所示，其中(a)图中右下角包含冗余影像的 CT 图像，右图是相邻的无冗余影像的 CT 图像。

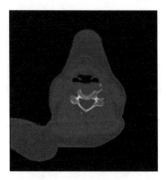
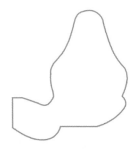

（a）原始 CT 图像 　　　　　　　　　（b）轮廓提取结果

图 2-4　带有肩膀影像的 CT 图像及轮廓提取结果

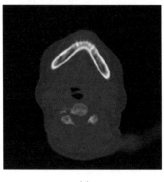
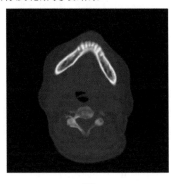

（a）　　　　　　　　　　　　　　　（b）

图 2-5　相邻的两张 CT 图像

对 600 多张 CT 图像进行了实验，实验的参数为：FCM 分割类别数 $C = 3$，模糊指数 $q = 2$。图 2-6、图 2-7 与图 2-8 所示为对第一类冗余的去除，图 2-9 所示为第二类冗余的去除。

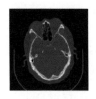
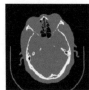
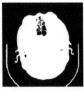

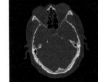

图 2-6　金属槽影像的去除

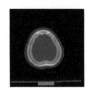
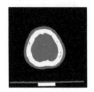

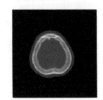

图 2-7　金属板影像的去除

颅面形态信息学

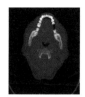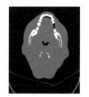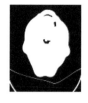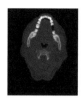

图 2-8　衣物影像的去除

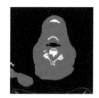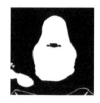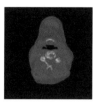

图 2-9　肩膀影像的去除

下面以去除图像中脊椎部分为例说明第二类冗余影像去除的方法。脊椎图像在医学体数据空间分布具有连续性，通过经验估计脊椎分布的中心及分布的半径即可确定脊椎的位置分布，因此，根据此位置信息可以实现图像的预处理，基本步骤如下：

Step 1：通过阈值分割实现医学影像数据中颅骨及皮肤的分离。

Step 2：针对分割后的皮肤图像，采用轮廓跟踪算法跟踪皮肤的边界轮廓。

Step 3：从图像左上角开始搜索灰度值不为 0(即黑色)的像素，以该像素为起点采用扫描线算法设置皮肤边界轮廓外的像素信息为 0，实现挡板的去除。

Step 4：针对分割后的颅骨图像，根据经验标记可能存在脊椎的图像序号。

Step 5：针对可能存在的脊椎图像，估计脊椎分布的中心点和最大半径，以此构造圆形区域，将区域内颜色设置为 0 即可删除脊椎图像。

实现效果如图 2-10 所示。

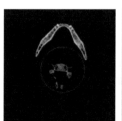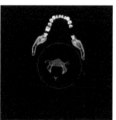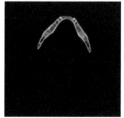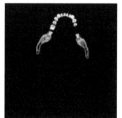

(a) 去除脊椎前的图像　　　　　　　　　(b)去除脊椎后的图像

图 2-10　CT 图像预处理

### 2.2.3  颅面轮廓提取

颅面形态的统计需要构建颅面三维模型，而直接利用 CT 图像的分割结果进行三维重建速度比较慢，所得到的模型是有厚度的三维模型。对于颅骨面貌复原而言，有价值的只是颅骨和人脸最外层的形态信息，厚度的存在将会增加数据的存储量。为了提高三维重建的速度并得到无厚度的三维模型，需要在分割后的 CT 切片上提取骨骼及面皮的最外层轮廓线，使用基于轮廓线的表面重建方法进行三维颅面重建（王菲 2010）。

1. 颅骨轮廓提取

骨骼的轮廓线与面貌的轮廓线存在很大的区别：①骨骼轮廓线不是一条简单的封闭曲线，而面貌轮廓线则是一条简单的封闭的曲线；②骨骼是有厚度的，而面皮基本可以看做是没有厚度的；③骨骼分散分布在软组织的内部，而面皮只是包围在软组织的最外层。由于骨骼与面皮存在上述差别，所以骨骼轮廓线的提取与面皮轮廓线的提取在方法上不同，基本步骤如下。

1) 轮廓提取算子

图像的一阶导数可以用于检测图像的边缘，一阶导数通常可以通过二维梯度来近似计算，于是产生了各种提取图像边缘的梯度算子。比较常见的梯度算子有 Roberts 交叉梯度算子、Prewitt 算子以及 Sobel 算子（孙洪 2006）。

2) 四邻域法

在二值化的 CT 图像上，骨骼上的点均呈白色而背景图像中的像素点均呈黑色，对于图像上的每个白色像素点来说，以该点为中心判断它的四邻域内其他像素点的灰度，若四邻域内有一个像素点的灰度与该点不同，也就是四邻域中有一个点为黑色，则该白色点为骨骼轮廓线上的点，否则该点就是骨骼内部的点。用该方法对图像上的所有白色像素点进行判断就会得到骨骼的全部轮廓线，由于骨骼在 CT 图像上是离散分布的，所以用四邻域法得到的骨骼轮廓线是离散分布的若干条封闭的曲线，并且是单像素曲线。

3) 射线扫射法

用梯度算子和四邻域法取得的骨骼轮廓线是若干条封闭的曲线，包括内外两层。为了得到无厚度的三维颅骨模型必须对提取到的轮廓线进行简化，取出最外层的骨骼轮廓线。

提取外层轮廓线最简便的方法便是利用射线扫射的方法对梯度算子或四邻域法的轮廓线提取结果进行处理。射线扫射具体地来讲是对之前所得到的轮廓线结果进行逐行逐列的扫射来提取最外层的轮廓线的方法。在扫射过程中，分别用来自上、下、左、右四个方向的射线扫描位于中部的轮廓线，如图 2-11 所

*颅面形态信息学*

示。当射线接触到轮廓线时终止该条射线的扫射，保留每条射线在轮廓线上碰到的第一个点。当四个方向全部扫射完以后就会得到骨骼最外层的轮廓线，该轮廓线可能是一组封闭的曲线段，如颅顶的外轮廓；也可能是不封闭的、离散的曲线段，如下颌骨处的外轮廓。

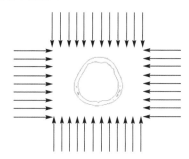

图 2-11　射线对轮廓线进行扫射示意图

2. 面皮轮廓提取

轮廓线的提取方法是首先对 CT 图像进行分割，在此基础上对图像进行二值化处理，之后采用八邻域轮廓跟踪方法在二值图像上提取出面皮的轮廓线。图 2-12 所示为一组 CT 图像的面皮轮廓线提取结果。

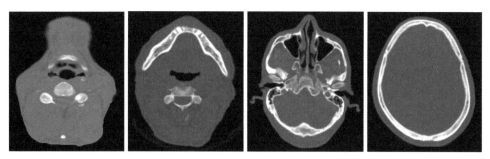

(a) 原始 CT 图像

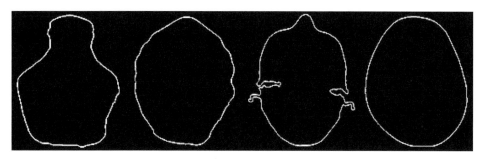

(b) 八邻域法处理后的结果

图 2-12　CT 图像面皮轮廓线提取结果

在二值图像上提取轮廓线，除了使用轮廓跟踪方法外，还可以使用另一种简单的方法，那就是掏空二值图像内部点的方法，这里对内部点的定义是满足以下三个条件的点：

(1)该点是被轮廓线包围的点。

(2)该点与轮廓线的灰度值相同。

(3)该点与其八邻域中其他点的灰度相同。

## 2.3 颅面模型表示与处理

颅面模型的表示和处理是颅面复原的基础，而颅面形态的表示形式与颅面形态关系的研究方法息息相关，颅面模型不同的表示方法往往需要不同的颅面复原方法。

### 2.3.1 三维颅面模型表示

在颅面复原中常用到的模型表示有三类，即点云模型、多边形或三角形网格模型以及曲面模型，主要采用数字几何处理技术。数字几何描述的对象是三维形体，并且以三维曲面为主要表达形式。三维空间中的曲面一般可以表达为离散或连续的形式。离散形式主要包括点云模型和多边形网格模型，而连续形式主要包括参数曲面、隐式曲面和细分曲面。

#### 1. 点云模型

随着三维摄影(3D Photography)和三维扫描技术(3D Scanning)的发展和应用，点云模型日益成为三维模型的主流表示方法。在颅面复原中，颅骨以及人脸模型也经常通过三维摄影或三维扫描技术来获得其三维点云模型，进而得到三角网格模型。

点云模型是直接以离散点为基元的一种自然的三维几何表示模型。以点为基元的点云模型的表示、处理、渲染，以及几何造型等方面的技术被称为基于点的图形学。

点云模型通常以一组三维坐标点 $(x, y, z)$ 或加上相应的法矢量 $(n_x, n_y, n_z)$ 隐式表示三维自由物体。其数据通常直接来源于三维数据的获取设备，如三维扫描仪。因此，此表示模型建立较容易，与广泛使用的多边形网格模型相比，有其独特的特点：

(1)点云模型不需要维持全局的拓扑结构信息。而大多数三角网格的算法都需要维持几何表面的拓扑一致性。例如，网格简化或提取时需要重新生成网格；当拓扑结构频繁改变时，需要局部重建拓扑结构以避免极度变形后的网格过度拉伸。而在这些情况下，点云模型不需要维持表面拓扑结构的一致性，避免了复杂的三维网格重建计算，因而更具灵活性。

(2)点云模型可以很方便地实现多分辨率重采样技术，更容易利用空间数据结构建立层次结构来实现实时绘制或快速计算。

(3)点云模型的离散性使其适合于并行运算，适用于 GPU 加速绘制或计算。

(4)通过三维获取技术得到的原始点云数据通常具有噪声、浮游点、拼接错位、空洞、过度采样和采样过稀疏等诸多问题，需要经过前期处理才能使用。前期处理是从原始点云中构造一个表面连续的可用的点云模型；后期处理是对点云模型作进一步的造型处理，如重采样、磨光、多分辨率简化、编辑、变形、布尔运算等操作，以得到符合用户需求的点云模型。对于点云模型的数字几何处理也在后期阶段进行，其目标是在点云模型的流形表面邻域内应用和拓展基本的信号处理概念。

点云模型的优势有以下几点：

(1)数据的获取相对容易。

(2)可以表示三维信息及内部结构。

(3)布尔运算简单。

点云模型的劣势有以下几点：

(1)数据集巨大。

(2)几乎没有拓扑信息。

(3)基本属性，像法向量、曲率等的精确计算很困难。

(4)操作和变形非常困难。

(5)交互编辑困难。

2. 多边形(三角形)网格模型

多边形(三角形)网格模型是当前三维颅骨和人脸最主要的表示模型，它通过一组多边形或三角形表示三维自由表面物体，如图 2-13 所示。

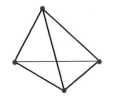
No.of vertices=4
No.of edges=6
No.of faces=4

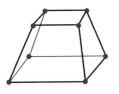
No.of vertices=8
No.of edges=12
No.of faces=6

(a) 三角形网格模型　　　　　　　　　　(b) 多边形网格模型

图 2-13　多边形/三角形网格表示

通常多边形(三角形)网格模型的存储结构为一组三维坐标点表示顶点和一组由顶点下标组成的多边形或三角形。另外可能存储一组顶点上的法矢和顶点

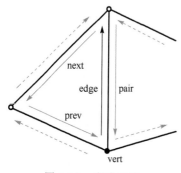

图 2-14 半边结构

对应的纹理坐标。但对此模型进行操作时，通常使用半边结构加速邻域关系的搜索。半边结构是一个以边为基础的表示点、边、面邻域关系的数据结构，具体结构如图 2-14 所示。

网格模型的优势有如下几点：

(1)由于硬件支持，绘制速度非常快。

(2)布尔运算比较简单。

(3)数据的获取比较简单。

网格模型的劣势有如下几点：

(1)数据集比较大。

(2)拓扑信息比较弱。

(3)基本属性，像法向量、曲率等的精确计算很困难。

(4)操作和变形非常困难。

(5)交互编辑困难。

### 3. 曲面表示

三维颅骨和人脸模型有时也采用曲面表示，其中最常用的是 B 样条曲面表示。

B 样条曲面是 B 样条曲线的拓展。给定三维空间 $(m+1)(n+1)$ 个点 $d_{i,j}$, $i = 0, 1, \cdots, m$; $j = 0, 1, \cdots, n$, 参数 $u$ 和 $v$ 的结点矢量 $U = \{u_0 \leqslant u_1 \leqslant \cdots \leqslant u_{m+k+1}\}$、$V = \{v_0 \leqslant v_1 \leqslant \cdots \leqslant v_{n+l+1}\}$, 参数曲面

$$P(u,v) = \sum_{i=0}^{m} \sum_{j=0}^{n} d_{i,j} N_i^k(u) N_j^l(v), \quad u_k \leqslant u \leqslant u_{m+1}, \quad v_l \leqslant v \leqslant v_{n+1} \tag{2-6}$$

称为 $k \times l$ 次 B 样条曲面。式中 $d_{i,j}$ 称为曲面的控制顶点或 de Boor 点，逐次用线段连接点列 $d_{i,j}$ 中相邻两点组成的空间网格叫做曲面的控制网格或 de Boor 网格，$N_i^k(u)$ 和 $N_j^l(v)$ 分别是由结点矢量 $U$, $V$ 定义的规范 B 样条基函数，次数分别为 $k$ 和 $l$。

从上述公式可看出，$k \times l$ 次 B 样条曲面是由 $(m-k+1) \times (n-l+1)$ 片 $k \times l$ 次参数多项式曲面组合而成的多项式样条曲面。具有局部性、参数连续性、凸包性和仿射不变性等属性。

按照参数结点矢量 $U$ 和 $V$ 的不同，可将 B 样条曲面划分为四种类型：均匀 B 样条曲面、准均匀 B 样条曲面、分片 Bezier 曲面和非均匀 B 样条曲面。图 2-15 所示为一张 B 样条曲面。

参数曲面表示的优势有如下几点：

*颅面形态信息学*

(1)数据集非常小,即使在表示非常复杂的自由曲面的时候。

(2)可以局部传输和渐进传输。

(3)基本属性,像法矢、曲率等的精确计算。

(4)操作和变形比较容易。

(5)交互编辑容易。

参数曲面表示的劣势有如下几点:

(1)模型的建立不容易。

(2)布尔运算比较困难。

(3)绘制比较慢。

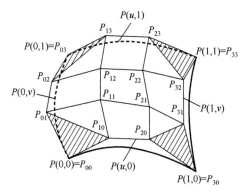

图 2-15    B 样条曲面

### 2.3.2    三维颅面模型处理

在颅面复原中,常常需要对颅骨或人脸的三维点云或者网格模型进行处理,以方便后续的操作。对于点云模型主要有去噪光顺、重采样和网格化等几何处理;对于网格模型主要有去噪光顺、简化、编辑、分割和参数化等几何处理方法。

#### 1. 点云模型处理

##### 1)去噪、光顺

基于点的模型通常由三维扫描仪或者通过图重构的方法得到,由于物理测量的误差,采样点中不可避免地包含了一定的噪声。一个好的去噪算法,需要在去噪的同时,有效地保持在光顺过程中模型的特征。

对于点云模型的去噪,可以直接借鉴网格模型去噪的一些算法,如拉普拉斯算子、各向异性扩散算法、向量场扩散算法、双边滤波及局部自适应的维纳滤波等方法。从网格模型到点云模型的去噪算法的移植,一般是将网格模型中由连接关系得到的流形邻域替换成点云模型中的 $k$ 邻域。

在点云模型的表面重建阶段也可以隐式地对采样点的噪声进行处理,一些表面重建算法利用拟合的方法得到光顺的曲面,从而同时达到去噪的效果(Alexa et al. 2002,Carr et al. 2001,Ohtake et al. 2003,Kazhdan et al. 2003)。

由 Levin(2003)提出的最小二乘算法(moving least squares,MLS),是一种直接针对点云模型去噪的有效方法。算法的基本思想:点集 $P$ 是从一个光顺曲面 $S$ 采样得到的点集,MLS 算法由点集 $P$ 计算得到一个光顺曲面 $M$ 来拟合曲面 $S$。

##### 2)重采样

随着三维数据采集设备精度的提高,获取的三维模型数据通常具有很高的复杂度。为了对大规模模型数据进行有效的存储、传输,以及适合于几何处理和绘制等，必须对模型进行相应的简化。另外，在三维扫描仪扫描实体模型时，由于扫描速度难于控制、多次扫描叠加或扫描不均等原因，采集到的数据存在着数据冗余(主要是数据重叠)、噪声、采样不均匀等问题，需要在对原始点云数据进行处理之前进行重采样。这里的重采样指的是下采样(down-sampling)，即减少采样点的数量，以得到合适的采样密度(通常是均匀分布)。

Alexa等(2002)采用贪心策略从原始模型上迭代移动采样点的位置，使得不能简化的采样点均匀分布在整个模型上。Moenning等(2003)基于Fast Marching策略，提出了采样密度可控的均匀简化和特征敏感的简化方法。Pauly等(2002)将原面向网格简化的顶点聚类方法、基于二次误差的累进顶点删除算法和模拟粒子的重新网格化等应用到采样点云模型表面上，得到了点云模型增长聚类、层次聚类、迭代简化、粒子模拟等简化方法，取得了较好的简化效果。但应用这些方法时并不能像网格模型表面那样预先用一个全局误差去控制简化过程，并且在简化过程中只是将点作为纯几何意义上的点，没有考虑其面积属性。对此，Wu等(2004)提出了面向表面面元(splat)的简化方法，该方法完全考虑表面splat的线性几何，并能用确定的全局误差控制面元的形成和简化，同时也给出了一种高质量的splat分布。

另一方面，在点云模型的造型过程中，由于形状编辑和变形等操作产生剧烈变形和过度拉伸，从而产生采样不足的问题，这时就需要对点云模型做上采样(up-sampling)处理，即增加采样点的数量，以保持采样密度满足一定的阈值要求。Pauly等(2003)通过将那些过度拉伸的采样点元一分为二后再进行局部切向松弛(使用粒子系统和MLS投影)，解决了采样点云的动态重采样问题。以相同的原理，采用有向粒子表示的变形表面也能容易地实现拉伸、分裂和连接，而基于斥力的粒子模拟还能在整个造型过程中实现分布均匀且足够稠密的表面采样。

3) 网格化

将点云模型转化为网格模型，也称网格重建。Hoppe于1992年提出通过各采样点的局部信息自动计算各点处的法向信息，用切平面线性逼近待重建曲面的局部模型，建立离散点集的距离场函数，然后利用实现等值面抽取的步进立方体(marching cube，MC)算法得到它的三角面片逼近曲面，并以此曲面作为所需的重建曲面。Arreanta等提出了一种基于Voronoi图的网格三维重建算法。它通过构造采样点集的三维Voronoi图，利用Delaunay三角剖分的方法来重建曲面。通过该方法得到的重建曲面精确地通过每一个原始采样点。Bradley(2001)提出了一种依赖种子点增长的网格三维重建算法，它从选定的种子点开始，通过候选点与当前网格的可见关系来判断该点是否在网格上以及确定它的连接关系，最终获得一张或多张网格曲面作为所求的重建曲面。Floater等(2001)提出了无网格参数化的三维重建算法，它首先将原始数据点集投影到平面上，并运用平面Delaunay三角剖分的方法将投影点集分割为一个个三角形，从而得到各点集的连接关系。最后根据投影点集的连接关系确定各原始数据点间的拓扑连接，所得到的三角网格曲面即为重建曲面。

对于任意给定的平面点集，只存在着唯一的一种三角剖分方法，满足所谓的"最大-最小角"优化准则，即所有最小内角之和最大，这就是 Delaunay 三角剖分。这种剖分方法遵循"最小角最大"和"空外接圆"准则。"最小角最大"准则是在不出现奇异性的情况下，Delaunay 三角剖分最小角之和均大于任何非 Delaunay 剖分所形成三角形最小角之和，三角形的最小内角之和最大，从而使得划分的三角形不会出现某个内角过小的情况，比较有利于有限元的后续计算。"空外接圆"准则是 Delaunay 三角剖分中任意三角形的外接圆内不包括其他结点。因此，在各种二维三角剖分中，只有 Delaunay 三角剖分才同时满足全局和局部最优。Delaunay 三角剖分因其具有良好的形态，使用最为广泛。为了使得到的网格中出现尽量少的尖锐三角形，还需要对此三角网格进行优化，并且由于在数据预处理的过程中，去除遮挡物后在建筑物的表面形成了空洞，后期还要进行空间三角网格曲面补洞的处理。

2. 网格模型处理

随着三维几何扫描仪的广泛应用，以及与之相应的扫描模型的数量和复杂度的增加，对高鲁棒性和高效的几何处理的需求也逐渐增强。

1) 去噪光顺

比较好的一种算法是非迭代的，并且能够保全特征的光顺算法。算法具体步骤如下：

为了适当地定义溢出点，我们必须区分空间位置和信号，然后通过利用一次的预测值来获得表面光顺。即由三角面片 $q$ 定义的面预测值即是 $q$ 的正切面 $\Pi_q$，如图 2-16 所示。

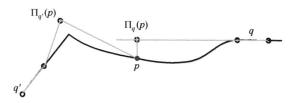

图 2-16　面预测值

则点 $p$ 光顺后的预测位置如下：

$$p' = \frac{1}{k(p)}\sum_{q \in S}\Pi_q(p)a_q f(\| c_q - p \|)g(\| \Pi_q(p) - p \|) \tag{2-7}$$

其中 $k$ 是归一化后的因子：

$$k(p) = \sum_{q \in S} a_q f(\| c_q - p \|) g(\| \prod_q(p) - p \|) \qquad (2\text{-}8)$$

其中，在空间权重函数 $f$ 和影响权重函数 $g$ 中都应用了高斯函数。影响权重函数 $g$ 决定了想要保存特征的大小。利用第一个公式对网格模型进行光顺，即移动顶点到预测位置，除了三角面片，不需要其他连接信息。

因为我们的预测值基于正切平面的方向，即面法向量，我们采用缓和 (mollification) 算法，通过光顺法向量来光顺预测值。

2) 简化

在很多情况下，高分辨率的模型并不总是必要的，模型的准确度以及需要处理的时间也要有一个折中，这时可以采用一些相对简单的模型来代替原始模型，这就是对模型进行简化。模型简化是指在保持原模型几何形状不变的前提下，采用适当的算法减少该模型的面片数、边数和顶点数，它对于几何模型的存储、传输、处理和实时绘制有着重要的意义。

国内外许多学者对模型简化算法进行了广泛、深入的研究，提出了许多网格模型简化算法。这些算法可以按不同的类别进行分类，如根据误差测度 (error metric) 可以分成基于逼真度 (fidelity based) 最大原则和基于多边形数量 (polygon budget) 最少原则的简化算法；按照简化前后是否保持拓扑关系 (topology) 不变可以分成拓扑结构保持和非拓扑结构保持算法；按照简化过程是否与观察者位置相关可以分成视点相关 (view dependence) 和视点无关简化算法以及动态 (dynamic) 简化和静态 (static) 简化算法；按照简化操作的基本过程又可以分成删减法、采样 (sampling) 方法、自适应细分 (adaptive subdivision) 方法和顶点聚类 (vertex cluster) 算法等。

删减法是目前算法中采用最多的一种模型简化基本操作。该方法通过重复依次删除对模型特征影响较小的几何元素并重新三角化来达到简化模型的目的。根据删除的几何元素的不同，通常又可以分成顶点删除 (vertex removal) 法、边折叠 (edge collapse) 法和三角面片折叠 (triangle collapse) 法等。

此外，顶点聚类法也是常用的简化算法之一 (Low et al. 1997)。顶点聚类法将原始网格模型中的两个或多个顶点合并成一个顶点，并删除合并顶点后的退化三角形，从而达到简化网格面片数量，实现网格模型简化的目的。顶点聚类法能处理任意拓扑类型的网格模型，算法简单、速度较快，但简化误差控制困难。

3) 编辑

三维几何形状编辑是几何造型和计算机图形学领域的一个重要研究分支。目前的主流造型方法是参数曲面设计，且可利用细分技术推广到非奇异参数域。曲面编辑是几何造型与处理的核心内容，其目的是为用户提供直观、高效的曲面编辑工具，实现复杂的几何模型的构造；其内容包括局部形状调整、曲面剪裁粘贴、几何纹理迁移、曲面融合、大范围变形等。当前主要研究的是交互式的局部网格变形与编辑网格。曲面变形与编辑方法大致可以分为四类，包括 Barr 变形方法、基于空间均匀网格的自由变形方法(free-form deformation，FFD)、基于曲面细分的方法和约束变形方法。

Barr(1984)变形方法首先提出了整体与局部变形的概念。在传统的造型方法中，物体通常是用 CSG 树来表示。通过对基本物体的旋转、平移、比例缩放、求和、求交、求减等几何变换和布尔运算，CSG 造型方法可以生成非常复杂的物体。Barr 推广了传统的运算操作，他提出把整体和局部变形作为新的算子。

FFD 方法是一种与物体表示无关的变形方法。后续的研究者在 FFD 方法的基础上做了许多改进，但是其基本思想不变，即通过 Bezier、B 样条或者 NURBS 体来使物体变形。FFD 方法提供了一个更为一般的空间变形方法框架：待变形物体首先被嵌入一个中间空间，当空间的形状发生变化时，变形传递给嵌入其中的物体。

基于细分属性的曲面编辑方法将传统基于顶点直接操纵的曲面编辑和形变问题转化为曲面局部几何微分属性的操纵，然后通过优化技术重建编辑后的曲面。基于这一方法，用户只需采用很少的编辑操作，即可实现曲面的高效编辑，并且在曲面变形过程中能够很好地保持曲面几何细节。常见的细分方法有 Loop(1987)细分法、蝴蝶细分法(Schroeder et al. 1992)、Catmull-Clark 法和 Doo-Sabin 法等。

Hsu 等于 1992 年提出了一种根据变形后物体上点的偏移反求栅格顶点，从而达到直接操纵物体变形的方法——DMFFD，这种方法实际上属于约束变形的一种，但是它通常需要求解一个大型的广义逆矩阵，计算复杂、不便交互。Borrel 等(1994)提出的简单约束变形法采用了类似的变形控制方法，该方法除了使用约束点外还增加了用户定义的影响半径来控制变形。

网格的局部编辑变形基本步骤如下：

(1)交互生成局部变形区域。采用手工标定的一个封闭矩形来确定变形区域，该方法是一种能够精确控制变形区域和变形外观的交互式网格编辑技术。根据用户标定的矩形区域大小和变形程度，曲面网格将做出相应的变形。

(2)生成变形网格。变形网格的生成大概有两种方式：一种是将待编辑区域中的网格顶点参数化到矩形域中并均匀采样，将采样点作为控制网格的顶点，通过参数曲面(如 B 样条)或定义网格模板的方法构造控制网格，并且求出变形区域网格点与控制网格点的映射关系。另一种是在变形区域选取控制点，根据约束特征通过控制点拟合曲面变形(如径向基函数)，并且可以自定义控制点影响的变形范围，这种变形直接操纵网格模型且变形比较平滑。

（3）操作变形。如果采用（2）中第一种生成变形网格的方式，对控制网格点的操作作用到对应变形区域的网格点；如果采用（2）中第二种生成变形网格的方式，通过对控制点的操作，直接影响其周边非控制点的变形，具体影响范围可以自定义控制，且无需考虑映射关系。简单的网格操作方法可以包括：网格放大缩小、模型顶点的拖动、网格旋转、网格的拖动等。

（4）变形模型边界处再编辑。由于是局部变形，变形区域的边界可能产生走样，因此在边界处可采用基于三角面片的顶点均值网格编辑等方法，来解决边界走样问题。

4）分割

模糊聚类分割算法是在网格分割中常用的一种算法，主要流程是从粗糙到精细。多级树上的每一结点对应特定组件的一个面片，根结点是整个输入的模型。在每一结点，根据算法算出几个合适的组件 $k$，并算出该结点的 $k$ 种分解方法。

算法的核心思想是在保持模糊组件间边界的同时，找出有意义的组件，然后，集中解决小的模糊区域，找到精确的组件间的边界。相当于给定每一面片属于各个组件的概率比。整个算法由以下四个步骤组成：

（1）基于测地距离和角距，设定所有两两面片之间的距离。

（2）利用第一步算出的面片之间距离，算出初始分解之后，每一个三角面片属于某一组件的概率。

（3）利用迭代的聚类策略，通过提炼上一步的概率解，算出模糊的组件分解。

（4）利用最小分割算法（minimum cut algorithm），建立精确的组件边界。这样，可得到最终的结果。

5）参数化

网格参数化作为曲面纹理映射的方法而引入图形学，是数字几何处理中的重要问题，并且在三维数字几何处理中有广泛的应用。

三角网格是一种典型的网格表示方式，因此主要介绍三角网格模型的参数化方法。网格参数化是在三维模型和参数域之间的几何度量的变形最小的条件下，把模型上的点映射到参数域上。可以表示成这样一个问题：给定一个三角网格模型 $S = \{V_i\}$，并且已知一个参数域 $\Phi$，要寻求一个从三角网格模型的点 $V_i \in S$ 到参数域上的点 $V_i \in \Phi$ 的一一映射 $f$，映射过程中保持参数域上的网格与原始网格拓扑同构，并使得在参数域上的网格与原始网格之间的度量下变形最小。如今，很多参数化技术都是为了解决一个内在的几何度量的变形最小化问题。通常有以下几种解决方法：微分几何、等积映射、调和映射、保角映射等。

最基本的是平面参数化的方法，直观来讲，平面参数化就是在保证参数化的有效性和几何度量变形最小的条件下，把一个空间三角网格平摊成平面三角网格的方法。在平面参数化中，保长约束是很难满足的；而保角映射能局部保角，保角映射理论在三角网格参数化的应用已成为当前参数化研究的热点之一，Gu 等(2003)证明了对于零亏格的封闭曲面，调和映射和保角映射是等价的。Levy 等(2002)提出基于 Cauchy-Riemann 等式的最小二乘逼近准保角映射的参数化方法，通过增加约束条件，把保角映射的参数化问题建立成一个线性的最优化问题。下面主要介绍这种保角映射的参数化方法。

三角网格模型可以看成三角面片的集合 $G = \{V_G, F_G, P_G\}$。其中 $V_G = \{V_i, 1 \leqslant i \leqslant n\}$（$n$ 代表顶点的数目），$F_G$ 是所有的顶点之间的拓扑连接关系。$P_G$ 是所有顶点的属性的向量集合。对每个三角形构建一个局部正交基 $(x_1, y_1), (x_2, y_2), (x_3, y_3)$。

考虑在离散的三角网格模型 $S$ 上有一个映射关系 $U$：$U : S \to (u, v)$。如果 $U$ 满足条件

$$\frac{\partial U}{\partial x} + \mathrm{i}\frac{\partial U}{\partial y} = 0 \tag{2-9}$$

那么就称 $U$ 是一个保角映射。如图 2-17 所示，二维的 $(u,v)$ 参数域和三维的网格之间的映射关系满足保角。这个保角条件在整个三角网格上是严格成立的。

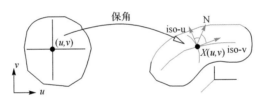

图 2-17  保角映射

为了方便算法的实现，假定映射 $U$ 在每个三角面片上都保持线性，则 $U$ 可以通过优化 $C(S)$ 得到。

$$\operatorname*{Min}_{U} C(S) = \sum_{d \in S} \left| \frac{\partial U}{\partial x} + \mathrm{i}\frac{\partial U}{\partial y} \right|^2 A(d) \tag{2-10}$$

式中，$d$ 代表三角网格 $S$ 上的一个三角面片，$A(d)$ 代表这个三角形 $d$ 的面积。

对一个三角面片，建立一个局部的二维坐标系，则三角面片的每个点都有一个局部坐标 $(x, y)$，二维参数域为 $(u, v)$，令 $\beta_j = x_j + \mathrm{i}y_j$，$\partial_j = u_j + \mathrm{i}v_j$，则 $\partial_j = U(\beta_j)$，然后，向量 $\partial$ 写成 $\partial = (\partial_f, \partial_p)$，其中 $\partial_f$ 由 $n - p$ 个自由坐标构成，$\partial_p$ 则是 $p$ 个已知的坐标。因此，

$$C(S) = \left\| M_f \partial_f + M_p \partial_p \right\|^2$$

其中 $M = (M_f, M_p)$，是一个稀疏的 $m \times n$ 复数矩阵（$m$ 代表三角面片数，$n$ 代表顶

点数)。最后，通过求解最小二乘优化问题，解出 $\partial_f$ 的坐标值，即把三维数据映射到二维参数域。

保角映射的参数化方法使得原始网格映射到二维参数域的网格后有很好的保角性质，可以处理复杂边界的三角网格。

6) 孔洞修复

由于年代久远、环境或人为破坏、手术等原因，三维颅骨和人脸模型常存在破洞需要修复。常用的孔洞修补算法可以归纳为基于网格的方法和基于体表达的方法两种(Tao 2009)。基于网格的修补方法首先搜索孔洞的周边区域，再根据周边区域的特征进行网格的填充。例如，Liepa(2003)首先识别出孔洞的边界后对其进行三角化，然后根据周边网格的形状插入面片并进行平滑，获得了较好的填充效果，但是算法的效率不高。Attene(2010)使用了这种方法。Zhao等(2007)采用波前推进法完成对孔洞的粗略修补，再通过泊松方程调整顶点的位置，优化修补结果，可是结果的精确化程度不高。Pernot 等(2006)通过插入面片的方法填补孔洞，始终使面片和孔洞周围保持最小曲率，但是在修补复杂孔洞时需要借助较多的人工干预。基于网格的方法只需要对网格缺损的部分进行填充，不会改变输入模型其他部分的网格特征，但是因为较少考虑孔洞本身的曲面特征，所以对于曲率较大的孔洞不能完成很好的填充。基于体表达的方法首先将输入模型转换为一种中间的体网格，在进行修补之后，再根据不同的等值面抽取方法，将其还原为三角网格模型。Davis 等(2002)首先定义一个符号距离函数描述邻近的可见表面，然后用扩散的方法将其扩展到整个体数据场，直到包含所有的孔洞，最后重新输出模型。Bischoff 等(2005)根据输入模型建立自适应八叉树，根据八叉树的形态操作完成模型拓扑，最后重构出模型。该方法可以很好地保留模型的尖锐特征。Nooruddin 等(2003)将输入模型转换为一个均匀的自适应采样距离场，然后通过多边形化生成输入模型的简化版本。由于这一过程中需要进行整个模型的重采样，这样或导致孔洞的特征不能完全保留下来。基于体表达的方法需要借助中间体结构，输出模型会丢失原始模型的一些结构特征，不能保持与原始模型的一致性，并且会产生大量狭长的三角面片，影响新加入三角片的形状。

对于对称面数据完整的缺损颅骨，基于几何对称轴进行颅骨修复；对于对称面数据不完整的缺损颅骨，采用网格破洞填充的修复方法。我们在分析当前破洞填充技术基础上，结合颅骨破洞修补的特殊性，给出了一种基于边界约束条件，层层推进、层层优化的破洞修补方法，使得修复体能与原始模型自然拼接，并能够保持一致的曲面形式。

此外，也可以基于统计学习，从颅骨样本空间分离的缺损颅骨部分计算平均模型，根据当前颅骨形态特征，通过变形得到缺损部分。

颅面形态信息学

### 2.3.3　三维颅面模型坐标校正

由于颅骨或人脸数据采集设备不同或设备参数不同，采集者姿态位置不同等，导致采集的三维颅骨或人脸模型坐标系不统一，需要对三维颅骨和人脸模型进行坐标校正，使所有模型采用统一的坐标系。

主成分分析法(principal component analysis，PCA)是常用的自动检测三维模型主成分，即主方向的方法。首先把三维模型的顶点构成一个向量，计算坐标均值和协方差矩阵，然后求协方差均值的特征值和对应的特征向量，把特征向量按照特征值从大到小排序，即得到新的坐标系。但由于三维人脸特别是颅骨模型并非严格对称分布，所以通过主成分分析法自动获得的新坐标系效果并不好，如图 2-18 所示的根据 PCA 获得的三维颅骨模型的坐标系明显是错误的。

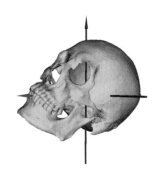

图 2-18　采用 PCA 自动确定的坐标系

在颅面复原中，更常用的是法兰克福坐标系，该坐标由法兰克福平面而来。法兰克福平面又称眼耳平面(Ohr-Augen-Ebene)，简称 FH 平面，是人类学研究工作中常用的标准平面。法兰克福坐标系由颅骨左耳孔、右耳孔、左眼眶下缘点和眉心四个点($L_p$, $R_p$, $O_r$, $G$)确定，处于该坐标系下的颅骨相当于活体直立两眼平视前方时头部所处的位置，因此需要将颅面数据库中的数据调整到该坐标系下，校正后的数据库中的颅骨面貌模型如图 2-19 所示。法兰克福坐标系的说明如下：

(1)过眉心点 $G$ 且 $\overrightarrow{L_pR_p}$ 为法向的平面与直线 $L_pR_p$ 的交点，作为新坐标系的原点 $O$；

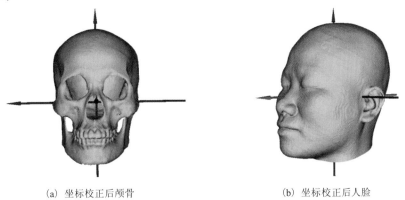

（a）坐标校正后颅骨　　　　　　　　　（b）坐标校正后人脸

图 2-19　法兰克福坐标系校正

(2)过原点 $O$ 且向量 $\overrightarrow{O_r L_p} \times \overrightarrow{O_r R_p}$ 为方向的射线，作为 $Z$ 轴正方向；

(3)直线 $L_p O_r$ 作为 $X$ 轴，正方向为 $\overrightarrow{L_p O_r}$ ；

(4)过原点 $O$ 且垂直于 $X$ 轴、$Z$ 轴的直线为 $Y$ 轴，方向遵循右手法则。

# 2.4 颅面复原基本方法

常用的颅面复原方法有基于 B 样条拟合的方法和基于统计的方法，其中后者是主流方法，而颅面模型配准是统计复原的前提和基础。

## 2.4.1 颅面配准基础

建立颅面统计模型进行颅面复原的一个关键步骤是对颅骨（人脸）样本数据进行配准。经过配准，才能使所有颅骨（人脸）样本实现一一对应，即所有颅骨（人脸）模型的顶点数量一样，顶点含义相同，之后才可以进一步对三维颅骨（人脸）样本进行统计分析。但也由此可见，配准结果的精度将直接影响统计模型建立的效果，进而影响复原的准确度。

目前常用的三维颅骨（人脸）模型配准算法有迭代最近点算法（iterated closest point，ICP）和薄板样条函数（Thin Plate Spline，TPS）的弹性配准算法（Bookstein 1989），其中迭代最近点算法是自动方法，而薄板样条函数方法是基于特征点的配准方法，其特征点一般都经人工标注到需要配准的三维模型上。

在对数据库中的颅骨（人脸）模型进行配准前，一般先定义一个标准颅骨（人脸）模型，这个模型可以是从数据库中挑选出来的，也可以是另外构建的。

1. 迭代最近点算法

为了获取大量颅面的统计数据，需要将不同人的颅骨和面皮进行配准。

ICP 算法的目标是求解两组点集 $P$ 和 $Q$ 的坐标系之间的 3×3 旋转矩阵 $\boldsymbol{R}$ 和平移向量 $\boldsymbol{S}$，使其满足以下最优化条件：

$$\min \sum_{k=1}^{N} \left\| q_k - (\boldsymbol{R} p_k + \boldsymbol{S}) \right\|^2 \tag{2-11}$$

当 $P$ 和 $Q$ 的顶点数量相同，并且一一对应时，可采用四元数奇异值分解（singular value decomposition，SVD）得到 $\boldsymbol{R}$ 和 $\boldsymbol{S}$，并可根据 $\boldsymbol{R}$ 和 $\boldsymbol{S}$ 构造 4×4 的齐次变换矩阵 $\boldsymbol{T}$。但在实际应用中无法保证 $P$ 和 $Q$ 满足上述条件。因此，ICP 方法常用迭代方式寻找最优配准矩阵。具体步骤如下。

(1)粗配准：通常采用主成分分析法（principal component analysis，PCA）求得 $P$ 和 $Q$ 两组点集的 3 个特征向量，结合各自的重心，得到 4 个对应的特征点对，按照前述对应点集的配准方法求得初始配准矩阵 $T_0$。

（2）精配准，包含 4 个步骤：

设 $k$ 为迭代次数，$N_p$ 和 $N_q$ 分别为点集 $P$ 和 $Q$ 的元素个数，$\varepsilon$ 为给定精度（例如 $\varepsilon = 10^{-10}$）。

① 令 $k = 0$，$P^0 = P$，$T^0 = T_0$，对 $P^0$ 中的每一点 $p_i^0 (i=1,\cdots,N_p)$，使用 k-d 树在 $Q$ 中寻找与 $p_i^0$ 欧氏距离最近的点从而构成一个点集：

$$D^0(i) = q_j, \quad \text{s.t.} \quad \min_{1 \leq j \leq N_q} \left\| p_i^0 - q_j \right\| \tag{2-12}$$

设置初始残差 $r^0 = \sum_{i=0}^{N_p} \left\| p_i^0 - D^0(i) \right\| / N_p$。

② $P^{k+1} = T^k P^k, D^{k+1}(i) = q_j$ 满足条件 $\min_{1 \leq j \leq N_q} \left\| p_i^{k+1} - q_j \right\|$，更新平均残差 $r^{k+1} = \sum_{i=0}^{N_p} \left\| p_i^{k+1} - D^{k+1}(i) \right\| / N_p$。

③ 如果 $\left| r^{k+1} - r^k \right| \leq \varepsilon$ 或者 $k$ 达到了迭代次数上限则算法结束，$T_k \cdot T_{k-1} \cdots T_0$ 即为所求的最终配准矩阵；否则继续④。

④ 对 $Q^{k+1}$ 和 $D^{k+1}$ 进行对应点集的 SVD 法求得齐次坐标下的配准矩阵 $T$，令 $T^{k+1} = T$，令 $k = k+1$，转步骤②。

ICP 的配准效率直接与点集中的顶点数量相关，当顶点数量超过 1 万时，配准效率会很低。因此很多学者提出了改进的 ICP 算法（Amberg et al. 2007）以提高配准效率。

图 2-20 显示了采用 ICP 对两个三维人脸点云模型的配准示意图，其中 (a) 图为配准前两个三维人脸模型的初始位置，红色显示的是标准人脸，蓝色显示的是待配准人脸；(b) 图显示的是采用 ICP 算法把标准人脸变换到待配准人脸上的结果。

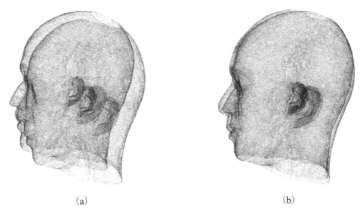

(a)          (b)

图 2-20　采用 ICP 配准三维人脸稠密点云模型

## 2. 薄板样条配准算法

薄板样条配准算法(TPS)属于非刚性配准算法,其函数 $f$ 由两部分组成,第一部分由径向基函数(radial basis function,RBF)表示的弹性变换构成;第二部分为全局仿射变换。具体公式如下:

$$f(x,y,z) = R_s(x,y,z) + \phi_s(x,y,z)$$

$$= \sum_{i=1}^{n} \alpha_i U(\|p_i^t - (x,y,z)\|) + \beta_1 + \beta_2 x + \beta_3 y + \beta_4 z \tag{2-13}$$

其中, $n$ 为特征点的个数。定义 $U(r) = r$,则 $U(\|p_i^t - (x,y,z)\|) = \|p_i^t - (x,y,z)\|$,表示特征点 $p_i^t = (x_i, y_i, z_i)$ 和顶点 $(x, y, z)$ 之间的欧氏距离, $\alpha_i(i=1,\cdots,n)$, $\beta_j(j=1,2,3,4)$ 为待求的权重。

对于弹性变换部分,还有四个附加的边界条件,分别表示如下:

$$\sum_{i=1}^{n} \alpha_i = 0, \quad \sum_{i=0}^{n} \alpha_i x_i = 0, \quad \sum_{i=0}^{n} \alpha_i y_i = 0 \text{和} \sum_{i=0}^{n} \alpha_i z_i = 0 \tag{2-14}$$

TPS 在配准过程中能使变形模型的全局弯曲能量最低(式(2-15)),所以 TPS 被认为是光滑性最好的配准算法之一。

$$I(f) = \iint_{\Re^3}\left(\left(\frac{\partial^2 f}{\partial x^2}\right)^2 + \left(\frac{\partial^2 f}{\partial y^2}\right)^2 + \left(\frac{\partial^2 f}{\partial z^2}\right)^2\right.$$

$$\left. + 2\left(\frac{\partial^2 f}{\partial x\partial y}\right)^2 + 2\left(\frac{\partial^2 f}{\partial x\partial z}\right)^2 + 2\left(\frac{\partial^2 f}{\partial y\partial z}\right)^2\right)\mathrm{d}x\mathrm{d}y\mathrm{d}z \tag{2-15}$$

为求解 TPS 函数 $f$ 中的未知变量 $\alpha_i(i=1,\cdots,n)$ 和 $\beta_j(j=1,2,3,4)$,需要以手动或自动的方式在参考点集和目标点集中确定两组对应的特征点 $p_i^t$ 和 $q_i^t(i=1,\cdots,n)$,其中 $n$ 为特征点的个数;然后把特征点 $p_i^t$ 一一映射到对应特征点 $q_i^t$,如下公式所示:

$$f(p_i^t) = q_i^t, \quad i=1,2,\cdots,n \tag{2-16}$$

这一求解过程通常表示成矩阵形式:

$$\begin{pmatrix} \boldsymbol{K} & \boldsymbol{P} \\ \boldsymbol{P}^\mathrm{T} & 0 \end{pmatrix}\begin{pmatrix} \boldsymbol{\alpha} \\ \boldsymbol{\beta} \end{pmatrix} = \begin{pmatrix} \boldsymbol{Q} \\ 0 \end{pmatrix} \tag{2-17}$$

其中, $\boldsymbol{K}$ 为 $n \times n$ 的矩阵,矩阵中的元素 $k_{ij} = \|p_i^t - q_j^t\|$, $\boldsymbol{P}$ 为 $n \times 4$ 的矩阵,矩阵中的元素 $P_{ij} = \phi_j(p_i^t)$, $\boldsymbol{\alpha} = (\alpha_1, \alpha_2, \cdots, \alpha_n)^\mathrm{T}$, $\boldsymbol{\beta} = (\beta_1, \beta_2, \beta_3, \beta_4)^\mathrm{T}$, $\boldsymbol{Q} = (q_1^t, q_2^t, \cdots, q_n^t)^\mathrm{T}$。

一旦确定了权重 $\alpha_i(i=1,\cdots,n)$ 和 $\beta_j(j=1,2,3,4)$ 的值,就得到了 TPS 函数,就可将 TPS 函数作用于参考点集,使其与目标点集匹配上。

颜面形态信息学

图 2-21 显示了采用 TPS 对两个颅骨模型进行配准的结果，(a)图为标准颅骨及其特征点；(b)图为待配准颅骨及其特征点；(c)图为采用 TPS 把标准颅骨配准到待配准颅骨上的结果。

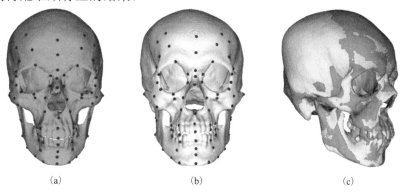

(a)           (b)           (c)

图 2-21　采用 TPS 配准三维颅骨模型

## 2.4.2　颅面复原方法

### 1. B 样条拟合法

B 样条曲面是 B 样条曲线的拓展，一块 $m \times n$ 次 B 样条曲面的定义如下：

$$Q(u,v) = \sum_{i=0}^{m} \sum_{j=0}^{n} P_{ij} F_{i,m}(u) F_{j,n}(v), \quad u,v \in [0,1] \tag{2-18}$$

其中，$P_{ij}$ 定义三角面的顶点位置向量矩阵，共计 $(m+1)(n+1)$ 个顶点，$F_{i,m}(u)F_{j,n}(v)$ 为 B 样条基底函数，$u$，$v$ 为参数。

基于 B 样条的网格变形是属于基于参数曲面控制的变形方法，通过调整 B 样条曲面的控制顶点的位置实现网络模型的变形。该方法具有变形速度快，空间开销小的优势。

### 2. 统计模型方法

#### 1）最小二乘法

最小二乘法也称最小平方法，是一种基本的数学优化技术。它通过最小化误差的平方和来寻找数据的最佳函数匹配。利用最小二乘法可以简便地求得未知的数据，并使得这些求得的数据与实际数据之间误差的平方和为最小。

当研究颅骨 $s$ 和面皮 $f$ 的关系时，采用最小二乘法就可依据一系列成对的颅面样本数据 $\{(s_i, f_i) | i = 1,2,\cdots,m\}$ 得到一个拟合函数，用于描述颅面形态关系。

最小二乘法是统计复原中最简单的一种方法，可以线性求解，但其精确度不高。

2）径向基函数

径向基函数是常用的基于特征点的插值变形函数，其函数 $u: R^{d_1} \rightarrow R^{d_2}$（其中 $d_1$ 和 $d_2$ 为维数）满足：

$$u(\boldsymbol{p}_i) = \boldsymbol{q}_i, \quad i = 1, \cdots, n \tag{2-19}$$

其中，$p_i$ 和 $q_i$ $(i = 1, \cdots, n)$ 分别为参考点集和目标点集中确定两组对应的特征点。

函数 $u$ 具体由两部分组成：

$$u(\boldsymbol{x}) = R_s(\boldsymbol{x}) + \phi_s(\boldsymbol{x}) \tag{2-20}$$

其中，$R_s(\boldsymbol{x}) = \sum_{i=1}^{n} \alpha_i R(\|\boldsymbol{x} - \boldsymbol{p}_i\|)$，为径向基函数 $R(\|\boldsymbol{x} - \boldsymbol{p}_i\|)$ 之和，$\phi_s(\boldsymbol{x}) = \beta_0 + \sum_{i=1}^{d} \beta_i x^i$，$\|\boldsymbol{x} - \boldsymbol{p}_i\|$ 为顶点 $\boldsymbol{x}$ 到特征点 $\boldsymbol{p}_i$ 之间的欧氏距离，$x^i$ 为 $\boldsymbol{x}$ 的第 $i$ 个分量，$\alpha_i (i = 1, \cdots, n)$ 和 $\beta_i (i = 0, \cdots, d)$ 是两组待求解的系数。

此外，函数 $u$ 满足如下正则条件：

$$\sum_{i=1}^{n} \alpha_i = 0, \quad \sum_{i=0}^{n} \alpha_i x_i^j = 0, \quad j = 1, \cdots, d \tag{2-21}$$

其中，$x_i^j$ 是特征点 $\boldsymbol{p}_i$ 的第 $j$ 个分量。

结合式（2-19）和式（2-21），就可求解未知系数 $\boldsymbol{\alpha} = (\alpha_1, \alpha_2, \cdots, \alpha_n)^{\mathrm{T}}$ 和 $\boldsymbol{\beta} = (\beta_0, \beta_1, \cdots, \beta_d)^{\mathrm{T}}$。

径向基函数 $R(r)$ 在具体使用中存在多种形式，常用的有如下几种。

（1）简单多项式：$R(r) = ar^m$。

（2）高斯函数：$R(r) = \mathrm{e}^{-r^2/2\sigma^2}$。

（3）薄板样条函数 $R(r) = \begin{cases} r^{4-d} \ln r, & 4 - d \in 2\mathbb{N} \\ r^{4-d}, & 其他 \end{cases}$。

3）主成分分析法

在颅面复原时，常常需要对多个颅骨和人脸三维几何形状样本进行统计分析，从而获得两者之间的关系和规律。现有的基于统计的颅面复原方法几乎都采用主成分分析法来实现。

主成分分析法是一种经典的统计学方法，在很多领域都有应用，如特征提取、数据压缩以及数据分析等。主成分分析法主要有两大功能：第一，能去除样本数据之间的相关性。通常高维空间中的随机变量之间具有很大的相关性，主成分分析法则可通过正交变换消除这些变量间的相关性，并通过对变量进行分析，得到一组线性无关的正交基。原始变量就可以通过这组新正交基得到新的表示，在这个新的表示中，原始变量每一维的取值都与其他维相互独立，数据之间的相关性被去除。第二，能实现对数据的降维的同时保留原始数据的主要信息。每一个正交基包含的信息不同，从中选取包含主要数据信息的若干正交基表示数据，这样数据的维数就会大大降低，同时又能保留原始数据的绝大部分信息，使原始数据信息损失量控制在可接受范围内。

主成分分析法建立统计模型的过程如下：

设样本集合中样本个数为 $N$，每个样本所包含的顶点个数为 $n$，则每个样本可以表示为一个行向量 $T_i = (x_{i1}, y_{i1}, z_{i1}, x_{i2}, y_{i2}, z_{i2}, \cdots, x_{in}, y_{in}, z_{in})$，同时可得到样本均值：

$$\bar{T} = \frac{1}{N} \sum_{i=1}^{N} T_i \tag{2-22}$$

对于每一个样本，计算其相对于样本均值的偏离：

$$\mathrm{d}T_i = T_i - \bar{T} \tag{2-23}$$

设去除均值后的样本集 $\boldsymbol{T} = (\mathrm{d}T_1, \mathrm{d}T_2, \cdots, \mathrm{d}T_N)^{\mathrm{T}}$，则协方差矩阵为

$$\boldsymbol{S} = \frac{1}{N-1} \boldsymbol{T}^{\mathrm{T}} \boldsymbol{T} \tag{2-24}$$

求 $\boldsymbol{S}$ 特征值 $\lambda_k$ 和特征向量 $\boldsymbol{p}_k (k=1, \cdots, 3n)$ 得

$$\boldsymbol{S} \boldsymbol{p}_k = \lambda_k \boldsymbol{p}_k \tag{2-25}$$

理论上可以通过式(2-25)计算特征值和特征向量。但是在颅面复原过程中，颅骨和人脸模型的顶点数 $n$ 很大，对于 $\boldsymbol{S}$ 这种 $3n \times 3n$ 维的矩阵，以目前计算机的内存条件，很难直接进行计算。实际上，对于 $3n$ 维 $N$ 个样本的协方差矩阵，最多能求出 $N-1$ 个有意义的特征值及其对应的特征向量，而 $N \ll 3n$。因此可采用间接的等价计算方法(Turk et al. 1991)。

具体步骤如下：计算 $\boldsymbol{S}$ 的特征值和特征向量，首先根据式(2-24)计算 $\boldsymbol{T}^{\mathrm{T}} \boldsymbol{T}$ 的特征值 $\eta_k$ 和特征向量 $\boldsymbol{p}_k$

$$\boldsymbol{T}^{\mathrm{T}} \boldsymbol{T} \boldsymbol{p}_k = \eta_k \boldsymbol{p}_k \tag{2-26}$$

等式两端左乘矩阵 $\boldsymbol{T}$

$$\boldsymbol{T} \boldsymbol{T}^{\mathrm{T}} \boldsymbol{T} \boldsymbol{p}_k = \eta_k \boldsymbol{T} \boldsymbol{p}_k \tag{2-27}$$

设 $\boldsymbol{L} = \boldsymbol{T} \boldsymbol{T}^{\mathrm{T}}$，它是 $N \times N$ 维矩阵。由于 $N \ll 3n$，容易求得 $\boldsymbol{L}$ 的特征向量为 $\boldsymbol{T} \boldsymbol{p}_k$，特征值为 $\eta_k$。

设 $\boldsymbol{T} \boldsymbol{p}_k = v_i$，易求得

$$p_k = (T^\mathrm{T} T)^{-1} T^\mathrm{T} v_i \qquad (2\text{-}28)$$

再由式 (2-24) 可得 $S$ 的特征值 $\lambda_k$，特征向量 $p_k (k = 1, \cdots, N-1)$。

$$\lambda_k = \eta_k / (N-1) \qquad (2\text{-}29)$$

$$p_k = (T^\mathrm{T} T)^{-1} T^\mathrm{T} v_i \qquad (2\text{-}30)$$

其中 $(T^\mathrm{T} T)^{-1} T^\mathrm{T}$ 是矩阵 $T$ 的左伪逆矩阵。

建立 PCA 统计模型之后，所有数据 $T_{\mathrm{new}}$ 就可表示如下：

$$T_{\mathrm{new}} = \bar{T} + \boldsymbol{\Phi} \boldsymbol{b} \qquad (2\text{-}31)$$

其中，$\boldsymbol{\Phi} = \begin{pmatrix} \Phi_{1,1} & \cdots & \Phi_{1,t} \\ \vdots & \ddots & \vdots \\ \Phi_{n,1} & \cdots & \Phi_{n,t} \end{pmatrix}$，$\boldsymbol{\Phi}$ 的列向量是由最大的 $t$ 个 $\lambda_k$ 对应的特征向量 $p_k$ 组

成。其中 $t$ 是主成分的个数，通常满足 $\sum_{i=1}^{t} \lambda_i / \sum_{i=1}^{N-1} \lambda_i > 0.98$，$\boldsymbol{b} = (b_1, b_2, \cdots, b_t)^\mathrm{T}$。

对于原始数据 $T_i$，其对应向量 $\boldsymbol{b}$ 可通过下式求得：

$$\boldsymbol{b} = \boldsymbol{\Phi}'(T_i - \bar{T}) \qquad (2\text{-}32)$$

而通过调整参数向量 $\boldsymbol{b}$，就可以通过 PCA 统计模型生成和样本相似的新模型 $T$。

## 2.5 本章小结

本章主要从数据预处理、模型表示、几何模型处理、统计分析及三维模型配准五个部分，介绍了有关颅面形态信息学研究中涉及的一些数学基础以及关键技术，并对其中较经典的方法进行了介绍。这些基本的方法和理论，广泛应用于后续颅面数据建模、颅面几何形态测量与分析、基于软组织厚度的颅面复原、基于统计学习的颅面复原以及面貌真实感处理、颅面重构的评价方法、颅像重合等技术中。

## 参考文献

马明罡. 2004. 基于模糊理论的图像边缘检测算法的研究. 武汉: 华中科技大学硕士学位论文.

孙洪. 2006. 现代数字图像处理. 北京: 电子工业出版社.

孙亦南, 刘伟军, 王越超. 2003. 基于分形理论和数学形态学的图像边缘检测方法. 计算机工程, 29(20):20-21.

王菲. 2010. 基于改进 Snake 算法的轮廓线提取和颅面重建模型研究. 西安: 西北大学硕士学位论文.

颅面形态信息学

王建中，赵军，张晖. 2004. 图像边缘提取的小波多孔算法及改进. 武汉理工大学学报, 26(1)：76-79.

肖锋. 2005. 基于 BP 神经网络的数字图像边缘检测算法的研究. 西安科技大学学报, 25(3)：372-375.

闫海霞，赵晓晖. 2008. 基于数学形态学的边缘检测方法. 计算机应用研究, 24(11)：7942-7944.

Alexa M, Behr J, Cohen D, et al. 2002. Computing and rendering point set surfaces. IEEE Transactions on Visualization and Computer Graphics, 9(1)：3-15.

Algorri M E, Schmitt F. 1996. Mesh simplification. Proc. of the 1996 Eurographics Computer Graphics Forum, 15:78-86.

Amberg B, Romdhani S, Vetter T. 2007. Optimal step nonrigid ICP algorithms for surface registration. Proc. Conference on Computer Vision and Pattern Recognition: 1-8.

Amenta N, Bern M, Kamvysselis M. 1998. A new Voronoi-based surface reconstruction algorithm. SIGGRAPH'98:415-421.

Attene M. 2010. A lightweight approach to repairing digitized polygonmeshes. Visual Computer, 26(11)：1393-1406.

Bal M, Spies L. 2006. Metal artifact reduction in CT using tissue-class modeling and adaptive prefiltering. Medical Physics, 33(8):2852-2859.

Barr A H. 1984. Global and local deformations of solid primitives. Computer Graphics, 18(3):21-23.

Besl P J, McKay N D. 1992. A Method for Registration of 3-D Shapes. IEEE Transactions on Pattern Analysis and Machine Intelligence, 14(2):239-256.

Bischoff S, Kobbelt L. 2005. Structure preserving CAD model repair. Computer Graph Forum, 24(3)：527-536.

Bookstein F L. 1989. Principal warps: thin plate splines and the decomposition of deformations. IEEE Trans. Pattern Anal. Mach. Intell, 11:567-585.

Borrel P, Rappoport A. 1994. Simple constrained deformations for geometric modeling and interactive design. ACM Transactions on Graphics, 13(2)：137-155.

Bradley C. 2001. Rapid prototyping models generated from machine vision data computers in industry. Conference on Computer Vision and Pattern Recognition, 41:159-173.

Carr J C，Beatson R K，Cherrie J B，et al. 2001. Reconstruction and representation of 3D objects with radial basis functions. Proceedings of ACMSIGGRAPH 2001，Los Angeles: 67-76.

Catmull E, Clark J. 1978. Recursively generated B-spline surfaces on arbitrary topological meshed. Computer-Aided Design, 10(6):350-355.

Chen J, Shi X. 2011. Real-time LOD algorithm based on triangle collapse optimization. Seventh

International Conference on Computational Intelligence and Security: 312-315.

Davis J, Marcjner S, Carr M, et al. 2002. Filling holes in complex surfaces using volumetric diffusion//Proceedings of the 1st International Symposium on 3D Data Processing, Visualization, and Transmission: 428-438.

Dey T K, Goswami S. 2004. Smoothing noisy point clouds with Delaunay preprocessing and ILS. Tech report OSU-CISRC-3/04-TR17.

Doo D, Sabin M. 1978. Behavior of recursive division surface near extraordinary points. Computer Aided Design:177-181.

Floater M S, Riemers M. 2001. Meshless parameterization and surface reconstruction. Computer Aided Geometric Design, 18:77-92.

Gu X F, Yau S T. 2003. Global conformal surface parameterization. Proceedings of the 2003 Eurographics/ACM SIGGRAPH symposium on Geometry Processing, Aachen, Germany: 127-137.

Hoppe H. 1996. Progressive meshes. Proceedings of the Computer Graphics, Annual Conference Series, New Orleans: ACM: 99-108.

Hoppe H, Derose T, Duchamp T, et al. 1992. Surface reconstruction from unorganized points. Computer Graphics, 26(4):71-76.

Hsu W, Hughes J. 1992. Direct manipulations of free-form deformations. Computer Graphics, 26(2):177-184.

Kalender W A, Hebele R, Ebersberger J. 1987. Reduction of CT artifacts caused by metallic implants. Radiology, 164:576-577.

Kazhdan M, Funkhouser T, Rusinkiewicz S. 2003. Rotation invariant spherical harmonic representation of 3D shape descriptors. Eurographics Symposium on Geometry Processing, Aachen.

Levin D. 2003. Mesh-independent surface interpolation//Geometric Modeling for Scientific Visualization. Berlin: Springer: 37-49.

Levin D. 1998. The approximation power of moving least-squares. Mathematics of Computation, 224(67):1517-1531.

Levy B, Petitjean S, Ray N, et al. 2002. Least squares conformal maps for automatic texture atlas generation. SIGGRAPH, 21(3):362-371.

Liepa P. 2003. Filling holes in meshes//Proceedings of the EURO Graphics /ACM SIGGRAPH Symposium on Geometry Processing: 200-205.

Loop C. 1987. Smooth Subdivision Surfaces Based on Triangles. Salt Lake City: University of Utah, Dept. of Mathematics.

Lorensen W E, Cline H E. 1987. Marching cubes: a high-resolution 3D surface construction algorithm. Computer Graphics, 21(4):163-169.

*颅面形态信息学*

Low K, Tan T. 1997. Model simplification using vertex-clustering. Proceedings of the 1997 Symposium on Interactive 3D Graphics, New York.

Moenning C. 2003. A new point cloud simplification algorithm. 3rd IASTED International Conference on Visualization, Imaging, and Image Processing, Benalmádena.

Nooruddin F, Turk G. 2003. Simplification and repair of polygonal models using volumetric techniques. IEEE Transaction on Visualization and Computer Graphics, 9(2): 191-205.

Ohtake Y, Belyaev A, Alexa M, et al. 2003. Multi-level partition of unity implicits. Proceedings of SIGGRPAH 2003: 463-470.

Pauly M, Gross M, Kobbelt L, et al. 2003. Shape modeling with point-sampled geometry. ACM Transactions on Graphics, 22(3):641-650.

Pauly M, Gross M, Kobbelt L. 2002. Efficient simplification of point-sampled surfaces// Proceedings of the IEEE Visualization, Boston:163-170.

Pernot J P, Moraru G, Veron P. 2006. Filling holes in meshes using a mechanical model to simulate the curvature variation minimization. Computer Graph, 30(6): 892-902.

Schroeder W J, Zarge J A, Lorensen W E. 1992. Decimation of triangle meshes. SIGGRAPH '92: Proceedings of the 19th Annual Conference on Computer Graphics and Interactive Techniques, New York: 65-70.

Sederberg T W, Parry S R. 1986. Free-form deformation of solid geometric models. Computer Graphics, 20(4):151-160.

Tao J U. 2009. Fixing geometric errors on polygonal models: a survey. Journal of Computer Science Technology, 24(1): 19-29.

Turk M, Pentland A. 1991. Eigen faces for recognition. Journal of Cognitive Neuroscience, 3(1): 71-86.

Wu J, Kobbelt L. 2004. Optimized sub-sampling of point sets for surface splatting. Proc of EurograPhics04, Cork.

Zhao W, Gao S M, Lin H W. 2007. A robust hole-filling algorithm for triangular mesh. Visual Computer, 23 (12): 987-997.

Zorin D, Sehroder P, De R T, et al. 1999. Subdivision for modeling and animation. SIGGRAPH'99, Los Angeles.

# 第二部分 处理技术

# 第 3 章

## 颅面数据的采集与管理

颅面形态学研究依赖于完善的软组织厚度数据，需要采集大量特定区域、特定人种的面部特定位置的软组织厚度数据作为研究基础，实现对于该地域、该人种的面貌特征规律的统计，以支持基于该规律的颅骨面貌复原等应用研究的开展。在长期的传统研究中，虽然科学家借助解剖测量和针刺测量途径来确定人脸软组织的厚度，积累了少量的人脸软组织厚度数据，但尚不足以支撑相关研究的科学性。

20 世纪 80 年代以来，由于电子技术、医学影像技术和设备的发展，引入了超声测量、CT 扫描和三维扫描等全新的测量手段，为活体颅面数据的采集提供了可能，为颅面软组织厚度数据库的建立奠定了基础。各国学者经过不懈努力，在对不同种族、不同地域、不同时代人活体研究中积累了较为丰富的颅面部软组织厚度数据。其中，周明全教授带领的团队，构建了中国人大样本数据库，是目前相关研究中数据类型最为全面、数据量最大的颅面数据集，为中国人颅面形态学研究奠定了坚实的数据基础。

本章将针对颅面形态学研究中颅面数据采集以及数据存储和管理的典型方法和技术进行说明，并重点介绍中国人活体颅面形态数据的采集方法和数据集管理相关方法和技术。

## 3.1 颅面数据采集方法

颅面数据采集的目标是对于特定地域、特定人种、特定年龄的面部软组织的厚度进行定点或者全面的记录，其采集方法经历了由手工针刺解剖采集到医学影像设备自动化采集的发展，其采集目标经历了由尸体到活体的变化，其数据类型经历了由特征点厚度数据到全颅面三维数据的发展。本节针对主要的颅面数据采集方法进行介绍。

*颅面形态信息学*

### 3.1.1 传统测量方法

传统的针刺测量方法起始于 19 世纪末。1883 年，Welcker 在 13 具白种人成年男性尸体的头面部正中矢状线上选取 9 个标志点进行软组织厚度的测量，方法是用薄的双刃刀片直接刺入测量点，然后将测量刀片刺入的深度记为该点的软组织厚度，以此作为颅骨复原的依据。1895 年，Hiss 把这种刀片法改进为针刺法，用缝衣针套上橡皮圈，然后垂直刺入测量点软组织，在此过程中面部软组织向上推移橡皮圈直到针尖抵达骨面，拔出针后，测量橡皮圈到针尖的距离，即为该点软组织的厚度，测量的标志点除原有的正中矢状线的 9 个点外，另外增加了侧面部的 6 个点，测量点增加到 15 个。Welcker 和 Hiss 分别以各自所测头面部软组织厚度为依据，复原了席勒、歌德、诗人但丁及巴赫等历史名人的样貌，并且取得了满意效果。

之后，许多学者利用针刺法对各自国家民族的颅面数据进行了测量。1898 年，Kollamann 和 Buchly 在 22 具白种人男尸及 4 具白种人女尸的头面部选择了 18 个测量点(其中正中矢状线 10 个点，侧面部 8 个点)对软组织厚度进行测量；1948 年，Suzuki 用带有橡皮圈的钢针对 48 名日本男性及 7 名日本女性面部 23 个点的头面部软组织厚度进行了测量，其中包括正中线上的 10 个点和侧面部的 13 个点，建立了日本人的颅骨面貌复原的数据，1950 年，Rhine 和 Campbell 统计了美国黑人 21 个测点的头面部软组织厚度。我国颅面测量工作起始于 20 世纪 80 年代。1983 年，丁涛采用针刺法在 109 例不同性别及年龄组的尸体头面部的 15 个测点进行了软组织厚度的测量，为我国早期颅骨面貌复原提供了基础数据。

针刺法作为早期的颅面数据测量方法，其结果不是完全准确，其中一个重要的原因就是头面部软组织厚度测量时，软组织表面的测定点往往不能和软组织下的颅骨上的骨性标志点相对应，从而对测量结果产生影响。同时，即使是新鲜的尸体，也由于皮温下降、皮肤皱缩、失血、机体水分丢失及死后面部表情等一系列内在因素的影响而使头面部软组织厚度发生不同程度的变化，从而直接影响到测量结果的准确性。

### 3.1.2 CT 扫描

由于传统针刺法的种种缺陷，人类学及法医学工作者尝试探索一种测量结果更为可靠，且可在活体上测量的新方法，使用 CT 扫描的颅面数据采集方法应运而生。1996 年，周明全和耿国华教授研究团队(周明全等 1997)和国外研究者（Philips et al. 1996）首次开展应用 CT 技术采集活体人类颅面形态数据的相关研究。由于 CT 扫描在活体颅面数据采集过程中的数据具有全面性和准确性，其已成为颅面数据采集的首选方法。

颅骨数据的采集主要来自 CT 医学成像设备,对于已经存在的颅骨数据如出土的人类遗骨,也可以通过 CT 扫描后获取颅骨切片数据。如图 3-1 所示,现代 CT 机通常采用 X 射线原理采集数据(董建民 2008),由于 X 射线是按层组织的有序点构成剖面扫描线,具有密集、完整的特点,且经过适当的处理后,采集到的切片数据既具有对象的表面信息也具有对象的内部结构信息。因此,利用 X 射线 CT 扫描机采集颅骨数据可以为颅骨数据的精确数字化奠定良好基础。

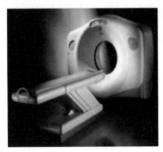 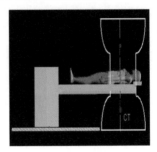

图 3-1　X 射线 CT 数据采集设备以及其成像原理示意

事实上,除了图 3-1 所示的螺旋 CT 扫描设备之外,还存在序列 CT 扫描机。通过这两种 CT 扫描设备获取到的 DICOM 切片数据存在一些细微的差别。由螺旋扫描得到的断层图像相对于人体中轴对称面有一定的倾斜度,得到的颅骨断层切片的边缘对称性可能不是十分理想,如图 3-2 所示;而在人体固定不动的情况下,由序列扫描得到的断层图像与人体中轴对称面严格的垂直,因此可以得到对称性非常好的颅骨断层图像,如图 3-3 所示。对于类似于图 3-2 的颅骨切片数据很难利用几何对称轴进行直接修复,所以在进行修复前,对这两种切片数据必须加以区分。

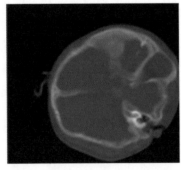 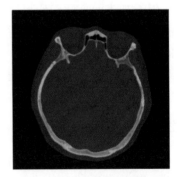

图 3-2　螺旋扫描的颅骨 CT 图像　　　　图 3-3　序列扫描的颅骨 CT 图像

CT 技术利用人体组织对 X 射线的吸收系数进行成像,其断层图像是人体组织对 X 射线吸收系数的分布图。在物理学原理上,CT 遵循 X 射线指数衰减规律: $I = I_0 \mathrm{e}^{-ud}$ ,其中 $I$ 表示通过物质衰减后的 X 射线强度, $I_0$ 表示入射 X

*颅面形态信息学*

射线强度，$u$ 表示物质的吸收系数，$d$ 表示物质厚度。CT 是用 X 射线束对人体某部位进行扫描，由探测器接收透过该层面的 X 射线，转变为可见光后由光电转换器转变为电信号，再经模拟数字转换器转为数字信号输入计算机处理。为了反映组织间的差异，可将空气到致密骨之间对 X 射线的吸收系数的变化划分为 2000 个单位，即 CT 值。核磁共振是利用人体组织水分子中的氢核磁共振信号进行成像。由于水在人体各器官及组织中含量及运动状态不同，利用水分子信号可以获得图像信息数据。采集过程中采用多排探测器螺旋 CT 采集，采用轴体位螺旋扫描，重建厚度 0.75mm，层间切片分辨率为 512×512 像素，颜色深度为 16 位。采集的数据按照 DICOM 3.0 标准存储，采集对象为从未经过头面部手术且颅面形态正常的成年人。数据采集时测试人员仰卧，双手自然下垂，双脚并拢，双眼正视前方。CT 采集得到的影像数据，由于头部尺寸存在差异，一次扫描大约需要 320 张 CT 序列图像即可获得完整的头部影像数据。

### 3.1.3　激光扫描

在某些研究中，针对非活体人类颅骨，有研究采用基于激光或者光栅的三维扫描技术对颅骨的外部几何特征进行采集，也有研究将该技术应用于人脸外观的几何特征的采集。所谓三维扫描，是将光栅或者激光连续投射到物体表面，摄像头同步采集图像，然后对图像进行计算，并利用相位稳步极线得到两幅图像上的三维空间坐标（X、Y、Z），从而实现对物体表面三维轮廓的测量。

相对于光栅扫描，激光扫描是获取距离数据的一个准确有效的方法，可以同时获得大量的三维数据和纹理信息。目前，国际上已经有多家研究机构研制开发了基于激光扫描的商业化三维数据获取装置，其中最著名的是 Cyberware 公司的三维扫描仪（徐成华等 2004）。三维扫描仪根据测量范围的不同，一般可分为近距、中距和远距等不同类型，对于头部数据的获取用中距的扫描仪比较适合。世界上许多研究小组已经开始应用此装置进行科学研究。多伦多大学的 Lee 等（1995）利用此种装置获取了完全的三维面部信息；康柏剑桥研究所的 Waters 等（1991）利用该系统获取的三维数据进行了三维头部建模；德国学者 Blanz 等（1999）建立了一个包括三维距离信息和表面纹理信息的头部数据库。激光扫描装置获取的数据精度高、速度快，但是要求配置高性能的计算机和高价格的硬件设备。

3D 激光扫描仪在当前工业或商业中应用最为普遍，Cyberware 公司专门用于头部三维扫描的设备如图 3-4 所示。

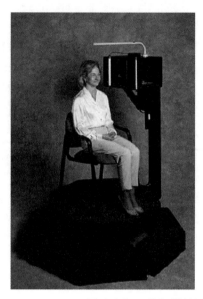

图 3-4　Cyberware 用于头部三维扫描的设备

### 3.1.4　超声波

对人类头面部某些测点来说，用超声测量是一种明显优于卡尺的方法。Storfter 曾把 X 射线法、超声法及针刺法对人类头面部软组织厚度的测量结果进行了比较，发现超声法较 X 射线法更为准确，而且超声的使用也使头面部的测量点明显增多。1985 年，Gabence 用 EDP10OOB 型超声(频率为 7.5MHz)对 50 位美国白种人头面部软组织厚度进行了测量。

在我国，1994 年依伟力等曾报道用 STSS 型超声诊断仪对中国汉族 82 例体态中等、五官端正的 18～60 岁男性、女性头面部的 86 个测量点的软组织厚度进行了测量，并对男、女性头面部各测点进行了显著性检验。获得了中国汉族不同年龄、不同性别的头面部软组织厚度资料，并指出男性、女性头面部软组织厚度之间有差异的部位。超声测量虽然可以在活体进行并且使测量点明显增多，但超声测量法依然存在着隔软组织定位及探头接触软组织时对软组织有压迫作用等不足，所以在应用超声法测量头面部软组织厚度时应特别注意，尽量减少对测量结果的干扰，保证测量结果的可靠性。

## 3.2　活体颅面 CT 数据采集规范

大量活体采集的高精度可用的颅面数据是颅面形态分析和颅面复原研究的数据基础，为了保证数据的采集精度和在颅面形态分析、复原研究中的可用性，研究者们需要为颅面数据采集制定统一的规范和步骤。由于颅面数据采集的方法、设备、时间的差异，截至目前，学界还未形成统一的颅面数据采集手段、流程的相关标准。本节将以周明全、耿国华教授研究团队为基于 CT 医学影像的颅面数据采集制定相关标准为例，介绍颅面数据采集的流程和规范。

### 3.2.1　颅面数据采集规范和步骤

采集规范和步骤主要从两个方面进行约定，首先是设备参数的设置方面，我们利用多探测螺旋 CT 进行体数据的采集，数据采集管电压统一为 120kV，扫描方式采用轴体位螺旋扫描，螺距为 1.5mm，准值厚度为 0.75mm，每个切片的大小为 512×512 像素，颜色深度为 16 位，重建厚度为 0.75mm，层间间隔 0.1mm，数据描述、传输和保存采用 DICOM 3.0 标准。

除了统一约定采集设备采集参数之外，采集规范和步骤还对采集主体——中国人活体样本的采集体位和采集规程进行约定。被采集者颅颌面部位不能有金属假体或者不可移除的金属装饰，采集前首先填写个人信息表格，采集年龄、性别、籍贯、出生地、长到成年生活地区和目前的居住地等个人信息，以及采集对象身高和体重；采集前首先将头部所佩戴的金属饰物、眼镜等物品移除，采用仰卧位平躺于采集床上，头部靠近传感器，双手自然下垂，双脚并拢，双眼正中前视，激光矢状线与正中线重合，激光冠状线与外耳道平行，轴位与眼眦连线平行。

### 3.2.2　人脸纹理数据采集和处理规范

为了进一步支持基于颅面三维模型的身份认定技术研究和提高复原后面貌模型的真实感，在采集活体 CT 颅面数据的同时，研究者们还对采集对象面貌纹理数据进行了采集，并制定了采集标准和规范。

在保证数据采集对象个人隐私的前提下，利用高精度数码照相机获取该采集对象的面部彩色的正面图像一张，左右侧面图像两张，以及头顶正视图像一张，所有图像均在采集者完成 CT 数据采集后进行采集，采集对象仰卧于采集床上，CT 操作人员按下图像采集按钮，由我们自行设计的三视角快速高精度定参数图像采集装置完成对采集对象面部纹理信息的采集。

## 3.3　颅面数据库组织

建立颅面复原知识库的目的是能够根据未知颅骨的人类学特征(民族、性别、年龄、体态、地域)按照推理规则选取与之匹配的知识，即参考面貌模板模型、颅骨模板模型、人脸五官模型。

颅面复原知识库是把采集到的颅面数据及属性信息，如原始 CT 图像数据、三维重建的颅骨和面貌模型数据、特征点处的软组织厚度数据、人脸五官模型数据、被采集者的人脸的正侧面照片数据、人类学特征等，采用某种知识表示方式结构化组织起来的知识集群。通过使用知识库管理系统对这些数据进行科学的分类与组织，可以快捷、准确、方便地使用这些数据。颅面复原知识库为寻找与待复原颅骨最为匹配、最为相似的参考颅骨、参考面貌模型和人脸五官模型提供了便利。颅面复原需要积累大量的先验知识进行颅面复原指导，获取哪些先验知识，如何组织和存储，如何根据未知颅骨选取最有效、最正确的先验知识是颅面复原研究的一个重要问题。

### 3.3.1 数据采样要求

CT 图像数据的格式为 DICOM（Digital Imaging and Communications in Medicine）格式。DICOM 是一种特殊的医学图像格式，该格式是由美国放射学会和美国国家电器制造商联合会共同成立的一个联合委员会在参考了其他国际标准的基础上推出的医学数字图像标准，该标准包含了医学数字图像的格式、存储、传输以及显示等方面的内容。DICOM 标准于 1989 年被国际标准化组织（International Standard Organization，ISO）和国际电工委员会（International Electrical Commission，IEC）采纳为国际标准。DICOM 标准已经成为医疗、影像、通信领域的主要标准，现在许多国家的各个行业都在依照这个标准处理图像，DICOM 的版本也已经从最初的 1.0 版本发展到了 3.0 版本，并逐渐成为医学影像信息学领域的国际标准。

通常情况下可以将 DICOM 类型的数据转换成常用的位图类型，例如转换为 BMP 类型之后再使用，也可以直接设计针对 DICOM 格式的接口，从而直接使用 DICOM 类型的数据。DICOM 数据文件由两部分组成：文件头和数据集。DICOM 类型文件的文件头长度要求必须为偶数，如果不是偶数则要补充一个字节的长度。文件头的首部是文件前言，它由 128 个 00H 字节组成；接下来是 DICOM 前缀，一个 4 字节的字符串"DICM"，通常根据该前缀来判断一个文件是不是 DICOM 类型的文件；除此之外，文件头中还包括其他一些信息，如文件的传输格式、生成该文件的应用程序等。除了文件头以外，DICOM 文件的其他部分为数据集，数据集是由若干数据元素组成的集合，在数据集中除了真正的 CT 数据外还包括其他一些附加信息，如拍摄该 CT 的病人的简单信息。图 3-5 为 DICOM 类型文件的结构图。

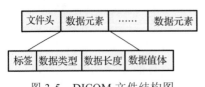

图 3-5　DICOM 文件结构图

从图 3-5 可以看出，一个数据元素由四部分组成：标签、数据类型、数据长度以及数据值体。一个数据元素由标签项唯一标识，数据类型取决于相互协商的传输语法。数据长度必须是偶数，不足偶数的部分用空格填充。下面再详细介绍各部分的含义：

标签：一个 4 字节的无符号整数，该整数唯一地标志了一个数据元素。

数据类型：指明了该数据元素中的数据的类型。例如，如果一个数据元素的数据类型为"DA"，则表示该数据元素中存储的是日期型数据，如果一个数据元素的数据类型为"FL"，则表示该数据元素中存储的是浮点型数据。

数据长度：数据元素的数据值体中数据的字节数。

数据值体：数据元素的数据域，包含了该数据元素的真正数据。

## 3.3.2 颅骨类型的分类

不同人群头部结构的差别主要体现在颅骨形状、颅面外貌和软组织厚度的差异。根据人类学知识，人群的分类主要通过种族、民族，而同一人群的人的颅骨因为年龄、地域和性别的不同也会有很大的差异。具体从解剖学分析可知，人类的面部形态有着相同的结构规律，基本是由颅骨、软组织、五官器官、毛发等构成，但又由于种族、性别、年龄、民族、地域等因素的不同直接导致人体头部的颅骨框架和形状、五官形态、软组织厚度、毛发长短浓密的差异。因此，在进行颅面复原指导知识的选取中，首先要考虑选择同种族、同民族、同性别、同年龄段、同地域的复原指导知识，否则颅面复原结果会产生极大的偏差。

在颅骨类型分类方面，人类学家采用统计学方法对不同种族、不同民族、不同性别、不同年龄的人群的颅骨进行了测量、统计与分析。例如，我国著名的颅骨身源鉴定专家兰玉文通过对我国汉族 116 个成年人颅骨（其中 60 名 18～60 岁成年男性，56 名 18～55 岁成年女性）的 10 个测量项的测量统计分析得出结论：同一民族的不同性别的颅骨框架存在显著的差异，一般表现为男性颅骨各方面尺寸大于女性的，如表 3-1 所示。同样通过统计分析，发现种族、年龄、民族、体态也是影响人面部形态的重要因素。因此，在进行颅面复原时必须综合考虑这些客观因素，降低复原结果偏差，使复原结果准确可靠。

表 3-1　汉族成年男女颅骨数据测量和比较值

| 测量点 | 平均值及标准差/mm | | 性别差/mm |
|---|---|---|---|
| | 男性（60 例） | 女性（56 例） | 男大于女 |
| 颅长 | 214.63±8.32 | 206.66±7.48 | 7.97 |
| 内眼点间距 | 36.64±3.33 | 35.30±2.66 | 1.34 |
| 外眼点间距 | 97.045±4.18 | 90.92±4.22 | 6.125 |
| 鼻尖高 | 19.07±1.96 | 18.54±2.05 | 0.53 |
| 口角宽 | 51.93±1.95 | 47.43±3.39 | 4.50 |

| 测量点 | 平均值及标准差/mm | | 性别差/mm |
|---|---|---|---|
| | 男性（60 例） | 女性（56 例） | 男大于女 |
| 梨状孔宽 | 26.57±2.37 | 25.54±2.12 | 1.03 |
| 鼻宽 | 39.10±2.55 | 34.55±2.41 | 4.55 |
| 上下齿槽间距 | 22.08±2.49 | 21.11±2.94 | 0.97 |
| 下颌角宽 | 111.18±6.47 | 109.22±7.11 | 1.96 |

根据人体的成长变化规律，颅骨类型根据年龄分为婴儿、童年、少年、青年、中年、老年 6 个主要时段，再根据每个时段的规律进一步分为 1 岁前、1～4 岁、5～10 岁、11～18 岁、19～25 岁、26～35 岁、36～45 岁、46～65 岁、65 岁以上等年龄段；由于我国疆域辽阔，各个地区的地理条件、营养水平、气候环境等差异很大，这些因素共同影响着颅骨形状和面貌形态，如南方人颅骨框架小，北方人颅骨框架大，西部地区人的颅骨框架普遍比东部地区小，同时人的脸型、鼻高、唇厚、眉毛头发等也与生活区域相关，所以颅骨类型也要考虑生活地域的因素；由于我国也是一个多民族国家，各个民族的生活习俗、生存的自然条件差别很大，因此也要根据民族对颅骨分类，根据人类学统计结果可将具有相似外貌、颅骨形状的民族分为一类。最后，颅骨类型根据性别、体态、民族、年龄、生活地域五个因素进一步细分如下面所示：

(1)性别分为：{男}、{女}。

(2)体态分为：{瘦}、{中}、{胖}。

(3)民族分为：{汉族}、{黎族、布依族、侗族、土家族、彝族、苗族、白族、傣族、瑶族、壮族、哈尼族}、{朝鲜族、满族、回族}、{蒙古族、藏族}、{哈萨克族、维吾尔族}、{其他少数民族}。

(4)年龄分为：{1 岁前}、{1～4 岁}、{5～10 岁}、{11～18 岁}、{19～25 岁}、{26～35 岁}、{36～45 岁}、{46～65 岁}、{65 岁以上}。

(5)生活地域分为：{东北区域}、{西北区域}、{华北区域}、{华南区域}、{华中区域}、{华东区域}、{西南区域}。

将这五种条件的 27 类进行笛卡儿乘积得到 2916 种颅骨类型，其形式如{{男}，{瘦}，{汉族}，{东北区域}，{36～45 岁}}。

### 3.3.3　知识库的存储内容

颅面复原知识库中存储着颅面复原的知识和规则。其中知识和规则都有多种表示方式，本节的知识采用 BNF（Backus-Naur Form）范式表示，规则采用产生式和索引表表示。

重建的颅面模型、颅骨模型、特征点集合、软组织厚度数据及颅面的基本信

颅面形态信息学

息主要包括姓名、民族、性别、年龄、体态、身高、籍贯、照片等信息组织在一起构成颅面实例知识。其中一套数据称为一个实例或样本，而某一类型的颅面模型、颅骨模型、特征点集合和软组织厚度数据等颅面基本信息称为颅面复原知识，两者之间的关系如图3-6所示。建立颅面知识库首先要获取知识，知识获取的任务是从人类已有的知识中抽取出来的，并且存储于知识库中用于专业领域问题求解的专家知识，为计算机能够完成领域专家所能完成的工作提供知识基础。知识的主要来源是通过专家询问、资料书籍查询、机器学习和统计归纳等方式。颅面复原知识库是通过待复原颅骨的人类学信息在知识库中寻找最匹配的模板颅骨模型、模板面貌模型、人脸五官模型而建立的。根据已经获取的颅面复原领域专家知识，如人类学知识、法医学知识、解剖学知识等，使用某种(或若干)知识表示方式，存储组织在计算机中并且建立实例分类规则和推理规则，通过规则推理选取复原知识来指导复原，本章的颅面复原知识库主要包括的内容如图3-7所示。

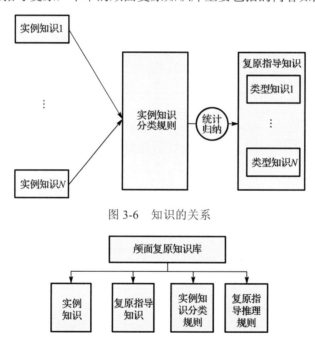

图 3-6　知识的关系

图 3-7　颅面知识库中的存储内容

颅面复原知识库需要大量数据，获取不同民族、不同年龄段、不同性别、不同地域、不同体态人群的 CT 扫描数据，获取被采集者左侧、右侧、正面头部的照片，同时记录每个人的基本信息、CT 图像预处理、颅面模型重建、特征点标定、软组织厚度计算等数据预处理要求，这些都对颅面数据提出了严格要求。为了方便管理，使用统一的命名规范，需要层次化的组织数据文件。每个实例知识保存在一个文件夹下，使用编号+姓名的方式命名，同样，复原知识也是如此组织的。

本节对实例知识和复原指导知识采用 BNF 范式进行表示,实例知识分类规则采用产生式表示而颅面复原指导知识的规则采用索引表的方式表示。

实例知识的 BNF 范式表示如下:

〈实例知识〉:=〈实例编号〉〈样本基本信息〉〈三维颅骨模型〉〈三维颅面模型〉〈软组织厚度〉〈照片信息〉〈备注〉

复原指导知识的 BNF 范式表示为:

〈复原指导知识〉:=〈知识类别〉〈模型基本信息〉〈颅骨模板〉〈面貌模板〉〈备注〉

实例分类规则表示为:

If 因素 1 and 因素 2 and 因素 3 and 因素 4 and 因素 5   then 颅骨类型

其中,因素 1、因素 2、因素 3、因素 4、因素 5 分别是民族、性别、年龄、地域、体态对应的值,其重要性依次递减。

复原指导知识规则是一个索引表,如表 3-2 所示。

表 3-2　复原指导知识推理规则

| 索引号 | 规则编号 | 条件 | 中间结论 | 查找索引号 | 最终结论 |
|---|---|---|---|---|---|
| 1 | P02917 | 男 | 1 | 3 | — |
| 2 | P02918 | 女 | 2 | 3 | — |
| 3 | P02919 | 瘦 | 1 | 6 | — |
| 4 | P02920 | 中 | 2 | 6 | — |
| 5 | P02921 | 胖 | 3 | 6 | — |
| 6 | P02922 | 汉族 | 1 | 12 | — |
| ⋮ | ⋮ | ⋮ | ⋮ | ⋮ | — |
| 11 | P02927 | 其他少数民族 | 6 | 12 | — |
| 12 | P02928 | 东北 | 1 | 19 | — |
| 13 | P02929 | 西北 | 2 | 19 | — |
| ⋮ | ⋮ | ⋮ | ⋮ | ⋮ | — |
| 18 | P02034 | 西南 | 7 | 19 | — |
| 19 | P02035 | 1 岁前 | 1 | 28 | — |
| 20 | P02036 | 1~4 岁 | 2 | 28 | — |
| ⋮ | ⋮ | ⋮ | ⋮ | ⋮ | — |
| 27 | P02043 | 65 岁以上 | 9 | 28 | — |
| 2917 | P02044 | 11111 | 0 | — | 类型 1 |
| 2918 | P02045 | 11112 | 0 | — | 类型 2 |
| ⋮ | ⋮ | ⋮ | ⋮ | — | ⋮ |
| 2942 | P04961 | 23678 | 0 | — | 类型 2915 |
| 2943 | P04960 | 23679 | 0 | — | 类型 2916 |

### 3.3.4 知识的选择与推理

建立颅面复原知识库后，需要制作科学合理的策略为待复原颅骨选择最适宜的复原知识，即面貌模板模型、颅骨模板模型、人脸五官模型。按照策略选择执行知识库中的推理规则能够精确获得颅面复原知识。根据表 3-2 的复原知识推理规则，设计了一种推理策略，其步骤如下。

第一步：由人类学专家或法医使用各种方法对待复原颅骨进行检测或询问死者生前好友，获得待复原颅骨的民族、生活地域、年龄、性别、体态等信息。将这些信息作为知识选择策略的输入；假设变量 $s$ 是记录执行一条规则后所得到的中间结果的累加值，假设 $i$ 是已执行规则的个数，初始值是 0。

第二步：从知识库(表 3-2)中选择第一条复原指导知识规则 P02917。

第三步：如果 $i < 5$，跳转到第四步，否则跳转至第五步。

第四步：如果输入条件满足此规则，则得到此规则的中间结论，并将结论保存在 $k$ 中，$s = s + k \times 10^{5-i}$，$i = i + 1$，并跳转到 $k$ 所指向的索引号规则条目，转至第三步；如果输入条件不满足此规则，则跳转到相邻索引号的下一条索引规则，再转至第三步。

第五步：判断 $k$ 所指向的规则的条件和 $s$ 是否相等，如果相等此条规则所对应的结论，一种颅骨类型将成为待复原颅骨最合适的复原指导知识，选择结束；如果不相等，就跳转到此规则条目的下一条，继续执行第五步。

例如，某待复原颅骨的人类学信息为{{女}, {中}, {汉族}, {西北}, {19～25 岁}}，通过执行上述的步骤选取颅面复原方法，则计算得到颅骨的条件值为 22125，根据条件值得到颅骨模板模型，根据颅骨模板模型得到面貌模板模型和人脸五官模型。

基于以上的分析，构建以个人信息为索引的颅面数据库和人脸五官库，对采集的 CT 数据和颅面模型，人脸五官模型和对应的人脸照片进行管理。颅面复原时根据未知颅骨的民族、年龄、性别、体态自动选择模板人脸模型和五官模型，并在这两个库的基础上建立颅面复原知识库。为了方便管理这三个库，开发了管理平台对 CT 数据和颅面模型、人脸五官模型、人脸照片和颅面复原知识进行管理和处理。使用 SQL Server 2005 建立颅面数据库，人脸五官库，在此基础上建立了颅面复原知识库，使用 VTK 开发工具开发了颅面知识库可视化管理系统。知识库管理系统主要完成 2106 套 CT 图像数据的存储、检索、导出、CT 图像的预处理，颅面模型的重建、检索、导出、保存等，对应人脸照片的存储、检索、导出主要功能，人脸五官模型的存储、检索、导出、更新等功能，知识规则的存储、检索、更新，颅面复原指导知识的选取等功能，其中颅面复原知识库管理平台见第 11 章。

### 3.3.5 国内外颅面数据库

许多国家建立了针对各自国家、民族、人种的颅面数据库，比利时鲁汶大学 Claes 等人构建了 967 个白种人（510 个女性，457 个男性）的面部软组织厚度数据库。英国 Manhein 建立了由 515 儿童和 197 个成人组成的英国人颅面数据库；澳大利亚 Domaracki 建立了 33 个澳洲人颅面数据库；法国 Tilotta 等采用 CT 扫描的方式采集 85 个 20～65 岁欧洲人的颅骨数据，并完成三角网格模型重建。裴玉茹建立了由 102 个颅骨和面貌模型组成的颅面数据库。李海岩采集 3000 例头颅 CT 数据，但其研究主要集中在基于图像的颅骨几何测量的统计及分析，并未建立颅骨及面貌三维数据库。周明全教授领导的课题组构建基于医学影像和激光扫描多通道颅面数据采集、预处理、存储和管理处理流程和应用软件平台，并以该平台为基础，实现 2106 套中国人活体颅面数据、面部纹理数据和人类学信息的采集、预处理及数据库管理，数据精度达到复原要求。已经构成目前国内外数据量最大、数据类型最丰富的中国人颅面三维数据库。其中采样精度、颅面数据量、活体颅面采样量、不同时期颅面数据量、类型多样化均优于国际水准，具体技术指标如表 3-3 所示。活体 CT 个体采样精度 0.75mm，重建间隔理论值可达到 0.1mm，优于数字美国人 0.33mm（柯杉等 2007）精度，且具有大样本采集建库优势，完全达到应用要求。国内外颅面相关数据库情况比较见表 3-4。

表 3-3 主要的技术指标

| 采样精度 | 颅面数据量 | 活体颅面采样量 | 年龄段分布 | 数据类型 |
|---|---|---|---|---|
| 物理层厚 0.75mm | 1600 | 2106 | 20～60 | 点云、网格、格式化、体数据 |

表 3-4 国内外颅面数据库现状比较

| 国内外颅面数据库 | 采集对象 | 采集手段 | 特征点软组织厚度 | 面部稠密软组织测量 | 软组织分析 | 颅骨模型 | 面貌模型 | 规格化 | 数量 |
|---|---|---|---|---|---|---|---|---|---|
| 周明全 | 中国人 | CT | √ | √ | √ | √ | √ | √ | 2106 |
| 北京大学 (Pei 2008) | 中国人 | CT | — | √ | — | √ | √ | — | 102 |
| 比利时 (Claes 2006) | 白种人 | 激光超声 | √ | √ | √ | — | √ | — | 118 |
| 法国 (Tilotta 2009) | 白种人 | CT | √ | — | — | √ | √ | — | 85 |
| 澳大利亚 (Domaracki 2006) | 澳大利亚人 | 针刺法 | √ | — | √ | — | — | — | 33 |
| 南非 (Cavanagh 2011) | 黑人 | CT | — | √ | — | — | — | — | 154 |

目前的国内外研究未见到大规模颅面数据集的支持，没有突破传统颅面研究样本量小、主观性强的局限。周明全、耿国华教授研究团队构建的自主知识产权的大规模颅面科学数据库，极大地提高了颅面形态学研究的客观性和有效性，为统计和分析中国人颅面形态规律奠定了基础，创造性地改变了传统颅面形态学的研究模式。

## 3.4 本章小结

数据采集是颅面形态学研究的基础和依据，本章介绍了颅面数据采集的发展历程，依次介绍了针刺法、CT扫描、激光扫描、超声波技术等颅面数据获取方法，并对数据采集的基本规范进行了概述。最后还详细介绍了颅面数据库组织，将采集到的数据组织起来，为后续研究提供了基础。

# 参考文献

陈腾. 1999. 人类头面部软组织厚度的测量方法. 中国法医学杂志, 14(2):116-119.

董建民. 2008 颅骨面貌形态学的几何分析. 西安: 西北大学博士学位论文.

贺毅岳. 2012. 颅面统计复原关键技术研究. 西安: 西北大学博士学位论文.

柯杉, 付常青. 2007. 数字人的来龙去脉——钟世镇、唐雷访谈. 影像视觉, (4):84-85.

李海岩. 2006. 图像的活体人颅骨几何特征测量与研究. 天津: 天津大学博士学位论文.

欧小哲. 2009. 统计模型的颅面复原技术研究. 西安: 西北大学硕士学位论文.

税午阳, 周明全, 耿国华. 2009. 磁共振颅脑图像的脑组织自动获取方法. 软件学报, 20(5):1139-1145.

王孟阳. 2010. 基于知识库的分区插值颅面复原方法研究与实现. 西安: 西北大学硕士学位论文.

徐成华, 王蕴红, 谭铁牛. 2004. 三维人脸建模与应用. 中国图象图形学报, 9(8):893-903.

周明全, 耿国华, 范江波. 1997. 计算机辅助的颅骨面貌复原技术. 西北大学学报(自然科学版), 05:10-13.

朱新懿. 2012. 三维颅面相似度比较的研究. 西安:西北大学博士学位论文.

Blanz V, Vetter T. 1999. A morphable model for the synthesis of 3D faces. SIGGRA PH Proceedings, Orlando, FL, USA, 71-78.

Claes P, Vandermeulen D, de Greef S, et al. 2006a. Craniofacial reconstruction using a combined statistical model of face shape and soft tissue depths: methodology and validation. Forensic Science International, 159: S147-S158.

Domaracki M, Stephan C N. 2006. Facial soft tissue thicknesses in Australian adult cadavers. Journal of Forensic Sciences, 51(1): 5-10.

Lee S, Chwa K, Shin S. 1995. Image metamorphosis using snakes and free form deformations. SIGGRA PH Proceedings, Lo Angeles, CA, USA, 439-448.

Manhein M H, Listi G A, Barsley R E. 2000. In vivo facial tissue depth measurements for children and adults. Journal of Forensic Sciences, 45 (1) : 48-60.

Pei Y R, Zha H B, Yuan Z B. 2008. The craniofacial reconstruction from the local structural diversity of skulls. Computer Graphics Forum, 27 (7) : 1-8.

Phillips V M, Smuts N A. 1996. Facial reconstruction: utilization of computerized tomography to measure facial tissue thickness in a mixed racial population. Forensic Science International, 83 (1) : 51-59.

Waters K, Terzopoulos D. 1991. Modeling and animating faces using scanned data. Visualization and Computer Animation, 2 (4) :23-128.

*颜面形态信息学*

# 第4章

## 颅面数据三维建模方法

构建颅骨和面貌三维模型是开展颅面形态规律研究和颅骨面貌复原的基础。本章主要介绍了基于医学影像数据的建模和基于多视深度图像的建模两种方法，有效解决了活体颅面样本的三维建模和刑侦现场无身源颅骨的建模问题。在此基础上介绍了三维模型孔洞填充和模型光顺方法，提高了颅面三维模型数据的质量。

## 4.1 基于影像数据的建模

基于影像数据的建模方法主要是针对 CT、MRI 等医学影像数据，通过图像去噪、分割、三维重建等步骤实现感兴趣组织或器官的三维建模。目前，基于影像数据的建模方法主要包括基于体素的重构和基于轮廓线的重构两种。

医学影像中相邻两层影像上的对应的八个顶点组成了体素（voxel），等值面是指空间中具有相同数值的点组成的平面或曲面。基于体素的重构方法是在医学影像数据预处理的基础上，将医学影像数据看作由一系列的规则体素构成，然后通过 Marching Cubes 算法构造等值面实现重构（Lorensen et al. 1987）。孙伟等（2007）介绍了 Marching Cubes 算法的二义性问题，并指出通过四面体剖分算法和双曲线渐近线算法能够消除重建过程中的二义性。

基于轮廓线的重构方法首先需要分割并跟踪感兴趣区域的轮廓线，然后将相邻影像数据中轮廓线上的点进行三角剖分，进而实现感兴趣区域的三维建模。三角剖分的关键是确定对应轮廓上顶点之间的对应关系和连接关系。Keppel（1975）提出采用以重建表面所包围的体积最大为原则的重建方法，Fuchs 等（1977）提出了使重建表面的表面积保持最小为原则的重建算法，张舜德等（2011）提出基于轮廓拓扑分类编码和结构识别的表面重建方法。

### 4.1.1 基于 Marching Cubes 的体素建模

Marching Cubes 方法是一种基于等值面重建方法，该算法以扫描线方式逐个处理数据场中的每个体素，寻找与等值面相交的体素并计算等值面与体素棱边的交点。体素中每个顶点共有 2 个状态，如果相邻两个顶点中一个顶点的状态为正，另一个顶点的状态为负，则它们连成的边上一定存在一个等值点。如果确定了每个体素各条边上的等值点，则将这些点作为顶点，用一系列的三角形即可拟合出该体素中的等值面。

由于每个体素中有 8 个顶点，每个顶点都有正负两种状态，所以等值面可能以 256 种方式与体素相交。由于存在旋转和对称性，不难发现其中的许多状态是一致的，因此共总结出 15 种不同的模式，如图 4-1 所示。按照体素顶点状态构造等值面连接模式的索引表，可直接由体素各顶点的状态检索出等值面的分布模式，进而快速确定该体素内三角面的连接方式。

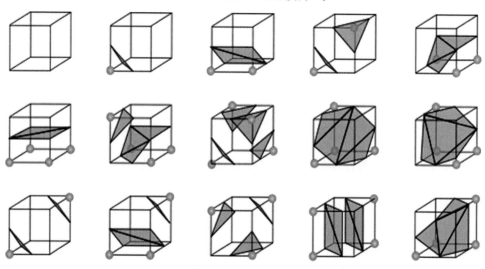

图 4-1　拓扑结构图

Marching Cubes 算法的基本步骤如下：

(1)将三维离散规则数据分层读入。

(2)扫描相邻两层影像数据，两层影像数据中上下相对应的四个点构成一个体素。

(3)将体素中每个顶点的函数值与给定的等值面的阈值相比较，根据比较结果得到体素的索引值。

(4)根据索引值查表得出体素与等值面存在交点的索引。

(5)通过线性插值方法计算体素棱边与等值面的交点。

(6)利用中心差分方法，求出体素各顶点处的法向量，再通过线性插值方法求出三角面各顶点处的法向量。

(7)根据各三角面各顶点的坐标及法向量绘制等值面。

图 4-2 给出了采用 Marching Cubes 算法实现颅骨及面貌建模的结果。

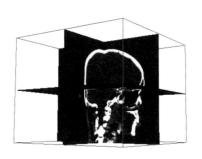

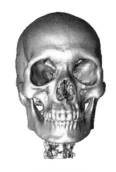
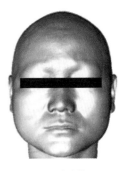

(a)CT 医学影像数据　　　　　　(b)颅骨建模　　　　　　(c)面貌建模

图 4-2　基于 Marching Cubes 算法的三维重构

## 4.1.2　基于轮廓线的三维重建

对于颅面形态关系研究和颅骨面貌复原技术而言，我们更需要颅骨和面貌最外层的几何模型。然而，基于体素的建模方法实现了颅骨和面貌内外表面模型的建模，并不能满足实际应用需要。基于轮廓线的重建方法是在颅骨和软组织图像分割和外轮廓跟踪的基础上，以一定的方式用线段连接相邻两层切片上的对应顶点(图 4-3)，实现颅骨和面貌外表面的三维建模(图 4-4)。

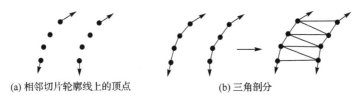

(a) 相邻切片轮廓线上的顶点　　　　　　　　(b) 三角剖分

图 4-3　基于轮廓线的表面重建示意图

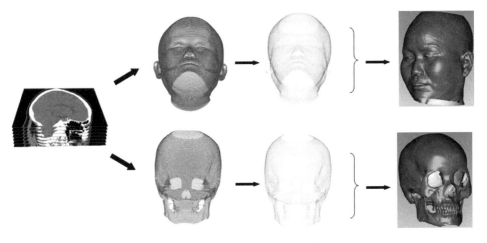

图 4-4　基于轮廓线表面重建结果

三角剖分的关键是确定相邻切片上顶点间的对应关系和连接关系，进而利用三角形构造表面模型。由于顶点间的对应方式和顶点间的连接方式并不唯一，需要从中选择最优方法使得重建模型能够"最佳"地逼近物体表面。上层轮廓线上的顶点和下层轮廓线上的顶点分别表示为 $P = \{p_i\}$ 和 $Q = \{q_i\}$，定义每个直线段 $p_i p_{i+1}$ 或 $q_j q_{j+1}$ 为轮廓线线段，连接上轮廓线上的一点与下轮廓线上的一点的线段称为跨距。很明显，任意一个三角面是由一条轮廓线线段以及将该线段两端点与相邻轮廓线上的一点相邻的两段跨距构成，可将两段跨距分别称为左跨距和右跨距。实现两条轮廓线之间的三维重建就是要用一系列相互连接的三角面将上、下两条轮廓线连接起来，并且满足三角面之间不能相交的约束。

该问题实际是如何从三角面集合中生成表面的最优逼近，因此需要满足以下两个条件：

(1)对于相邻两条轮廓线而言，每条轮廓线线段必须在而且只能在一个三角面中出现。因此，如上、下两条轮廓线有 $m$ 个和 $n$ 个轮廓线线段，那么，合理的三维表面模型将包含 $m+n$ 个三角面。

(2)如果一个跨距在某一个三角面中为左跨距，则该跨距是且仅是另一个三角面的右跨距。

根据上述约束条件，刘力强(2002)提出了最短对角线-局部全局判优算法，实现了基于轮廓线的建模方法。该方法主要是基于曲线段的相似对应性对曲线段局部进行全局判优，使得最后得到点的对应关系比较符合常理，且基本特征对应。该方法对上下轮廓线存在非凸轮廓线的情况能够产生较好的剖分结果，步骤如下。

(1)确定起始点：为了获得第一对对应点，也就是第一个连线点对，采用了角度相似的理论。以连线两点所在位置距其中心点的角度的相似程度作为优化目标函数。为了尽量减少中心点不在轮廓线内部引起的误差，两点尽可能地取轮廓线最外围的点，实际应用中取离中心点最远的点。具体做法为先找出某一个轮廓线的离中心点最远的点作为该轮廓线的起始点，依据角度相似的理论得到另一条轮廓线与之相对应的起始点，从而得到第一对对应点，以该对应点为上下起点，两条轮廓线沿同一方向进行曲线段相似的对应判断。

(2)曲线段相似对应处理：利用最短对角线方法原则，对轮廓线进行不同方向的重构，得到两组三角面的集合；然后将两次得到的三角面集合进行比较，得到相似曲线段(正常区域)和不相似曲线段(异常区域)。

(3)各区域的处理：对于正常区域，由于曲线线段相似，产生的三角面集合比较好，不需要再做其他处理了；对于异常区域，应用某种策略对其进行二次处理，在这里我们采用了全局判优的相关模型法进行处理，从而得到新的三角面片集合。

*颅面形态信息学*

(4)区域组合：将正常区域产生的三角面片和异常区域产生的三角面片按照对应曲线段在整个轮廓线上的排列顺序组合在一起，就得到了对上下两层轮廓线剖分的最后结果。

# 4.2 基于多视深度图像的建模

三维激光扫描仪或结构光扫描仪等非接触式测量设备已经被广泛应用于三维数字建模，其基本原理是将激光或者可见光投射到物体表面，然后利用设备的 CCD 镜头捕捉反射回来的光，来计算物体表面的深度信息。深度信息的计算包括两种方式：依据激光返回时和发射时的相位差计算激光的飞行时间，从而获得深度信息；利用光学三角测量法，通过由光源、CCD 镜头和物体表面反射点构成的三角关系计算深度信息。与基于体素的建模相比较，该方法建模精度更高并且可以同时采集模型的几何信息和纹理信息，已经被广泛应用于三维人脸的建模，如 BU-3DFE 人脸库（Yin et al. 2006）、ZJU-3DFED 人脸数据库（Wang et al. 2006）、FRGC V2 人脸数据库（Passalis et al. 2005）等。

由于扫描设备采集数据的视域范围有限，仅通过单次扫描不能实现模型的完整重建。因此常采用如下三种方法进行数据采集：①使用多个扫描仪从不同角度同时采集深度图像；②固定待测量物体的位置，通过移动扫描设备实现多视深度图像的采集；③固定扫描仪，通过移动三维模型实现多视深度图像的采集。

由于采集的多视深度图像位于不同的局部坐标系下，因此亟待利用深度图像配准技术实现多视深度图像建模。深度图像配准是通过寻找不同深度图像间重叠区域的对应关系，进而计算每个深度图像的旋转和平移变换，实现在重叠区域距离最小的约束下将不同坐标系下的深度图像变换到统一的全局坐标系中。

在多视深度图像配准过程中，如果顺次将深度图像与下一次扫描的深度图像进行两两配准，则仅需要通过 $n$ 次的配准算法就能实现 $n$ 个数据的配准，然而该方法会产生累积误差，即前 $n-1$ 次配准过程中产生的误差会累积在第 $n$ 次配准中，导致最后一个深度图像和第一个深度图像间产生较为明显的断层，配准结果并不正确（Sharp et al. 2004）。

## 4.2.1 深度图像的配准

针对两个深度图像配准问题，根据初始位置是否已知，又进一步分为粗配准和精确配准两个步骤。粗配准方法主要是基于特征计算深度图像的初始变换矩阵，常用的特征包括统计不变量、几何局部微分不变量、Spin Image 或者纹理特征等（Salvi et al. 2007）。另外，还可以借助位置跟踪仪或者标定物等硬件实现粗配准(张宏伟等 2004)。精确配准是在粗配准的基础上通过不断迭代优化精确计算深度图像的旋转和平移变换，使得两个深度图像间重叠区域的距离最小。

最近点迭代算法(iterative closest point，ICP)及其改进算法是最为广泛使用的精确配准方法(Besl et al. 1992)，其基本过程包括：①从某个深度图像中选择配准点集；②在其他的深度图像中寻找匹配点集；③权值设置；④排除非对应点对；⑤定义对应点集间的误差距离函数(如点到点之间的距离、点到切平面之间的距离、到投影的距离等)；⑥优化误差距离函数迭代计算变换矩阵(如奇异值分解、四元数等方法)。Hou 等(2009)提出了基于图论的多视深度图像配准方法，该方法将每个深度图像作为图的结点，邻接深度图像构成图的边，邻接深度图像配准的误差作为权，利用最小生成树确定多视深度图像配准的策略。Brown 等(2008)将待扫描模型放置在可控制转动角度的转台上，提出了采用 Multi-way ICP 算法实现多个数据的同时配准，提高了配准的速度和准确性。Huang 等(2006)提出基于图的全局配准算法，有效消除了两两数据配准过程中的累积误差。Pulli(1999)提出将两个深度图像配准的结果作为全局配准的约束，使得配准误差平均分配在配准过程中。Bernardini 等(2002)设计了一套数字化采集方案，通过手工标定的方法实现了深度图像的半自动配准。

为了解决无身源颅骨的三维建模问题，我们提出一种基于深度图像的自动建模方法，可以实现颅骨深度图像的自动高精度配准。首先，寻找两个深度图像对应的全等三点，利用 RANSAC 方法计算其刚性变换矩阵实现深度图像的粗配准。然后，将粗配准的结果作为初始位置，利用 ICP 算法实现两个深度图像的精确配准。

### 1. 深度图像的粗配准

假设颅骨的两个邻接深度图像为 scan$_1$ 和 scan$_2$，我们在保持模型特征的前提下对 scan$_1$ 和 scan$_2$ 进行采样，采样点集记为 $B_1$ 和 $B_2$，$B_1 \subseteq$ scan$_1$ 和 $B_2 \subseteq$ scan$_2$，那么 scan$_2$ 与 scan$_1$ 的配准问题就转化为 $B_2$ 与 $B_1$ 的配准问题。

对于深度图像的刚性配准，其刚性变换矩阵包括 12 个参数，那么需要在两个深度图像中至少找到 3 组对应点集才能够求解该矩阵。因此，首先在 $B_1$ 上选择不共线的三个点 $A$、$B$、$C$ 作为待配准点。三维扫描仪在采集颅骨数据时会不可避免地产生噪声数据，如果随机地在深度图像上选择 3 个点，将对模型配准的结果产生较大的影响。因此选择基于最大距离的点作为配准点的候选点(Aiger et al. 2008)，如图 4-5。当选择两点间距离较大的点作为配准点集时，其配准结果要比选取两点间距离较小的点稳定(殷荣超 2013)。

*颅面形态信息学*

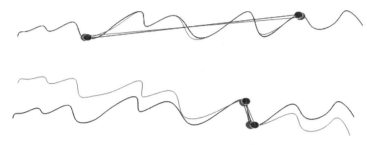

图 4-5    基于距离选择选配准点

然后，在 $B_2$ 上找出与 $A$、$B$、$C$ 分别对应的 $a$、$b$、$c$ 三点，如图 4-6(a) 所示。由于 $B_2$ 到 $B_1$ 是刚性变换，那么对应点之间的距离保持不变，同时对应的两条边之间的夹角保持不变。在模型 $B_2$ 上计算所有点对集合 $P = \{(v_1, v_2) \mid v_1 v_2 = |AB|, v_1 \in B_1, v_2 \in B_2\}$，那么对于 $B_2$ 上 $a$、$b$、$c$ 三点我们采用如下的方法进行选取：

(1) 对于集合 $P$ 中的每个二元组 $(v_1, v_2)$，其对应直线 $ab$，它们的对应关系有两种。如图 4-6(b) 所示，$v_1 v_2$ 对应 $ab$ 或者对应 $ba$。

(2) 在 $B_2$ 上分别计算与点 $a$ 距离为 $|AC|$ 的点集合 $P_1 = \{v \mid |va| = |AC|, v \in B_2\}$，与点 $b$ 距离为 $|BC|$ 的点集合 $P_2 = \{v \mid |vc| = |BC|, v \in B_2\}$，令集合 $P_1$ 与 $P_2$ 的交集为 $P_3$，即 $P_3 = P_1 \bigcap P_2$。$\forall c, c \in P_3$ 点 $c$ 的搜索空间如图 4-6(c)，$d_1 = |AC|, d_2 = |BC|$。小圆圈标识出了以 $a$ 为圆心 $d_1$ 为半径的圆与以 $b$ 为圆心 $d_2$ 为半径圆的交集，为增强算法对噪声的鲁棒性，$\varepsilon$ 为点的偏差值。

(3) $ab$ 两点与候选集 $P_3$ 中的每一个点 $c_i$ 都能够构成一个三角形 $abc_i$，这些三角形 $abc_i$ 都有可能是 $B_1$ 上的三角形 $ABC$ 对应的三角形。

(4) 通过前面几步我们可以找到在 $B_2$ 上所有可能与三角形 $ABC$ 对应的三角形集合 $S = \{(a,b,c)\}$。

通过以上算法可以获得所有与 $A$、$B$、$C$ 三点有可能对应的点的候选集合 $S$，当 $|AB|$、$|AC|$、$|BC|$ 的值较小时，集合 $S$ 太大，包含了太多冗余三角形。如果以这些对应的三组顶点计算模型的刚性变换矩阵，将耗费大量时间，同时配准结果也不稳定。如图 4-7 所示，三角形 $a$ 仅与三角形 $b$ 在几何空间上全等，与其他 $c$、$d$、$e$、$f$ 四个三角形仅仅是长度上的全等，但空间位置完全不等。利用基于最大距离的特征在 $B_1$ 上选取待配准的三点 $A$、$B$、$C$，使 $|AB|$、$|AC|$、$|BC|$ 的长度尽可能地长，并且让 $A$、$B$、$C$ 同时落在模型的公共覆盖区域，同时使候选集 $S$ 缩小。

对于 $|AB|$、$|AC|$、$|BC|$ 值的设定，利用两个深度图像的重叠率 $f$ 进行估算。重叠率 $f$ 是指待配准深度图像上的点与配准图像上对应点的总数占待配准深度图像点的比率。$f$ 可以通过先验知识获得。由于在对颅骨进行扫描时都是绕一个中心轴旋转，模型不发生径向旋转或旋转角度很小。因此我们可以根据待配准三点 $A$、$B$、$C$ 的相对位置来对候选集合 $S$ 进行优化。

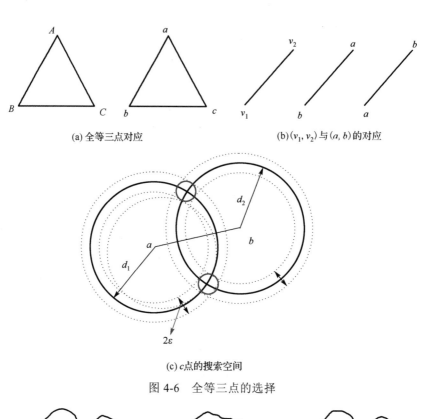

(a) 全等三点对应　　　　　　　　　　(b)($v_1$, $v_2$)与($a$, $b$)的对应

(c) $c$点的搜索空间

图 4-6　全等三点的选择

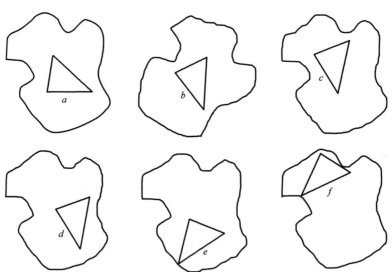

图 4-7　在候选对应点集 $S$ 中冗余的全等三点

## 2. 深度图像的精确配准

最近点迭代算法(ICP)是最主要的精确配准算法,通过优化方法计算旋转和

平移变换，使得定义的度量函数最小（Besl et al. 1992）。常用的误差距离函数包括点到点之间的距离和点到平面之间的距离（图4-8），本节将分别介绍。

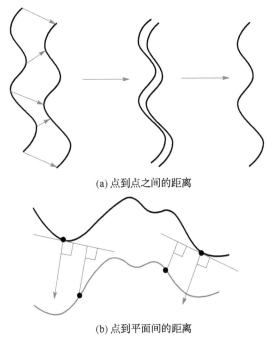

(a) 点到点之间的距离

(b) 点到平面间的距离

图 4-8　误差距离度量

1）基于点到点的误差距离

假设 $P = \{p_i\}$ 和 $Q = \{q_i\}$ 分别为两个深度图像的对应点集，$\boldsymbol{R}$、$\boldsymbol{T}$ 分别表示旋转和平移矩阵，则基于点到点的误差距离函数定义为

$$E = \min \sum_{i=0}^{n} \left\| (\boldsymbol{R} \cdot \boldsymbol{p}_i + \boldsymbol{T} - \boldsymbol{q}_i) \right\|^2 \tag{4-1}$$

利用四元数求解旋转和平移矩阵：

$$Q(\boldsymbol{\Sigma}_{pm}) = \begin{bmatrix} \mathrm{tr}(\boldsymbol{\Sigma}_{pq}) & \boldsymbol{\Delta}^{\mathrm{T}} \\ \boldsymbol{\Delta} & \boldsymbol{\Sigma}_{pq} + \boldsymbol{\Sigma}_{pq}^{\mathrm{T}} - \mathrm{tr}(\boldsymbol{\Sigma}_{pq})\boldsymbol{I}_3 \end{bmatrix}_{4 \times 4} \tag{4-2}$$

其中，协方差矩阵为 $\boldsymbol{\Sigma}_{pq} = \dfrac{1}{n}\sum_{i=1}^{n}[(\boldsymbol{p}_i - \boldsymbol{u}_p)(\boldsymbol{q}_i - \boldsymbol{u}_q)^{\mathrm{T}}]$，tr 表示协方差矩阵的迹，$\boldsymbol{\Delta} = [A_{23}A_{31}A_{12}]^{\mathrm{T}}$ 由反对称矩阵 $\boldsymbol{A}_{ij} = (\boldsymbol{\Sigma}_{pq} - \boldsymbol{\Sigma}_{pq}^{\mathrm{T}})_{ij}$ 构成，$\boldsymbol{I}_3$ 表示单位矩阵。单位向量 $\boldsymbol{q}_R = [q_0 \quad q_1 \quad q_2 \quad q_3]^{\mathrm{T}}$ 对应 $Q(\boldsymbol{\Sigma}_{pm})$ 的最大特征值。$\boldsymbol{u}_p$ 表示点集 $P$ 的中心，$\boldsymbol{u}_q$ 表示点集 $Q$ 的中心。

经过计算，旋转矩阵为

$$\mathbf{R} = \begin{bmatrix} q_0^2 + q_1^2 - q_2^2 - q_3^2 & 2(q_1q_2 - q_0q_3) & 2(q_1q_3 + q_0q_2) \\ 2(q_1q_2 + q_0q_3) & q_0^2 + q_2^2 - q_1^2 - q_3^2 & 2(q_2q_3 - q_0q_1) \\ 2(q_1q_3 - q_0q_2) & 2(q_2q_3 + q_0q_1) & q_0^2 + q_3^2 - q_1^2 - q_2^2 \end{bmatrix} \tag{4-3}$$

经过计算，平移矩阵为

$$\mathbf{T} = \mathbf{u}_p - \mathbf{R}(\mathbf{q}_R)\mathbf{u}_q \tag{4-4}$$

2) 基于点到平面的误差距离

假设 $P = \{\mathbf{p}_i\}$ 和 $Q = \{\mathbf{q}_i\}$ 分别为两个深度图像的对应点集，$\mathbf{R}$、$\mathbf{T}$ 分别表示旋转和平移矩阵，则基于点到平面的误差距离函数定义为

$$E = \arg\min \sum_{i=0}^{n-1} \left\| ((\mathbf{R} \cdot \mathbf{p}_i + \mathbf{T} - \mathbf{q}_i) \cdot \mathbf{n}_i)^2 \right\| \tag{4-5}$$

其中，$n$ 表示对应点集的个数，$\mathbf{n}_i$ 表示顶点法线。

假设每次迭代过程中近似认为旋转变换角度很小（$\theta \approx 0$），则 $\sin\theta \approx \theta$，$\cos\theta \approx 1$，$\theta \cdot \theta \approx 0$，因此推得

$$\mathbf{R}(\alpha,\beta,\gamma) = \begin{bmatrix} 1 & \alpha\beta - \gamma & \alpha\gamma + \beta & 0 \\ \gamma & \alpha\beta\gamma + 1 & \beta\gamma - \alpha & 0 \\ -\beta & \alpha & 1 & 0 \\ 0 & 0 & 0 & 1 \end{bmatrix} = \begin{bmatrix} 1 & -\gamma & \beta & 0 \\ \gamma & 1 & -\alpha & 0 \\ -\beta & \alpha & 1 & 0 \\ 0 & 0 & 0 & 1 \end{bmatrix} \tag{4-6}$$

变换矩阵 $\mathbf{M}$ 可表示为

$$\mathbf{M} = \begin{bmatrix} 1 & -\gamma & \beta & t_x \\ \gamma & 1 & -\alpha & t_y \\ -\beta & \alpha & 1 & t_z \\ 0 & 0 & 0 & 1 \end{bmatrix} \tag{4-7}$$

误差距离函数变为

$$E = \arg\min \sum_{i=0}^{n-1} [(p_{ix} - \gamma p_{iy} + \beta p_{iz} + t_x - q_{ix})n_{ix} + (\gamma p_{ix} + p_{iy} - \alpha p_{iz} + t_y - q_{iy})n_{iy} +$$
$$(-\beta p_{ix} + \alpha p_{iy} + p_{iz} + t_z - q_{iz})n_{iz}]^2 \tag{4-8}$$

则

$$\mathbf{AX} = \mathbf{b} \tag{4-9}$$

其中

$$\mathbf{A} = \begin{bmatrix} a_{11} & a_{12} & a_{13} & n_{1x} & n_{1y} & n_{1z} \\ a_{21} & a_{22} & a_{23} & n_{2x} & n_{2y} & n_{2z} \\ \vdots & \vdots & \vdots & \vdots & \vdots & \vdots \\ a_{n1} & a_{n2} & a_{n3} & n_{nx} & n_{ny} & n_{nz} \end{bmatrix}, \quad \mathbf{X} = (\alpha \quad \beta \quad \gamma \quad t_x \quad t_y \quad t_z)^{\mathrm{T}}$$

颅面形态信息学

$$b = \begin{pmatrix} n_{1x}q_{1x} + n_{1y}q_{1y} + n_{1z}q_{1z} - n_{1x}p_{1x} - n_{1y}p_{1y} - n_{1z}p_{1z} \\ n_{2x}q_{2x} + n_{2y}q_{2y} + n_{2z}q_{2z} - n_{2x}p_{2x} - n_{2y}p_{2y} - n_{2z}p_{2z} \\ \vdots \\ n_{nx}q_{1x} + n_{ny}q_{1y} + n_{nz}q_{1z} - n_{nx}p_{1x} - n_{ny}p_{1y} - n_{nz}p_{1z} \end{pmatrix}$$

由于对应点集将直接影响变换矩阵的计算结果，为了尽可能保证深度图像配准结果的正确性，在寻找配准点集对应关系的过程中设置如下三个条件进行验证：①引入微分属性约束条件，如果点集对应，则法线方向、高斯曲率都应该近似相同；②去除对应点集中的边界点；③距离阈值，如果对应点之间的距离大于阈值 $\varepsilon$，则认为是误匹配。

实验中，我们将颅骨放置在转台上，使用 Minolta VIVID 910 三维扫描仪从不同角度采集颅骨的深度图像，最后完成深度图像的配准建模。图 4-9 分别表示通过扫描仪采集的两个颅骨模型的深度图像，图 4-10 为两个深度图像自动配准的结果。

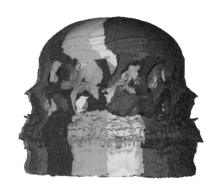 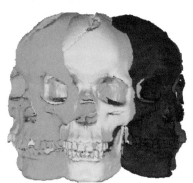

(a)采集获得 12 个深度图像　　　　　　　　(b)采集获得 7 个深度图像

图 4-9　颅骨深度图像采集

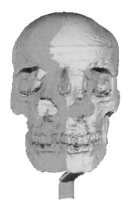 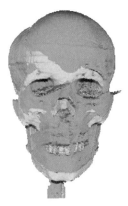 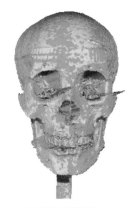

(a)两个深度图像初始位置　　　(b)自动粗配准结果　　　(c)精确配准结果

图 4-10　邻接深度图像的自动配准

*第 4 章　颜面数据三维建模方法*

### 3. 深度图像非刚性配准

由于设备校准误差、镜头误差、物体移动造成的误差等多方面因素，导致采集得到的数据存在扭曲或变形的情况，因此需要引入非刚性配准消除这些误差(Brown et al. 2008)。

薄板样条函数(Thin plate splines, TPS)是一种被广泛应用的基于特征点对应关系的非刚性配准算法，该方法是一种全局配准算法，能够保证配准后的数据光滑(Bookstein 1989)。设 $P=\{\boldsymbol{p}_i\}, i=1,\cdots,n$ 和 $Q=\{\boldsymbol{q}_i\}, i=1,\cdots,n$，分别是两个深度图像的采样点集且 $\boldsymbol{p}_i$ 和 $\boldsymbol{q}_i$ 存在一一对应关系，则 TPS 通过定义能量度量函数使得

$$E = \min \frac{1}{n} \sum_{i=1}^{n} \left\| \boldsymbol{q}_i - f(\boldsymbol{p}_i) \right\|^2 \tag{4-10}$$

并且满足弯曲能量最小，实现数据光滑变形。TPS 具体形式如下：

$$q = \pi(p) + \omega \phi(p) \tag{4-11}$$

其中 $\pi(p) = \pi_0 + \sum_{j=1}^{k} \pi_j \boldsymbol{p}_i^{(j)}$ 为仿射变换。$\phi(p) = \sum_{i=1}^{n} \sum_{j=1}^{n} \phi(\left\| \boldsymbol{p}_i - \boldsymbol{p}_j \right\|)$ 保证了变换的光滑，$\left\| \boldsymbol{p}_i - \boldsymbol{p}_j \right\|$ 表示欧氏距离，因此引入 $\boldsymbol{W}\boldsymbol{P}^{\mathrm{T}} = 0$ 作为约束，通过求解线性方程组可以计算系数 $\pi$ 和 $\omega$，线性方程组如下：

$$\begin{pmatrix} \phi(\| \boldsymbol{p}_i - \boldsymbol{p}_j \|) & \boldsymbol{P} \\ \boldsymbol{P}^{\mathrm{T}} & 0 \end{pmatrix} \begin{pmatrix} \omega \\ \pi \end{pmatrix} = \begin{pmatrix} \boldsymbol{Q} \\ 0 \end{pmatrix} \tag{4-12}$$

## 4.2.2 深度图像融合

经过多视深度图像配准后深度图像已经被变换到统一的坐标系下。为了得到单层模型，还需要进行深度图像融合。深度图像融合的核心任务是将多个深度图像融合成单一的数据点集，因此难点是如何消除不同深度图像间的冗余数据。定义 $\mathrm{scan}_i = \{\boldsymbol{p}_i \mid i=0,1,2,\cdots,n-1\}$ 表示不同视角下采集的深度图像，$\{T_i \mid i=0,1,2,\cdots,n-1\}$ 表示经过配准后每个深度图像 $\mathrm{scan}_i$ 对应的变换矩阵，则融合后的模型为

$$\mathrm{scan} = \bigcup_{0}^{n-1} (T_i \cdot \mathrm{scan}_i) \tag{4-13}$$

深度图像融合分为多视深度图像间冗余数据的识别以及删除、网格缝合两个阶段。冗余数据删除是将相邻深度数据间完全重叠的三角形删除，同时也删除相交的边界三角形。冗余数据判断公式如下：

$$\begin{cases} \mathrm{dist}(\boldsymbol{p}_k, \mathrm{scan}_i) < \varepsilon, & \boldsymbol{p}_k \in \mathrm{scan}_j, \quad \text{则} \boldsymbol{p}_k \text{为冗余顶点} \\ \text{否则,} & \boldsymbol{p}_k \text{保留} \end{cases} \tag{4-14}$$

其中, $\mathrm{dist}(\boldsymbol{p}_k, \mathrm{scan}_i)$ 表示 $\boldsymbol{p}_k$ 与 $\mathrm{scan}_i$ 中的最近点欧氏距离, $\varepsilon$ 为距离阈值, 其阈值可由扫描仪的分辨率决定。如果 $\boldsymbol{p}_k$ 是冗余顶点, 则还需要删除与之相邻的边。删除后的深度图像中如果存在孤立顶点则同样需要将其删除。

网格缝合是将删除冗余后的邻接深度图像通过过渡网格相连接, 进而生成单层网格模型, 其基本过程包括确定轮廓上的起止点及其对应关系, 确定对应点间的连接关系两个部分。

实验结果如图 4-11 所示, 图 4-11(a) 为邻接深度图像 $\mathrm{scan}_0$、$\mathrm{scan}_1$, 图 4-11(b) 为识别出的重叠区域, 图 4-11(c) 为网格融合结果。

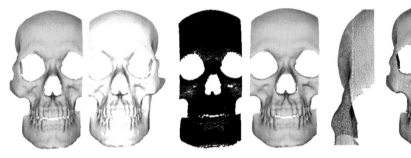

(a) $\mathrm{scan}_0$ 和 $\mathrm{scan}_1$          (b) 邻接深度图像的重叠区域          (c) 网格融合结果

图 4-11　三角网格融合

# 4.3　三维模型孔洞修补

由于受到数据采集设备的制约和三维重建算法的影响, 三维重建获得的颅骨和面貌模型常常会包含孔洞, 为了保证模型的完整性本节介绍了基于网格模型的孔洞修复方法。孔洞修补可以分为三个步骤: ①识别模型的孔洞; ②插入离散点修补孔洞; ③网格优化, 使得修复后的结果尽可能平滑。Carr 等(2001)采用快速径向基函数实现了基于散乱点云数据的曲面重构和孔洞修补。成欣(2006)、Wang 等(2007)通过移动最小二乘法实现了孔洞的修补; Verdera 等(2003)通过偏微分方程实现孔洞修补。Pernot 等(2006)提出最小曲率流的方法实现孔洞的修补。张洁等(2007)采用各向异性的方法实现孔洞的修补。

修复过程中我们首先进行孔洞轮廓的提取, 根据孔洞边界在投影面上得到的投影多边形是否发生自交和投影多边形的面积, 可将孔洞分为小尺寸孔洞和复杂孔洞两种，采用二次曲面拟合的方法实现小尺寸孔洞的修补，采用径向基函数实现大尺寸孔洞的修补。

1. 孔洞边界提取

对于网格模型中的任意顶点，如果它是某一个三角网格的一个顶点，则称这个三角网格是这个点的邻接三角网格。如果网格模型中两个顶点的连线为某一三角形的边，则称这两个点为邻接顶点。曲面上一点 $P$ 的所有邻接三角网格构成 $P$ 的邻接三角网格集合 $TP = \{ T \mid P \in T$ ，$T$ 是曲面上的三角网格$\}$，$P$ 的所有邻接点构成 $P$ 的邻接点集合。对 $P$ 的判断可通过点 $P$ 的邻接点集合 VP 来判断。如果 VP 中的点都能通过三角网格的边相连组成闭合的曲线，则点 $P$ 为内点，否则为边界点。如图 4-12 所示，VH = $\{A, I, J, E, F, G\}$，这些点通过三角形的边 $AI$，$IJ$，$JE$，$EF$，$FG$，$GA$ 组成闭合的曲线，所以点 $H$ 为内点，不是边界点。而 VA = $\{B, I, H, G\}$，由于点 $B$ 和 $G$ 不相邻，所以点 $A$ 为边界点。

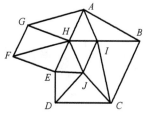

图 4-12　空间三角网格曲面

得到网格模型所有边界点集后，为了进行孔洞修复的工作，必须找到每一个孔洞的边界点集。孔洞的边界点集必然是一个封闭的连续点集。因此，将任一边界点作为起始点，将它的下一个邻接点加入到孔洞边界点集中，再将这个邻接点作为当前点找下一个邻接点，这样循环操作直到找到孔洞边界的最后一个点。下面给出实例图 4-13。

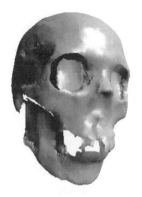
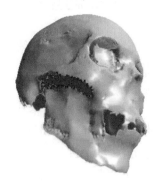

图 4-13　颅骨孔洞边界提取

2. 孔洞边界投影及内部点的插入

对于孔洞边界轮廓顶点集 Boundary = $\{v_i = (x_i, y_i, z_i) \mid i = 0, 1, 2, \cdots, n-1\}$，为了

确定孔洞的范围，需要用这些边界顶点拟合最小二乘平面，并将孔洞边界投影到该平面，得到投影多边形。最小二乘面记为 $s(O,\text{normal})$，其中 $O$ 为边界中心，normal 为法线。$O = \dfrac{1}{n}\sum\limits_{i=0}^{n-1} v_i$，计算边界顶点的协方差矩阵 $\boldsymbol{C} = \sum\limits_{i=0}^{n-1}(v_i - O)(v_i - O)^{\mathrm{T}}$ 的特征值 $\lambda_1,\lambda_2,\lambda_3$，可知 normal 为最小特征值对应的特征向量，然后将组成孔洞边界的顶点投影到该平面，即可计算孔洞的范围。

下面给出在该多边形内部插入离散点的步骤。

（1）清空临时目标点集 $q$，对于当前边界轮廓点 $v_i$，其邻接点为 $v_{i-1},v_{i+1}$，求出该点两邻接边的平均长度：

$$L = (\overline{v_{i-1}v_i} + \overline{v_i v_{i+1}})/2 \tag{4-15}$$

（2）求出当前轮廓点两邻接边的内夹角 $\alpha$，为避免出现畸形三角形，使最终网格化的三角形近似等边三角形，令 $n = \lfloor \alpha/60 \rfloor$，若 $n$ 为 0，则转到（3）。再求 $\beta = \alpha/(n+1)$，将夹角 $\alpha$ 平分成 $n+1$ 个 $\beta$，在角分线上以长度 $L$ 截取点，得到一个候选的插入点 $r$，该插入点的坐标计算公式为

$$r = \frac{v_{i+1} - v_i}{|v_{i+1} - v_i|} \cdot \begin{pmatrix} \cos n\beta & \sin n\beta \\ -\sin n\beta & \cos n\beta \end{pmatrix} \cdot l + v_i \tag{4-16}$$

（3）遍历目标点集 $q$ 中的每一个点 $q_i$，计算点 $q_i$ 与当前候选插入点 $r$ 的距离 $d_i = \overline{q_i r}$，若 $d_i \leqslant$ 阈值，则合并 $q_i$ 与 $r$，令 $q_i = (q_i + r)/2$，否则将候选点 $r$ 加入到目标点集 $q$ 中。

（4）若点集 $q$ 内的点数大于 3，则以目标点集 $q$ 作为新的边界轮廓点集，再从（1）开始向内求出新的插入点，重复上面过程直到最后求得的点集 $q$ 内的点数小于等于 3。

图 4-14 为本算法生成的离散点集。

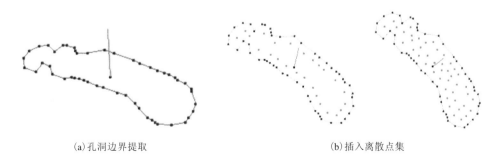

(a) 孔洞边界提取　　　　　　　　　　(b) 插入离散点集

图 4-14　孔洞边界插入离散点集

### 3. 二次曲面拟合修复小尺寸孔洞

二次曲面的方程为：

$$f(x,y,z) = ax^2 + by^2 + cz^2 + 2exy + 2fyz + 2gzx + 2lx + 2my + 2ny + d \quad (4\text{-}17)$$

孔洞边界顶点及其 $k$ 阶邻接顶点集为

$$\text{HolePoints} = \{\boldsymbol{q}_i = (x_i, y_i, z_i) \mid i = 0,1,2,\cdots,m-1\}$$

其中，$\boldsymbol{q}_i \in R^n$ 且向量 $\boldsymbol{q}_i$ 的维数为 3，$e_i$ 是二次曲面相对拟合的误差。根据最小二乘法解方程组：

$$\begin{cases} \min \sum_{i=0}^{n-1} e_i^2 = \min \sum_{i=0}^{n-1} f^2(x_i, y_i, z_i) \\ \text{s.t.} \left\| a^2 + b^2 + c^2 + d^2 + 2e^2 + 2f^2 + 2g^2 + 2l^2 + 2m^2 + 2n^2 \right\| = 1 \end{cases} \quad (4\text{-}18)$$

根据 Lagrange 方法，构造方程：

$$\begin{aligned} F = &\sum_{i=0}^{n-1} f(x_i, y_i, z_i)^2 + \\ &\lambda(1 - (a^2 + b^2 + c^2 + d^2 + 2e^2 + 2f^2 + 2g^2 + 2l^2 + 2m^2 + 2n^2)) \end{aligned} \quad (4\text{-}19)$$

二次曲面的系数 $a,b,c,e,f,g,l,m,n,d$ 是矩阵 $\boldsymbol{M}_{10\times10}$ 的最小特征值对应的特征向量。其中，

$$\boldsymbol{D}_i = [x_i^2 \quad y_i^2 \quad z_i^2 \quad x_iy_i \quad y_iz_i \quad z_ix_i \quad x_i \quad y_i \quad z_i \quad 1], \quad \boldsymbol{D} = \begin{bmatrix} \boldsymbol{D}_1 \\ \boldsymbol{D}_2 \\ \vdots \\ \boldsymbol{D}_n \end{bmatrix}_{n\times10}, \quad \boldsymbol{M}_{10\times10} = \boldsymbol{D}^{\mathrm{T}}\boldsymbol{D} \; \text{。}$$

### 4. 基于移动最小二乘法的孔洞填充

移动最小二乘法(MLS)是在 20 世纪 80 年代初由 Lancaster 等人提出，并将其用于曲线、曲面的拟合，它的优点在于通过局部近似来完成全局的近似，已在许多领域取得了很好的成效。移动最小二乘法与传统的最小二乘法相比，有两个比较大的改进：

(1)拟合函数的建立不同。这种方法建立拟合函数不是采用传统的多项式或其他函数，而是由一个系数向量 $a(x)$ 和基函数 $p(x)$ 构成，这里 $a(x)$ 不是常数，而是坐标 $x$ 的函数。

(2)引入紧支(compact support)概念，认为点 $x$ 处的值 $y$ 只受 $x$ 附近子域内

结点影响，这个子域称作点 $x$ 的影响区域，影响区域外的结点对 $x$ 的取值没有影响。在影响区域上定义一个权函数 $w(x)$，如果权函数在整个区域取为常数，就得到传统的最小二乘法。

这些改进能够带来许多优点，减缓或解决传统曲线曲面拟合过程中存在的困难。可以取不同阶的基函数以获得不同的精度，取不同的权函数以改变拟合曲面的光滑度，这是其他拟合方法无法做到的。我们可由孔洞附近的数据点及内部生成的离散点拟合光滑曲面。

设待求函数 $u(x)$ 在求解域 $\Omega$ 内的 $n$ 个结点 $x_i$ $(i = 1, 2, \cdots, n)$ 处的函数值已知，即 $u_i = u(x_i)$。在求解域 $\Omega$ 内待求函数 $u(x)$ 可以近似为

$$u(x) \approx u^h(x) = \sum_{i=1}^{m} p_i(x)a_i(x) = \boldsymbol{p}^{\mathrm{T}}(x)\boldsymbol{a}(x) \tag{4-20}$$

式中，$\boldsymbol{a}(x) = [a_1(x), a_2(x), \cdots, a_m(x)]^{\mathrm{T}}$，$a_i(x)$ 是待定系数。

$\boldsymbol{p}^{\mathrm{T}}(x) = [p_1(x), p_2(x), \cdots, p_m(x)]$，$p_i(x)$ 是基函数，$m$ 是基函数的个数。通常可选取单项式作为基函数，二维空间中单项式一次和二次基函数分别为

$$\boldsymbol{P}^{\mathrm{T}}(x) = [1, x, y], \qquad m = 3$$
$$\boldsymbol{P}^{\mathrm{T}}(x) = [1, x, y, x^2, xy, y^2], \qquad m = 6$$

待定系数 $a_i(x)$ 是坐标 $x = [x, y]$ 的函数。在移动最小二乘近似中，系数 $a_i(x)$ 是通过令近似函数 $u(x)$ 在点 $x$ 的邻域 $\Omega_x$ 内各结点的误差的加权平方和为最小来确定，即

$$J = \sum_{t=1}^{m} w_t(x)[u^k(x) - u(x_t)]^2 = \sum_{t=1}^{m} w_t(x)\left[\sum_{i=1}^{m} p_i(x_t)a_i(x) - u_t\right]^2 \tag{4-21}$$

其中，$u^k(x)$ 是函数在结点 $x$ 处的值；$w_t(x)$ 是结点 $x$ 对应的权函数。

对函数 $J$ 求偏导，则

$$\frac{\partial J}{\partial a_j(x)} = 2\sum_{t=1}^{m} w_t(x)\left[\sum_{i=1}^{m} p_i(x_t)a_i(x) - u_t\right]p_j(x_t) = 0, \quad j = 1, 2, \cdots, m \tag{4-22}$$

根据上式即可求得系数 $a_i(x)$，给出曲面拟合公式：

$$s(u,v) = a_0 + a_1 u + a_2 v + a_3 u^2 + a_4 v^2 + a_5 uv \tag{4-23}$$

其中，
$$\boldsymbol{a}(x) = \boldsymbol{A}^{-1}(x)\boldsymbol{B}(x)u$$
$$\boldsymbol{A} = \boldsymbol{P}^{\mathrm{T}}W(x)\boldsymbol{P}$$
$$\boldsymbol{B} = \boldsymbol{P}^{\mathrm{T}}W(x)$$

求得 $s$ 后，将 $(u,v,s)$ 坐标转换到 $(x,y,z)$ 坐标，就得到了最终的插入点。图 4-15 给出实验结果图。

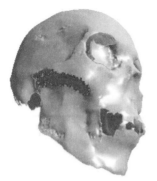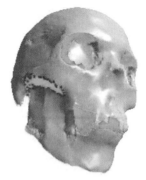

图 4-15  颅骨孔洞修复结果

# 4.4  模型光顺处理

由于三维扫描仪或通过基于图像的重建方法获取的三维模型中不可避免地包含一定的噪声；此外，通过 CT 断层影像经过图像分割、轮廓跟踪等处理得到的点云数据也包含不同程度的噪声，因此现有研究主要集中在三维网格模型的光顺处理和点云模型的光顺处理(刘涛 2010)。

## 4.4.1  网格模型光顺处理

网格模型的光顺处理方法主要包括各向同性的方法、各项异性的方法(蔡建平 2011)。

(1)各项同性的方法：Taubin(1995)将图像处理中的拉普拉斯滤波技术引入到网格光顺中，提出了一种基于拉普拉斯流的网格信号处理方法，解决了拉普拉斯方法带来的体积收缩问题，但是对不规则网格模型还是会导致变形和边界收缩。Desbrun 等(1999)运用隐式的 Laplacian 算子，利用平均曲率流处理不规则网格的光顺问题，将顶点的移动方向限制在法向方向，解决了顶点漂移的问题，获得了比较理想的光顺结果。Ohtake 等(2000)改进了这种算法以防止顶点漂移并使得光顺后的网格模型更加规则。Liu 等(2002)引入了重心约束和体积约束，一定程度地解决了拉普拉斯方法的收缩问题。

(2)各项异性的方法：各向同性的方法会导致网格模型的特征(如边、棱角等)向外扩散，甚至将这些特征滤除，从而改变了原模型的形状。为了在滤除噪声的同时，能够有效地保持模型原有的特征，很多学者提出了各向异性的扩散方法。Taubin 等提出了一种两阶段的线性各向异性网格滤波方法。Belyaev 等(2002)使用加权平均的方法光顺网格模型中三角形的法向，然后沿着光顺后的法向移动顶点，这两个过程交替进行一定的步骤以得到一个光顺的曲面。Shen

*颅面形态信息学*

等利用模糊向量中值滤波光顺网格模型的法向，然后采用与 Taubin 相同的方法更新顶点的位置。Hildebrandt 等(2004)推广了平均曲率流方法，提出了各向异性的指定平均曲率流方法，该方法能够保证光顺后的曲面收敛到一个具有预测的曲率分布的网格模型，并且能够保持非线性的几何特征。

1. 拉普拉斯方法

拉普拉斯方法是目前最为广泛使用的模型光顺方法，其基本原理是对每个顶点定义一个拉普拉斯算子来确定顶点的调整方向，模型光顺时网格模型的顶点将按照该方向以一定的速度移动。

拉普拉斯光顺方法中，偏微分方程被用来控制网格光顺的过程：

$$\frac{\partial M}{\partial t} = \nabla^2 M \tag{4-24}$$

其中，$M$ 表示网格模型 $M = \{V, F\}$，$V$、$F$ 分别是顶点的集合和三角形的集合。$\nabla^2$ 表示拉普拉斯算子。式(4-24)通常使用有限差分方法进行迭代求解：

$$M^{t+1} = M^t + \lambda \nabla^2 M^t \tag{4-25}$$

实际应用中对于模型上任意顶点 $v_i$，将与其相邻顶点的坐标累加并求平均，将其结果逼近拉普拉斯算子 $\nabla^2$，则

$$v_i^{t+1} = v_i^t + \lambda U(v_i^t) \tag{4-26}$$

其中，$U(v_i) = \frac{1}{n} \sum_{k \in N_{v_i}} v_k - v_i$，$N_{v_i}$ 表示当前 $v_i$ 顶点的一阶邻域。

2. 平均曲率流算法

平均曲率流算法是在光顺过程中沿着法向以平均曲率的速度移动顶点，以此来消除噪声。在三维网格中，顶点的离散曲率向量(curvature normal)可以利用式(4-27)进行求解：

$$\bar{k} \cdot n = \frac{1}{4A} \sum_{j \in N_e(i)} (\cot \alpha_j + \cot \beta_j)(v_j - v_i) \tag{4-27}$$

其中，$\alpha_j$ 和 $\beta_j$ 表示与共享着边 $e_{ij}$ 的两个三角形中与 $e_{ij}$ 对应的两个内角大小(图 4-16)；而参数 $A$ 是与顶点 $v_i$ 相邻的所有三角形的面积之和。

尽管平均曲率流算法能够有效地去除网格模型中的噪声信息，同时也能很好地保持网格模型的体积而不至于收缩。不过，由于该算法本身具有非凸组合性质，也就是说当 $\alpha_j + \beta_j > \pi$ 时 $\cot \alpha_j + \cot \beta_j$ 为负，导致在某些情况下顶点会表现出不稳定，最终生成的模型也因此可能产生很大的形变。

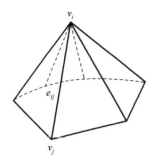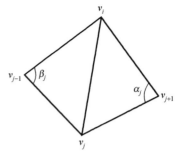

图 4-16  $v_i$ 一阶邻域图

### 3. 双边滤波算法

受到双边滤波算法在图像去噪中取得良好效果的启发，Fleishman 等（2003）提出了基于网格模型的双边滤波光顺算法，其基本思想是将 Gauss 滤波和保特征权函数结合，用网格顶点到模型表面的高度场之间的相似性代替图像中像素之间的相似，实现网格模型的滤波。该算法虽然能够保证模型的几何特征不变，但是并不能够保证模型的体积不变，因此在有些情况下会造成网格模型的扭曲和变形，并且在处理较大的噪声时会引起过光顺。

对于图像 $I(u)$ ，其在 $u = (x, y)$ 处的双边滤波如下：

$$\Delta I(u) = \frac{\sum_{p \in N_u} W_c(\|p - u\|) \cdot W_s(|I(u) - I(p)|) \cdot I(p)}{\sum_{k \in N_{v_i}} W_c(\|p - u\|) \cdot W_s(|I(u) - I(p)|)} \tag{4-28}$$

其中，$N(u)$ 表示 $u$ 的邻接像素集合，$W_c(x) = e^{-x^2/2\delta_c^2}$ ，$W_s(x) = e^{-x^2/2\delta_s^2}$ 。

三维网格模型中顶点 $v_i$ 的双边滤波如下：

$$\Delta(v_i) = \frac{\sum_{k \in N_{v_i}} W_c(\|v_i - v_k\|) \cdot W_s(n_{v_i} \cdot (v_i - v_k)) \cdot n_{v_i} \cdot (v_i - v_k)}{\sum_{k \in N_{v_i}} W_c(\|v_i - v_k\|) \cdot W_s(n_{v_i} \cdot (v_i - v_k))} \tag{4-29}$$

该滤波器考虑了网格中顶点之间的欧氏距离和邻接顶点到当前点切平面的投影距离。其中，$N_{v_i}$ 表示当前 $v_i$ 顶点的一阶邻域。

## 4.4.2  点云模型光顺处理

点云模型光顺的目标是消除噪声，保持点云数据原有几何特征不变并防止出现顶点漂移、体积收缩及过光顺等现象。许多经典的网格光顺技术可以直接应用于点云模型光顺处理，Pauly 等（2002）将拉普拉斯算子应用到点云模型上，但该算法会出现模型表面被过光顺的情况，且由于采样点不在法向方向移动而

颜面形态信息学

出现顶点漂移的问题。Fleishman 等(2003)将图像处理中的双边滤波去噪函数拓展到二维流形表面，由于该算法不需拓扑连接关系，因此也可以推广到点云模型的去噪。Pauly 等(2001)借助点云模型的切割和分片平面参数化技术，通过局部高度场逼近进行重采样，把傅里叶变换和谱分析技术引入到点云模型中，进行点云模型的去噪处理。Clarenz 等(2004)通过在点云模型上解一个离散的各向异性的几何扩散方程，提出了各向异性的点云模型去噪算法。肖春霞(2006)提出了基于动态平衡曲率流的去噪算法，该方程包含一个各向异性的曲率流算子和一个保持体积的限制项，通过在两项之间建立一个平衡算子，使得模型的特征和噪声获得不同的处理方法。

对于具有稠密噪声的点云模型而言，比较有效的策略是采用移动最小二乘法(MLS)，将采样点投影到其对应的局部拟合曲面上来消除噪声，其本质上是一种基于点云的局部重建技术。但它的不足之处在于对邻域大小的选择比较敏感，不能有效地光顺具有非均匀采样的模型。

点云模型与网格模型相比，顶点之间没有拓扑上的连接信息，因此其邻域的表达通常是欧氏距离上的邻近关系，常用的空间数据结构是 k-d 树。对于点云模型中的复杂情况如紧邻面(图 4-17(a))、尖角形状(图 4-17(b))等，仅由欧

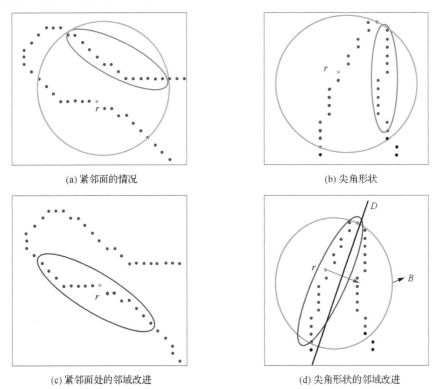

(a) 紧邻面的情况　　　　　　　　　　　　(b) 尖角形状

(c) 紧邻面处的邻域改进　　　　　　　　　(d) 尖角形状的邻域改进

图 4-17　邻域的改进

氏距离上的邻近关系往往会包含在实际上不相连接的点(图 4-17(a)中椭圆内的点),或者包含过多的尖角形状处的邻域点(图 4-17(b)中椭圆内的点)。针对上述两种情况,采用如下解决方法:①对于紧邻面的情况,采用邻域扩展的方法来去掉拓扑上不相连的点,假设在紧邻面位置,点云模型的采样密度 $\varepsilon$ 足够大、且小于紧邻面之间的距离(保证能够恢复正确的拓扑),由点 $r$ 进行邻域扩展,规定两个最邻近之间的距离小于某一阈值 $\lambda\varepsilon$($\lambda$ 为一常数),则可得到点 $r$ 所在的点集聚类,如图 4-17(c)所示。②对于尖角形状的情况(图 4-17(d)),利用邻域的最小包围球去掉一部分不合适的邻域。

在局部平面拟合中,使用高斯函数 $\theta(s)=\mathrm{e}^{-s^2/h^2}$ 作为加权函数,其中参数 $h$ 影响了拟合表面的光顺效果。若 $h$ 比较小,光顺结果受噪声的影响较大;若 $h$ 较大,则会失去模型中的一些特征细节。因此,$h$ 应该进行自适应的取值,使在过滤噪声的同时保持一定的细节特征。

面貌模型及其局部细节的光顺结果如图 4-18 所示,颅骨模型及其局部细节的光顺结果如图 4-19 所示。经过光顺处理后,耳朵、鼻子、眼睛、嘴部等细节部分的噪声得以消除,同时也比较精准地保持了这些部位的结构信息和轮廓。

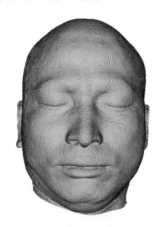

(a)原始面貌模型

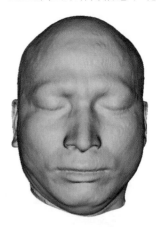

(b)面貌模型光顺后的结果

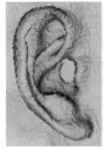

(c)原始耳朵模型

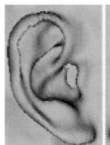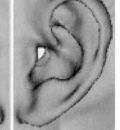

(d)耳朵模型光顺后的结果

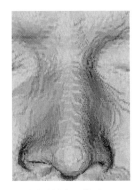

(e)原始鼻子模型

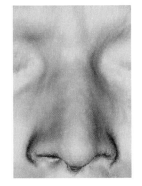

(f)鼻子模型光顺后的结果

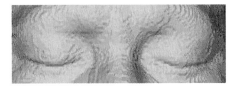

(g)原始眼睛模型

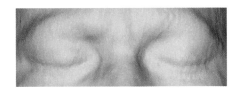

(h)眼睛模型光顺后的结果

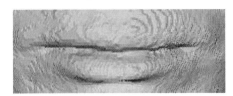

(i)原始嘴模型

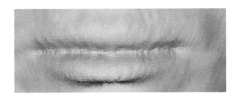

(j)嘴模型光顺后的结果

图 4-18　面貌模型及光顺后的结果

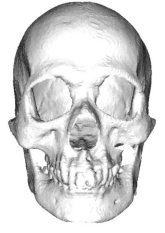

(a)原始颅骨模型

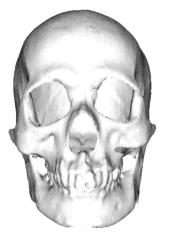

(b)颅骨模型光顺后的结果

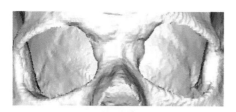
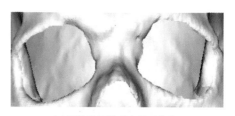

(c)原始颅骨眼眶模型　　　　　　　　(d)颅骨眼眶模型光顺后的结果

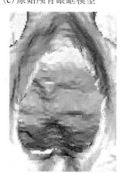
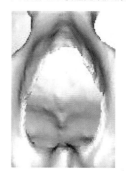

(e)原始颅骨鼻模型　　　　　　　　(f)颅骨鼻模型光顺后的结果

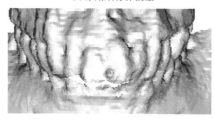
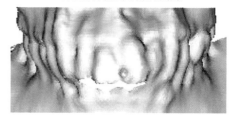

(g)原始颅骨牙齿模型　　　　　　　(h)颅骨牙齿模型光顺后的结果

图 4-19　颅骨模型及光顺后的结果

# 4.5　本章小结

　　本章介绍了颅骨和面貌的三维建模以及模型处理方法。针对医学影像数据研究了基于体素和基于断层轮廓线的三维建模方法。针对激光扫描仪采集得到的深度图像，研究了深度图像配准的颅骨建模方法；针对模型处理问题，研究了模型孔洞修补和模型光顺方法。

# 参考文献

蔡建平. 2011. 点云模型的数字几何处理及应用. 北京: 北京师范大学硕士学位论文.

成欣, 周明全, 耿国华, 等. 2006. 空间三角网格曲面的补洞方法. 计算机应用研究, 23(6): 158-159.

颅面形态信息学

刘力强. 2002. 三维可视化技术在颅骨面貌复原系统中的应用研究. 西安: 西北大学硕士学位论文.

刘涛. 2010. 颅骨面貌复原中的点云光顺和三维重构. 北京: 北京师范大学硕士学位论文.

毛小林. 2010. 颅面测量技术研究与系统实现. 西安: 西北大学硕士学位论文.

税午阳. 2011. 颅面形态研究及应用. 北京: 北京师范大学博士学位论文.

孙伟, 张彩明, 杨兴强. 2007. Marching Cubes 算法研究现状. 计算机辅助设计与图形学学报, 19(7): 947-952.

王菲. 2010. 基于改进 Snake 算法的轮廓线提取和颅面重建模型研究. 西安: 西北大学硕士学位论文.

韦虎, 张丽艳, 刘胜兰, 等. 2010. 基于 SIFT 图像特征匹配的多视角深度图配准算法. 计算机辅助设计与图形学学报, (4): 654-661.

肖春霞. 2006. 三维点采样模型的数字几何处理技术研究. 杭州: 浙江大学博士学位论文.

杨梦. 2010. 基于深度图像的三维建模技术研究. 北京: 北京航空航天大学博士学位论文.

殷荣超. 2013. 基于深度图像的三维颅骨建模方法研究与实现. 北京: 北京师范大学硕士学位论文.

张宏伟, 张国雄, 李真, 等. 2004. 散乱数据的曲面重构与深度图像多视匹配技术. 中国机械工程, 15(18):1626-1629.

张洁, 岳玮宁, 王楠, 等. 2007 三角网格模型的各向异性孔洞修补算法. 计算机辅助设计与图形学学报, 19(7): 892-897.

张舜德, 卢秉恒. 2011. 复杂断层轮廓集分段分面三角化表面重构. 计算机辅助设计与图形学学报, 23(2): 339-349.

Aiger D, Mitra N J, Cohen-Or D. 2008. 4-Points congruent sets for robust pairwise surface registration. ACM Transactions on Graphics, 27(3): 15-19.

Belyaev Y, Seidel H. 2002. Mesh smoothing by adaptive and anisotropic Gaussian filter applied to mesh normal//Proceedings of Vision, Modeling, and Visualization Conference, Erlangen: 203-210.

Bernardini F, Rushmeier H, Martin I M, et al. 2002. Building a digital model of Michelangelo's Florentine Pieta. IEEE Computer Graphics and Applications, 22(1): 59-67.

Besl P J, McKay N D. 1992. Method for registration of 3-D shapes//Robotics-DL Tentative. International Society for Optics and Photonics: 586-606.

Blanz V, Vetter T. 1999. A morphable model for the synthesis of 3D faces//Proceedings of the 26th Annual Conference on Computer Graphics and Interactive Techniques: 187-194.

Bookstein F L. 1989. Principal warps:Thin-plate splines and the decomposition of deformations. IEEE Transactions on Pattern Analysis and Machine Intelligence, 11 (6): 567-585.

Brown B J, Toler-Franklin C, Nehab D, et al. 2008. A system for high-volume acquisition and matching of fresco fragments: reassembling theran wall paintings. ACM Transactions on Graphics, 27 (3) : 84.

Carr J C, Beatson R K, Cherrie J B, et al. 2001. Reconstruction and representation of 3D objects with radial basis functions//Proceedings of the 28th annual Conference on Computer Graphics and Interactive Techniques. 67-76.

Clarenz U, Rumpf M, Telea A. 2004. Fairing of point based surfaces//Computer Graphics International: 600-603.

Deng Q, Zhou M, Shui W, et al. 2011. A novel skull registration based on global and local deformations for craniofacial reconstruction. Forensic Science International, 208 (1) : 95-102.

Desbrun M, Meyer M, Schröder P. 1999. Implicit fairing of irregular meshes using diffusion and curvature flow//Proceedings of the 26th Annual Conference on Computer Graphics and Interactive Techniques: 317-324.

Fleishman S, Drori I, Cohen-Or D. 2003. Bilateral mesh denoising. ACM Transaction on Graphics, 22 (3) : 950-953.

Fornefett M, Rohr K, Stiehl H S. 1999. Radial basis functions with compact support for elastic registration of medical images. Image and Vision Computing, 19 (1) : 87-96.

Fuchs H, Kedem Z M, Uselton S P. 1977. Optimal surface reconstruction from planar contours. Communications of the ACM, 20 (10) : 693-702.

Hildebrandt K, Polthier K. 2004. Anisotropic filtering of non-linear surface features. Computer Graphics Forum, 23 (3) : 391-400.

Hou F, Qi Y, Shen X, et al. 2009. Automatic registration of multiple range images based on cycle space. The Visual Computer, 25 (5-7) : 657-665.

Huang Q X, Flöry S, Gelfand N, et al. 2006. Reassembling fractured objects by geometric matching//ACM Transactions on Graphics (TOG), 25 (3) : 569-578.

Ip H H S, Yin L. 1996. Constructing a 3D individualized head model from two orthogonal views. The Visual Computer, 12 (5) : 254-266.

Keppel E. 1975. Approximating complex surfaces by triangulation of contour lines. IBM Journal of Research and Development, 19 (1) : 2-11.

Lee W S, Magnenat-Thalmann N. 1997. Fast head modeling for animation. Image and Vision Computing, 18 (4) : 355-364.

Liu X, Bao H, Shum H. 2002. A novel volume constrained smoothing method for meshes. Graphical Models, 64: 169-182.

Lorensen W E, Cline H E. 1987. Marching cubes: A high resolution 3D surface construction algorithm//ACM Siggraph Computer Graphics, 21 (4) : 163-169.

Ohtake Y, Belyaev A, Bogaeski I. 2000. Polyhedral surface smoothing with simultaneous mesh

颅面形态信息学

regularization//Proceedings of Geometric Modeling: 229-237.

Passalis G, Kakadiaris I A, Theoharis T, et al. 2005. Evaluation of the UR3D algorithm using the FRGC v2 data set//Proc. IEEE Workshop on Face Recognition Grand Challenge Experiments.

Pauly M, Gross M. 2001. Spectral processing of point-sampled geometry//Proceedings of the 28th Annual Conference on Computer Graphics and Interactive Techniques: 379-386.

Pauly M, Gross M, Kobbelt L P. 2002. Efficient simplification of point-sampled surfaces// Proceedings of the Conference on Visualization'02: 163-170.

Pernot J P, Moraru G, Véron P. 2006. Filling holes in meshes using a mechanical model to simulate the curvature variation minimization. Computers & Graphics, 30(6): 892-902.

Pulli K. 1999. Multiview registration for large data sets//3D Digital Imaging and Modeling. Proceedings of IEEE Second International Conference on 3-D Digital Imaging and Modeling: 160-168.

Salvi J, Matabosch C, Fofi D, et al. 2007. A review of recent range image registration methods with accuracy evaluation. Image and Vision Computing, 25(5): 578-596.

Sharp G C, Lee S W, Wehe D K. 2004. Multiview registration of 3D scenes by minimizing error between coordinate frames. IEEE Transactions on Pattern Analysis and Machine Intelligence, 26(8): 1037-1050.

Taubin G. 1995. A signal processing approach to fair surface design//Proceedings of the 22nd Annual Conference on Computer Graphics and Interactive Techniques–SIGGRAPH'95: 351-358.

Valkenburg R J, McIvor A M. 1998. Accurate 3D measurement using a structured light system. Image and Vision Computing, 16(2): 99-110.

Verdera J, Caselles V, Bertalmio M, et al. 2003. Inpainting surface holes//Proceedings of International Conference on ICIP.

Wang J, Oliveira M M. 2007. Filling holes on locally smooth surfaces reconstructed from point clouds. Image and Vision Computing, 25(1): 103-113.

Wang Y, Pan G, Wu Z, et al. 2006. Exploring facial expression effects in 3D face recognition using partial ICP//Computer Vision–ACCV: 581-590.

Yin L, Wei X, Sun Y, et al. 2006. A 3D facial expression database for facial behavior research// IEEE 7th International Conference on Automatic Face and Gesture Recognition: 211-216.

# 第5章

# 颅面形态测量分析

颅面形态测量是以颅骨和面貌三维模型为基础，通过测量分析技术研究颅骨与面貌的形态关系。本章首先介绍了颅骨特征点的定义，测量并分析了面部软组织的分布情况。然后，介绍了三种常用的颅面形态测量技术。最后，给出了基于颅骨几何测量项的性别判别方法。上述研究将为颅面形态关系的研究提供技术支撑。

## 5.1　颅骨和人脸的结构

人体头部由颅骨、肌肉和皮肤(包括皮下组织和表面毛发)组成，我们将肌肉和皮肤统称为软组织。根据人类学对于面部软组织和颅骨的研究结果表明，颅骨对人的五官以及面部软组织的形态、位置和结构起着很明显的制约作用，也就是说在很大程度上颅骨决定人脸的外观轮廓。软组织附着在颅骨上，其各种变动产生人脸的相应表情和动作。颅骨和软组织的形态基本上决定了人脸的造型特征(李康 2006)。

颅骨由 23 块扁骨构成，除下颌骨及舌骨外，其余部分借缝隙或软骨紧密相连。颅骨分为脑颅骨和面颅骨两部分：脑颅骨包括额骨、筛骨、蝶骨和枕骨等，其形状呈卵圆形并围成颅腔，起到容纳和保护脑的作用。面颅骨包括上颌骨、下颌骨、鼻骨和颧骨等，形成面部的基本轮廓，是眼眶、鼻腔、口腔的骨性支架。颅骨结构如图 5-1 所示。

人体的肌肉根据其结构、位置和功能的不同，可分为平滑肌、心肌和横纹肌。平滑肌分布在内脏和血管壁上，心肌为心脏所特有，横纹肌主要分布于体壁和四肢，绝大部分附着于骨，亦称为骨骼肌。人体面部的肌肉组织为骨骼肌，依附在颅骨上，按功能可分为表情肌和咀嚼肌两部分：表情肌位于面部皮下，多起于颅骨表面和筋膜，止于面部皮肤，其收缩时可牵引皮肤、开闭眼睛和嘴巴，产生喜、怒、哀、乐等表情；咀嚼肌包括咬肌、颞肌、翼内肌和翼外肌四对，可以产生闭口、下颌前伸等运动。人脸肌肉的分布图参见图 5-2。

*颅面形态信息学*

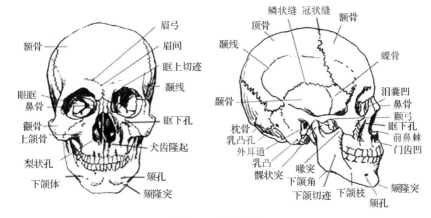

图 5-1 颅骨结构

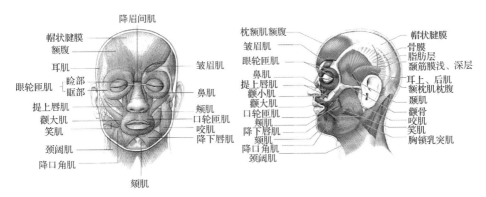

图 5-2 面部肌肉分布

"三庭五眼"是人的脸长与脸宽的一般标准比例，如图 5-3 所示。从正面看头顶至下颌底的二分之一处是眼睛的位置。"三庭"是指发际线到下颌底部可分为三等分：自发际至眉线、眉线至鼻底线、鼻底线至下颌底部。"五眼"是指面部宽度相当于五眼的长度，面宽可分为五等份，两内眼角的距离为一眼长，外眼角至耳边为一眼长。眼睛由眉弓、眼睑、上下眼线、上鼻翼构成，可以分为

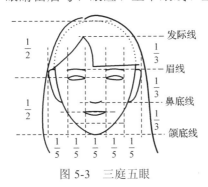

图 5-3 三庭五眼

杏眼、丹凤眼、细长眼、眯缝眼、荔枝眼、突眼等。鼻由外鼻、鼻腔、鼻旁窦组成，可以分为酒糟鼻、马鞍鼻、鹰钩鼻、尖头鼻、蒜头鼻等。嘴是有上下唇及口裂周围的软组织构成，可分为樱桃嘴、中等嘴及大嘴。

综合上述分析，颅骨的特征和软组织的特征具有相关性，主要表现在两个方面：首先，颅骨决定了人脸的基本轮廓，软组织是覆盖在颅骨上的可塑性组织，其基本轮廓由颅骨决定；其次，从面部局部特征角度来看，面部的局部特征和颅骨的特征并不是一一对应的关系，受到多种因素的影响。

## 5.2　颅骨特征点的定义

颅骨和面貌的特征点是以解剖学、法医人类学基本理论为参考，定义的特征点能够反映颅骨和面貌的解剖学特征。特征点不仅能够有效表示颅骨，还将为颅面形态规律研究以及颅骨面貌复原研究提供基础。目前特征点的定义包括以下三类。

(1)仅定义面貌特征点。MPEG4 专家组经过多年的探索，在人脸上定义了一套完备的特征点参数(FDP)集合，包括 84 个几何特征点，几乎覆盖面貌的全部区域。

(2)定义面貌特征点，然后由面貌特征点向颅骨映射，间接定义颅骨特征点。该类特征点定义的原理是面貌模型特征点能够更直接地反映面貌的形态特征。

(3)定义颅骨特征点，然后由颅骨特征点向面貌映射，间接定义面貌特征点。该类特征点定义的原理是颅骨形态决定面貌形态，颅骨模型表面的转折能够在面貌模型得以反映。

近年来，国内外学者已经定义了多种颅骨特征点。Archer(1997)在 Campye等定义的 32 个颅骨特征点基础上，又定义了 89 个特征点。Claes 等(2006)定义了 52 个颅骨特征点及对应的面貌特征点。Cavanagh 等(2011)定义了 28 个颅骨特征点。综合现有文献可知，目前颅骨及面貌特征点尚未有统一的定义标准，不同学者对于特征点的定义各异，但是从中仍然可以找到共性：特征点包括两部分，一部分位于面部正中矢状线上，这类特征点位置基本固定；另一部分对称的分布于正中矢状线两侧，大多由学者自己定义(税午阳，2011)。定义的颅骨特征点大都位于颅骨表面的一些转折处和突起处，如颧弓点、眼眶外缘点等，这些部位的颅骨特征点能够决定人脸的基本形状。因此，我们依据法医人类学专家的研究成果，针对颅面形态研究及面貌复原问题，定义了 78 个颅骨特征点，其中 12 个特征点位于中线，其余 66 个特征点对称的位于正中矢状线两侧，如图 5-4 所示。定义的颅骨特征点可以分为五官特征点和面貌形态特征点两部分。颅骨的五官特征点影响面貌五官的形态，而颅骨的面貌形态特征点影响面貌的基本形态，我们定义的颅骨特征点能够充分反映颅骨的解剖学特征，又能体现面貌的形态特征。特征点的名称及类别如表 5-1、表 5-2 所示。

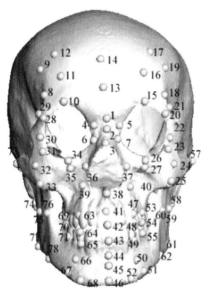

图 5-4　定义 78 个颅骨特征点

表 5-1　中线特征点

| 序号<br>（Index） | 类别<br>（Category） | 名称<br>（Name） | 序号<br>（Index） | 类别<br>（Category） | 名称<br>（Name） |
|---|---|---|---|---|---|
| 14 | 颜面 | 发际点（tr） | 41 | 五官 | 人中点 |
| 13 | 颜面 | 额缝点（m） | 42 | 五官 | 上齿槽前缘点（pr） |
| 1 | 颜面 | 眉间点（g） | 43 | 五官 | 下齿槽点（id） |
| 2 | 五官 | 鼻根点（n） | 44 | 五官 | 颏唇沟点（ml） |
| 3 | 五官 | 鼻骨末端点（rhi） | 45 | 颜面 | 颏前点（pg） |
| 38 | 五官 | 鼻棘下点（ss） | 46 | 颜面 | 颏下点（gn） |

表 5-2　中线两侧特征点

| 序号<br>（Index） | 类别<br>（Category） | 名称<br>（Name） | 序号<br>（Index） | 类别<br>（Category） | 名称<br>（Name） |
|---|---|---|---|---|---|
| 4、5 | 五官 | 上颌额点（mf） | 6、7 | 五官 | 眼内角点 |
| 8、18 | 颜面 | 额颞点（ft） | 9、19 | 颜面 | 冠缝点（co） |
| 10、15 | 五官 | 眶上缘点 | 11、16 | 颜面 | 额结节点 |
| 12、17 | 颜面 | 额结节上点 | 20、28 | 五官 | 眶额颧点（fmo） |
| 21、29 | 五官 | 颞额颧点（fmt） | 22、30 | 五官 | 眶外缘点（ek） |
| 23、31 | 五官 | 眶外缘下点 | 24、32 | 颜面 | 颧骨中点 |
| 25、33 | 颜面 | 颧颌点（zm） | 26、34 | 五官 | 眶下缘点（or） |
| 27、35 | 颜面 | 犬齿窝上缘点 | 36、37 | 五官 | 鼻甲嵴点 |

| 序号<br>(Index) | 类别<br>(Category) | 名称<br>(Name) | 序号<br>(Index) | 类别<br>(Category) | 名称<br>(Name) |
|---|---|---|---|---|---|
| 39、40 | 五官 | 上犬齿根点 | 47、63 | 五官 | 上犬齿齿槽缘点 |
| 48、64 | 五官 | 上犬齿尖点 | 49、65 | 五官 | 下犬齿齿槽缘点 |
| 50、66 | 颜面 | 颏孔点 | 51、67 | 颜面 | 颏孔下后点 |
| 52、68 | 颜面 | 颏孔下点 | 53、69 | 颜面 | 上齿槽第一磨牙点 |
| 54、70 | 颜面 | 上下第一磨牙接触部位外缘点 | 55、71 | 颜面 | 下齿槽第一磨牙点 |
| 56、72 | 颜面 | 法兰克福平面端点 | 57、73 | 颜面 | 颧点 |
| 58、74 | 颜面 | 下颌支中部后点 | 59、75 | 颜面 | 下颌支中点 |
| 60、76 | 颜面 | 下颌支中部前点 | 61、77 | 颜面 | 下颌角点(go) |
| 62、78 | 颜面 | 下颌支前下点 | | | |

## 5.3  软组织厚度测量及分析

### 5.3.1  软组织厚度测量

　　颅面数据库及软组织厚度的测量直接影响颅面复原结果的可靠性。它面临的主要问题包括：颅骨样本数量有限及颅骨特征点的定义标准不统一。传统针刺法进行软组织厚度测量时，由于该方法的测量方向由面貌指向颅骨，使得面貌上标定的测量点与实际期望要标定的颅骨特征点不一致。因此我们首先标定颅骨特征点，然后确定面貌特征点，最后计算软组织厚度。

　　软组织测量方向直接决定软组织厚度值，目前软组织厚度测量方向的定义大致包括如下几种：①沿面貌或者颅骨特征点的法线方向；②沿面貌或者颅骨特征点的直线方向；③根据解剖学关系分别确定对应的颅骨和面貌特征点，然后计算软组织厚度。

　　由于颅骨几何形态复杂且在颅骨建模过程中存在噪声，导致不同颅骨相同位置的法线方向并不一定相同。因此，我们定义软组织测量方向为采用沿直线方向进行测量。对于经法兰克福坐标系校正后的颅面模型，位于同层 CT 切片上点的 $z$ 值相同，因此将颅骨上的点 $P_0(x_0, y_0, z_0)$ 向同层坐标 $Z$ 轴的中心点 $O(0, 0, z_0)$ 发射射线，沿该射线的反方向将 $P_0$ 作为起点，则和面貌产生交点 $P_1(x_1, y_1, z_0)$，两点之间的欧氏距离就是软组织厚度。软组织厚度及其测量方向如图 5-5 所示，黄色点表示颅骨顶点，红色点表示面貌对应点，线段表示软组织厚度，测量方向为由黄色点指向红色点(税午阳等 2011)。

　　颅骨特征点的软组织厚度测量并不能完全反映整个人脸面部软组织厚度的分布情况。因此，进一步针对颅骨三维模型的每个顶点，计算软组织厚度值，进而研究面部稠密点的软组织厚度分布。特征点的软组织厚度计算的关键是快

颅面形态信息学

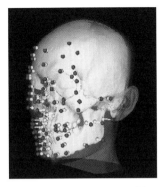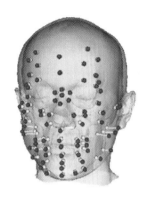

图 5-5　软组织厚度示意图

速准确计算颅骨顶点与面貌模型的交点，为了提高计算速度，采用 k-d 树进行加速，减少计算交点过程中三角形的计算数量，步骤如下：

(1)计算面貌模型每个三角片的重心 pntSet，采用 k-d 树组织数据。

(2)对于颅骨模型的顶点 $p_0$，计算 pntSet 中与其距离最近的 $k$ 个点，并返回其所属三角片的序号，从而产生候选相交三角片序列集 list。

(3)计算颅骨顶点与 list 的交点 $p_1$ 作为面貌特征点。

(4)计算每个顶点对应的软组织厚度。

## 5.3.2　软组织厚度分析

表 5-3 列出不同年龄段男性样本的 43 个颅骨颜面特征点的软组织厚度的均值及标准差，发现分布在额头的颅骨特征点(1、8、9、11、12、13、14、16、17、18、19)的软组织厚度均值和标准差在全部特征点中属于最小的，表明人脸额头区域的软组织厚度薄且变化不大。通过比较不同年龄段 43 个颅骨特征点的软组织厚度的均值，发现 20～30 岁年龄段的软组织厚度最薄，50～60 岁年龄段软组织厚度次之，30～40 岁阶段的软组织厚度最大，但 30～40 岁和 40～50 岁两个年龄段的软组织厚度近似。进一步比较 43 个颅骨特征点与脸颊区域 10 个颅骨特征点(58、59、60、61、62、74、75、76、77、78)的软组织厚度标准差的均值，发现脸颊区域特征点在各个年龄段的软组织厚度标准差的均值显著大于 43 个颅骨特征点的标准差的均值，表明在上述特征点的软组织厚度变化大，能够反映颅面样本面貌体态的胖瘦变化(税午阳等 2013)。

表 5-3　男性不同年龄段软组织厚度　　　　　　　　　(单位：mm)

| 序号 (Index) | 20～30 | | 30～40 | | 40～50 | | 50～60 | |
|---|---|---|---|---|---|---|---|---|
| | 均值 Mean | 标准差 S.D. | 均值 Mean | 标准差 S.D. | 均值 Mean | 标准差 S.D. | 均值 Mean | 标准差 S.D. |
| 1 | 5.58 | 0.75 | 7.11 | 1.31 | 6.22 | 0.78 | 5.76 | 0.73 |

| 序号<br>（Index） | 20～30 | | 30～40 | | 40～50 | | 50～60 | |
|---|---|---|---|---|---|---|---|---|
| | 均值<br>Mean | 标准差<br>S.D. | 均值<br>Mean | 标准差<br>S.D. | 均值<br>Mean | 标准差<br>S.D. | 均值<br>Mean | 标准差<br>S.D. |
| 8 | 4.31 | 0.93 | 6.35 | 1.32 | 5.82 | 1.76 | 4.91 | 0.87 |
| 9 | 3.87 | 0.75 | 5.22 | 1.23 | 4.82 | 1.30 | 4.22 | 0.66 |
| 11 | 3.88 | 0.77 | 5.23 | 1.24 | 4.99 | 1.32 | 4.37 | 0.79 |
| 12 | 4.21 | 0.87 | 5.55 | 1.24 | 5.00 | 1.18 | 4.24 | 0.58 |
| 13 | 4.97 | 0.81 | 6.76 | 2.17 | 5.55 | 1.34 | 5.20 | 0.52 |
| 14 | 4.24 | 0.67 | 5.28 | 1.07 | 4.97 | 1.37 | 4.05 | 0.49 |
| 16 | 3.90 | 0.80 | 5.36 | 1.17 | 4.87 | 1.41 | 4.23 | 0.63 |
| 17 | 4.39 | 0.85 | 5.72 | 1.23 | 4.86 | 1.15 | 4.31 | 0.34 |
| 18 | 4.63 | 1.06 | 6.64 | 1.32 | 5.77 | 1.71 | 5.60 | 0.94 |
| 19 | 4.26 | 0.69 | 5.71 | 1.18 | 4.89 | 1.34 | 4.46 | 0.89 |
| 24 | 8.20 | 1.37 | 10.14 | 1.70 | 9.42 | 1.95 | 8.88 | 1.47 |
| 25 | 10.83 | 1.55 | 13.02 | 2.44 | 12.38 | 2.57 | 11.71 | 1.82 |
| 27 | 6.99 | 1.56 | 9.50 | 1.85 | 9.26 | 3.23 | 7.76 | 2.22 |
| 32 | 8.16 | 1.43 | 10.20 | 1.78 | 9.50 | 2.09 | 8.79 | 1.23 |
| 33 | 10.80 | 1.60 | 13.64 | 2.59 | 12.91 | 2.41 | 11.59 | 1.64 |
| 35 | 7.21 | 1.89 | 9.54 | 2.17 | 9.36 | 3.34 | 7.65 | 2.23 |
| 45 | 10.95 | 1.00 | 12.64 | 1.68 | 12.12 | 1.72 | 11.93 | 1.39 |
| 46 | 8.64 | 1.68 | 11.27 | 2.11 | 11.18 | 2.11 | 10.45 | 1.87 |
| 50 | 11.7 | 1.47 | 12.65 | 1.89 | 12.90 | 2.24 | 12.21 | 2.01 |
| 51 | 8.12 | 1.85 | 10.55 | 1.93 | 11.03 | 3.04 | 10.09 | 2.29 |
| 52 | 7.78 | 1.60 | 10.59 | 2.00 | 11.06 | 2.44 | 10.07 | 1.92 |
| 53 | 18.48 | 2.16 | 18.66 | 1.91 | 18.07 | 2.04 | 16.07 | 2.86 |
| 54 | 18.56 | 1.73 | 18.52 | 2.07 | 17.82 | 2.48 | 15.62 | 2.69 |
| 55 | 17.09 | 1.85 | 16.57 | 2.00 | 16.02 | 2.30 | 15.19 | 2.66 |
| 57 | 6.69 | 1.94 | 9.02 | 2.37 | 7.95 | 2.57 | 7.17 | 1.39 |
| 58 | 18.95 | 3.09 | 25.22 | 5.79 | 24.41 | 7.07 | 26.49 | 3.50 |
| 59 | 20.07 | 2.23 | 24.44 | 4.19 | 24.68 | 4.81 | 23.23 | 4.21 |
| 60 | 22.44 | 2.35 | 25.07 | 3.07 | 25.54 | 2.93 | 23.96 | 3.02 |
| 61 | 12.57 | 3.05 | 18.20 | 5.83 | 17.60 | 6.79 | 15.79 | 5.98 |
| 62 | 8.71 | 2.32 | 12.82 | 3.74 | 13.39 | 4.20 | 11.30 | 2.89 |
| 66 | 11.47 | 1.34 | 12.84 | 1.76 | 12.71 | 1.92 | 12.30 | 1.59 |
| 67 | 7.91 | 1.94 | 10.80 | 1.94 | 10.50 | 2.96 | 10.27 | 2.58 |
| 68 | 7.38 | 1.33 | 10.50 | 2.15 | 10.49 | 2.30 | 10.15 | 1.79 |
| 69 | 17.57 | 1.72 | 18.60 | 1.77 | 17.63 | 2.05 | 14.81 | 2.83 |
| 70 | 17.72 | 2.07 | 18.61 | 2.70 | 17.63 | 1.95 | 15.42 | 3.52 |
| 71 | 16.27 | 1.28 | 16.81 | 2.04 | 16.14 | 1.93 | 14.68 | 2.25 |
| 73 | 6.80 | 1.86 | 8.95 | 2.24 | 7.89 | 2.70 | 6.96 | 1.33 |
| 74 | 18.30 | 3.70 | 25.89 | 4.85 | 25.27 | 6.63 | 24.87 | 5.70 |
| 75 | 20.56 | 2.59 | 24.79 | 3.65 | 24.69 | 4.70 | 23.23 | 3.66 |

| 序号<br>(Index) | 20～30 | | 30～40 | | 40～50 | | 50～60 | |
|---|---|---|---|---|---|---|---|---|
| | 均值<br>Mean | 标准差<br>S.D. | 均值<br>Mean | 标准差<br>S.D. | 均值<br>Mean | 标准差<br>S.D. | 均值<br>Mean | 标准差<br>S.D. |
| 76 | 22.52 | 2.57 | 25.14 | 2.42 | 25.21 | 2.95 | 23.51 | 1.97 |
| 77 | 12.63 | 2.99 | 18.60 | 5.00 | 18.54 | 7.58 | 15.29 | 6.35 |
| 78 | 9.00 | 2.40 | 13.39 | 4.03 | 13.78 | 4.49 | 11.59 | 4.03 |
| 43 个颜面特征点平均 | 10.68 | 1.69 | 13.07 | 2.38 | 12.67 | 2.77 | 11.64 | 2.19 |
| 10 个脸颊特征点平均 | 16.58 | 2.73 | 21.36 | 4.26 | 21.31 | 5.22 | 19.93 | 4.13 |

表 5-4 列出不同年龄段女性样本的 43 个颅骨颜面特征点的软组织厚度的均值及标准差，发现分布在额头的颅骨特征点(1、8、9、11、12、13、14、16、17、18、19)的软组织厚度均值和标准差在全部特征点中属于最小的，表明人脸额头区域的软组织厚度薄且变化不大。通过比较不同年龄段 43 个颅骨特征点的软组织厚度均值发现，20～30 岁阶段软组织厚度均值和标准差最小，30～40 岁阶段软组织厚度均值及标准差其次，40～50 岁阶段的软组织厚度均值和标准差最大，50～60 岁阶段软组织厚度均值及标准差又减小。进一步比较 43 个颅骨特征点与脸颊区域 10 个颅骨特征点(58、59、60、61、62、74、75、76、77、78)的软组织厚度标准差的均值，发现脸颊区域特征点在各个年龄段的软组织厚度标准差的均值显著大于 43 个颅骨特征点的标准差的均值，表明在上述特征点的软组织厚度变化大，能够反映颅面样本面貌体态的胖瘦变化。

表 5-4 女性不同年龄段软组织厚度 （单位：mm）

| 序号<br>(Index) | 20～30 | | 30～40 | | 40～50 | | 50～60 | |
|---|---|---|---|---|---|---|---|---|
| | 均值<br>Mean | 标准差<br>S.D. | 均值<br>Mean | 标准差<br>S.D. | 均值<br>Mean | 标准差<br>S.D. | 均值<br>Mean | 标准差<br>S.D. |
| 1 | 4.86 | 0.42 | 5.41 | 0.68 | 6.17 | 0.78 | 5.82 | 1.07 |
| 8 | 4.75 | 0.82 | 4.94 | 1.08 | 6.07 | 1.27 | 5.45 | 1.28 |
| 9 | 3.55 | 0.61 | 3.86 | 0.78 | 4.62 | 1.35 | 4.08 | 1.01 |
| 11 | 3.76 | 0.54 | 4.12 | 0.90 | 5.13 | 1.09 | 4.53 | 0.91 |
| 12 | 4.36 | 0.64 | 4.50 | 0.80 | 5.09 | 1.45 | 4.68 | 1.07 |
| 13 | 4.65 | 0.52 | 4.67 | 0.57 | 5.84 | 0.58 | 5.29 | 0.89 |
| 14 | 4.11 | 0.65 | 4.11 | 0.64 | 4.99 | 0.83 | 4.44 | 1.00 |
| 16 | 3.63 | 0.44 | 4.17 | 0.66 | 4.92 | 1.08 | 4.59 | 1.09 |
| 17 | 4.33 | 0.73 | 4.45 | 0.68 | 5.05 | 1.15 | 4.93 | 1.15 |
| 18 | 4.77 | 0.69 | 4.84 | 0.87 | 6.16 | 1.26 | 5.58 | 1.20 |
| 19 | 3.78 | 0.61 | 3.99 | 0.69 | 4.72 | 1.10 | 4.24 | 0.93 |
| 24 | 10.66 | 1.28 | 11.30 | 1.29 | 12.03 | 1.97 | 12.26 | 1.76 |
| 25 | 12.03 | 1.27 | 13.14 | 1.38 | 14.08 | 2.16 | 14.14 | 1.76 |
| 27 | 8.28 | 1.92 | 8.09 | 1.84 | 10.27 | 2.20 | 10.36 | 2.64 |

| 序号<br>(Index) | 20～30 | | 30～40 | | 40～50 | | 50～60 | |
|---|---|---|---|---|---|---|---|---|
| | 均值<br>Mean | 标准差<br>S.D. | 均值<br>Mean | 标准差<br>S.D. | 均值<br>Mean | 标准差<br>S.D. | 均值<br>Mean | 标准差<br>S.D. |
| 32 | 10.41 | 1.01 | 11.14 | 1.54 | 12.32 | 1.93 | 11.99 | 2.06 |
| 33 | 12.36 | 1.39 | 13.01 | 1.64 | 14.34 | 2.28 | 13.68 | 1.96 |
| 35 | 7.76 | 1.54 | 8.20 | 1.86 | 10.64 | 2.52 | 10.56 | 2.84 |
| 45 | 10.65 | 1.34 | 11.61 | 1.47 | 11.64 | 1.78 | 11.90 | 1.44 |
| 46 | 9.21 | 2.09 | 10.37 | 1.68 | 10.35 | 1.62 | 9.67 | 1.92 |
| 50 | 11.34 | 0.78 | 11.19 | 1.53 | 12.80 | 1.74 | 11.36 | 1.33 |
| 51 | 8.11 | 1.43 | 8.94 | 1.71 | 10.39 | 1.59 | 9.73 | 1.57 |
| 52 | 9.09 | 1.31 | 9.36 | 1.71 | 10.72 | 1.81 | 10.05 | 1.44 |
| 53 | 17.28 | 2.10 | 17.04 | 2.09 | 17.64 | 2.12 | 15.76 | 2.35 |
| 54 | 16.92 | 1.73 | 15.53 | 2.32 | 16.54 | 1.84 | 14.93 | 2.60 |
| 55 | 15.51 | 1.64 | 14.52 | 1.38 | 15.94 | 1.76 | 13.83 | 3.86 |
| 57 | 9.08 | 1.94 | 9.70 | 1.93 | 10.38 | 2.61 | 9.26 | 1.78 |
| 58 | 17.90 | 3.22 | 20.87 | 3.23 | 24.25 | 5.09 | 22.58 | 2.61 |
| 59 | 21.61 | 2.07 | 22.25 | 2.03 | 23.91 | 3.07 | 22.78 | 2.83 |
| 60 | 24.22 | 2.14 | 24.74 | 1.60 | 25.47 | 2.43 | 24.65 | 2.19 |
| 61 | 13.53 | 3.33 | 15.73 | 3.64 | 17.74 | 4.66 | 17.70 | 3.34 |
| 62 | 11.60 | 2.10 | 12.40 | 2.31 | 15.41 | 2.94 | 14.23 | 2.59 |
| 66 | 11.24 | 0.49 | 11.55 | 1.23 | 12.55 | 1.50 | 11.38 | 1.24 |
| 67 | 7.64 | 1.15 | 9.19 | 1.81 | 10.13 | 1.65 | 9.74 | 1.65 |
| 68 | 8.57 | 1.22 | 8.89 | 1.42 | 10.45 | 1.54 | 9.84 | 1.17 |
| 69 | 16.84 | 1.95 | 16.36 | 2.01 | 17.08 | 2.28 | 15.29 | 2.36 |
| 70 | 16.74 | 2.27 | 15.69 | 1.86 | 16.04 | 2.30 | 13.23 | 2.60 |
| 71 | 15.34 | 1.01 | 14.87 | 2.03 | 15.36 | 2.25 | 13.26 | 2.19 |
| 73 | 8.71 | 1.76 | 9.75 | 2.00 | 10.47 | 2.67 | 9.01 | 1.86 |
| 74 | 17.73 | 2.76 | 21.17 | 3.24 | 25.40 | 5.75 | 22.88 | 3.68 |
| 75 | 20.99 | 1.80 | 23.19 | 2.31 | 24.51 | 3.54 | 23.03 | 2.70 |
| 76 | 23.26 | 1.36 | 24.85 | 2.29 | 24.98 | 2.57 | 24.23 | 2.46 |
| 77 | 13.78 | 2.81 | 15.64 | 2.80 | 18.94 | 6.38 | 17.74 | 3.89 |
| 78 | 11.27 | 2.03 | 13.16 | 2.01 | 15.06 | 3.63 | 14.31 | 2.62 |
| 43个颜面特征点平均 | 11.07 | 1.46 | 11.69 | 1.66 | 12.94 | 2.24 | 12.07 | 1.97 |
| 10个脸颊特征点平均 | 17.59 | 2.36 | 19.40 | 2.55 | 21.58 | 4.01 | 20.41 | 2.89 |

针对颅骨三维模型的每个顶点，计算每个顶点对应的软组织厚度，进而通过颜色量化方法生成面部软组织厚度的分布图，如图 5-6 所示。图 5-6(d)及图 5-6(h)表示软组织厚度分布图，不同颜色表示不同厚度的软组织。

颅面形态信息学

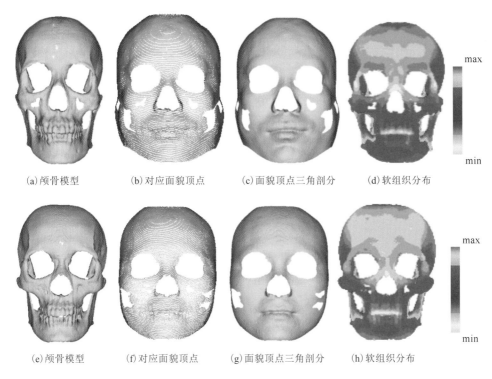

(a)颅骨模型　　　　(b)对应面貌顶点　　　　(c)面貌顶点三角剖分　　　　(d)软组织分布

(e)颅骨模型　　　　(f)对应面貌顶点　　　　(g)面貌顶点三角剖分　　　　(h)软组织分布

图 5-6　颅骨顶点软组织的关系

图 5-7 分别列出不同性别、年龄和胖瘦体态的颅面样本对应的软组织厚度分布图。从图中可以看出，面貌软组织厚度分布具有一定规律性，人脸脸颊两侧的软组织厚度最厚。由软组织厚度变化情况可以发现，体态的胖瘦在面部脸颊区域的表现最为显著。额头软组织厚度最薄，该区域软组织厚度变化情况与胖瘦体态的关系不大，并且该区域软组织厚度不易受面部表情的影响，保持稳定。

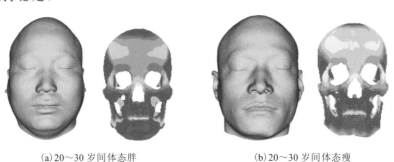

(a)20～30 岁间体态胖　　　　(b)20～30 岁间体态瘦

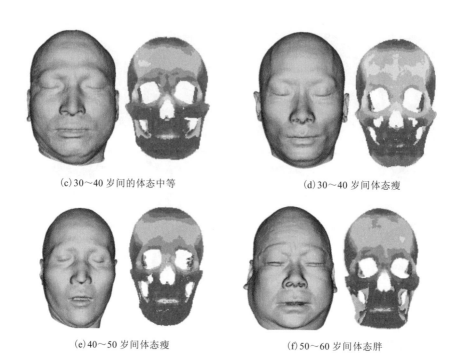

(c) 30~40 岁间的体态中等　　　　　　　　(d) 30~40 岁间体态瘦

(e) 40~50 岁间体态瘦　　　　　　　　　　(f) 50~60 岁间体态胖

图 5-7　不同性别、年龄段软组织分布

　　我们定义的颅骨特征点包括五官特征点和颜面特征点，五官特征点能够反映面貌五官的位置分布。通过分析颜面特征点的软组织厚度均值和标准差发现：①在面部软组织厚度变化的各个区域，都定义了颅骨特征点；②定义的颜面特征点的软组织厚度均值能够反映其随年龄的变化；③脸颊区域的 10 个颜面特征点能够反映面貌胖、瘦体态的变化，因此定义的颅骨特征点具有合理性。

　　基于软组织的面貌分类是根据颅骨特征点处软组织厚度的标准差能够反映面貌体态的差异，从而对面貌进行体态分类。我们将软组织厚度作为面貌分类的标准与传统按 BMI（body mass index）身体质量指数分类相比较，能够更好地反映面貌的体态特征，为提高面貌复原结果的可靠性提供支持。我们将面貌按体态分为胖、中、瘦三类，选择脸颊区域 10 个颅骨特征点(58、59、60、61、68、74、75、76、77、78)的软组织厚度的均值和标准差作为分类依据。首先根据软组织厚度的均值与标准差确定每个特征点的胖瘦属性，然后采用投票法实现面貌体态分类，分类规则为：①10 个颅骨特征点均为瘦，则对应面貌类型为瘦；②10 个特征点中 4 个以上的特征点为胖，则面貌类型为胖；③其余情况面貌类型为中。图 5-8 给出了 30~40 岁间男性样本中部分样本的体态分类结果。

颜面形态信息学

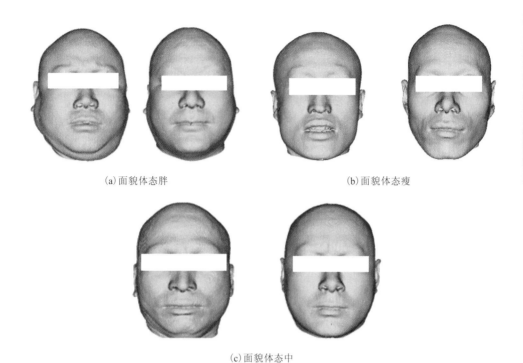

(a)面貌体态胖          (b)面貌体态瘦

(c)面貌体态中

图 5-8　30～40 岁男性面貌分类结果

# 5.4　颅骨和面貌模型测量

　　人体测量学是一门用测量方法研究人的体质特征的科学。骨骼测量是人体测量的基础，根据部位又分为颅骨测量和体骨测量。据文献记载，最早的颅骨测量开始于 1882 年 Anderson 的研究。此后，出现了一些有关颅骨厚度的调查研究。这些研究都是采用量规读数的方法对尸体颅骨进行了测量。

　　国际上广泛采用的颅骨测量方法是在事先规定若干测量点的基础上对颅骨进行测量。常用的测量工具有直脚规、弯脚规、测齿规、附着式量角器、游标卡尺等(吴汝康 1984)。它们具有测量准确、经久耐用、刻度易读、简捷易行、费用低廉等特点。但这些人工读数的方法存在着很大的随机误差，不能保证测量的准确性和精度，而且不易进行大批量的统计测量。

　　计算机辅助三维模型测量技术是将三维数字模型作为测量对象，通过测量距离、厚度、角度、面积、体积等测量项实现三维对象的测量、统计和分析。该方法具有测量速度快、自动化程度高、测量误差小、易于统计分析的优势(毛小林 2010)。

## 1. 欧氏距离测量

欧氏距离即直线距离，对颅骨和面貌模型的直线距离测量包括点-点间的直线距离、共面点-线间的直线距离、点-面间的直线距离。

点-点间的直线距离：首先在三维模型上选取两个特征点 $P_1(x_1, y_1, z_1)$ 和 $P_2(x_2, y_2, z_2)$，根据空间两点的距离公式可知

$$\text{Dis} = \sqrt{(x_1 - x_2)^2 + (y_1 - y_2)^2 + (z_1 - z_2)^2} \tag{5-1}$$

共面点-线间的直线距离：首先在模型上选择 $P_1(x_1, y_1, z_1)$ 和 $P_2(x_2, y_2, z_2)$ 两个顶点作为线段的端点，然后计算选定的第三个顶点 $P_3(x_3, y_3, z_3)$ 到该线段的距离。由 $P_1$ 点与 $P_2$ 点确定线段的方向 $\overrightarrow{P_1P_2}$，同样由 $P_1$ 点与 $P_3$ 点确定线段的方向 $\overrightarrow{P_1P_3}$，则由 $\overrightarrow{P_1P_2}$ 与 $\overrightarrow{P_1P_3}$ 可以构成平行四边形，该平行四边形的面积等于 $S = \left\| \overrightarrow{P_1P_2} \otimes \overrightarrow{P_1P_3} \right\|$（$\otimes$ 表示叉积），于是 $P_3$ 到线段 $P_1P_2$ 的距离是

$$\text{Dis} = \frac{S}{\sqrt{(x_1 - x_2)^2 + (y_1 - y_2)^2 + (z_1 - z_2)^2}} \tag{5-2}$$

点-面间直线距离：首先在模型上选定三个点 $P_1$、$P_2$ 与 $P_3$ 构成目标平面，平面方程为 $Ax + By + Cz + D = 0$。然后计算选定的第四个顶点 $P_4(x, y, z)$ 到该平面方程的距离。将 $P_1$、$P_2$、$P_3$ 点代入平面方程计算系数 $A$、$B$ 和 $C$，根据式(5-3) 计算 $P_4(x, y, z)$ 到平面的距离为

$$\text{Dis} = \frac{\left| Ax_4 + By_4 + Cz_4 + D \right|}{\sqrt{A^2 + B^2 + C^2}} \tag{5-3}$$

颅骨和面貌模型的距离测量如图 5-9 所示。

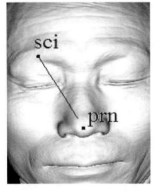 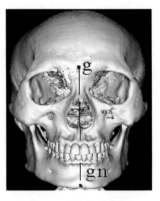

(a) sci-prn 顶点间欧氏距离        (b) g-gn 顶点间欧氏距离

*颅面形态信息学*

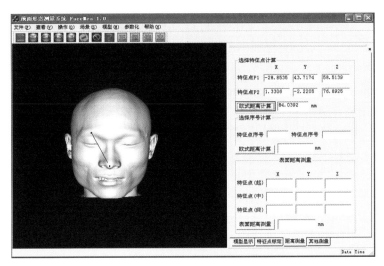

(c) 欧氏距离测量系统界面

图 5-9　欧氏距离测量

## 2. 表面距离测量

表面距离测量与工程计算中的测地距离有相近之处。测地距离描述了曲面上两点间表面距离最短的一条曲线长度。颅面上的表面距离测量不一定是最短距离，而是研究者根据研究需要确定的距离测量项。表面距离测量的方法主要包括以下两种：

1）目标逼近法

假设需要测量的是 $A$、$B$ 两点间的表面距离，从端点 $A$ 出发，这里设与 $A$ 直接相连的点的集合为 $\Delta^*$，搜索下一个与 $A$ 相连接的网格结点 $P_i$ 的选择函数定义为

$$\min\{\|P_i - A\| + \|P_i - B\|, P_i \in \Delta^*\} \tag{5-4}$$

其中 $\|\cdot\|$ 表示欧氏距离。

计算过程中将 $P_1$ 作为新的起始点 $A$，继续按照式(5-4)计算求出 $P_2$，依次类推得到点集合 $\Delta_P = \{P_1, P_2, \cdots, P_N\}$，再将起始和终止端点并入点集合 $\Delta_P$ 中。根据三维模型网格密度，设计两种计算表面距离的方法。

在网格密度大、网格单元面积小的情况下，可以使用累加方法求出表面距离：

$$\mathrm{dis} = \|P_1 - A\| + \|P_2 - P_1\| + \cdots + \|B - P_N\| \tag{5-5}$$

在网格密度小、网格单元面积较大的情况下，需要将这些点拟合成一条三次样条曲线，利用积分方法求出曲线长度：

$$\text{dis} = \int_C f(x, y, z) \mathrm{d}s \tag{5-6}$$

2）折线跟踪法

折线跟踪算法的基本思想是根据网格表面距离折线路径的传输性质，从初始点（该点在网格顶点上或者在某一个三角面内部）出发发出数条均匀射线。当射线沿着网格表面到达终点所在的三角面时，该射线所经过的路径就作为两点间表面距离的一条候选路径。当折线需要穿过多个三角形时，穿过每个三角形相邻的共同边都需要满足两个共边角之和是 180 度。检测该路径的方法是将经过这些相邻的三角形折叠在同一个平面上，判断射线是否在三角形内部，即通过相邻三角形之间的交线。最后，在候选路径里选取距离最短的一个路径作为两点间的距离。

由于颅骨和面貌三维模型网格密度大、三角面片数量多，使得在三维空间计算时计算量大、运算时间长。因此，采取将三维表面距离转化成二维曲线的形式，在二维坐标系下完成表面距离测量和计算。

计算表面距离时首先需要确定起点到终点的表面曲线，然后计算该曲线的长度。根据表面距离测量的需要，提出两种确定曲线的方法：第一，在两点间再拾取第三个点，这样三个点确定一个平面，平面与颅面模型表面会产生一条唯一的交线，计算该交线的长度即为表面距离的长度。第二，任意设定空间方向向量 **n**，形成一个以 **f** 为法向量过两个端点的平面，交互式调整 **f** 的方向，使得产生的平面与颅面模型相交，计算该交线的长度即为表面距离的长度。

图 5-10 分别给出了测量耳屏点(t)—鼻中隔下点(sn)—耳屏点(t)三点间表面距离和眉间点(g)—耳屏点(t)点表面距离的示意图。

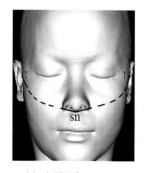

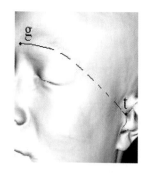

(a) 表面距离 t-sn-t          (b) 表面距离 g-t

图 5-10　表面距离测量示意图

3. 角度测量技术

角度测量主要是计算特征区域的角度，如下颌支夹角、上颌骨夹角、鼻梁的夹角等。测量过程中首先在被测模型表面选取四个测量点，进而生成两条测量直线。然后根据三角函数计算公式计算两条直线的夹角 $\alpha$：

$$\alpha = \arccos\left(\frac{\boldsymbol{n}_1 \cdot \boldsymbol{n}_2}{\|\boldsymbol{n}_1\| \times \|\boldsymbol{n}_2\|}\right) \tag{5-7}$$

其中，两条直线的方向向量分别定义为 $\boldsymbol{n}_1$ 和 $\boldsymbol{n}_2$。

4. 测量结果

欧氏距离、表面距离测量和角度测量的统计结果如下。

1）欧氏距离测量

第一组：对颅面数据库中的面貌三维模型进行了颅面高度(n-gn)的测量（图 5-11），其测量结果如表 5-5 所示。

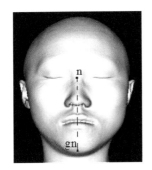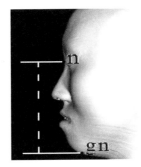

图 5-11　欧氏距离(n-gn)示意图

表 5-5　颅面高度(n-gn)结果统计 （单位：mm）

| 年龄/岁 | 形态学颅面高度(n-gn) | | | | | |
| --- | --- | --- | --- | --- | --- | --- |
| | 男 | | | 女 | | |
| | 个数 | 均值 | 标准差 | 个数 | 均值 | 标准差 |
| 8～10 | 13 | 102.2 | 5.3 | 9 | 101.1 | 5.2 |
| 16～18 | 16 | 121.1 | 7.0 | 21 | 111.9 | 5.0 |
| 19～25 | 20 | 124.7 | 5.7 | 20 | 111.6 | 5.1 |
| 26～30 | 29 | 126.2 | 5.5 | 28 | 111.8 | 5.8 |
| 31～35 | 16 | 126.9 | 6.0 | 24 | 111.5 | 5.3 |
| 36～40 | 50 | 126.5 | 5.2 | 29 | 111.8 | 5.5 |
| 41～45 | 46 | 126.7 | 5.9 | 26 | 112.0 | 5.9 |
| 46～50 | 41 | 126.9 | 5.5 | 45 | 112.0 | 5.1 |
| 51～60 | 53 | 126.1 | 5.5 | 60 | 111.2 | 4.5 |
| >60 | 29 | 126.0 | 5.6 | 26 | 111.2 | 5.2 |

第二组：对颅面数据库中的面貌三维模型进行了颏下点(gn)到耳屏点(t)间欧氏距离的测量（图 5-12），其测量结果如表 5-6 所示。

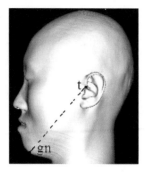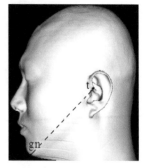

图 5-12　颅面欧氏距离(t-gn)示意图

表 5-6　颌下点(gn)到耳屏点(t)欧氏距离统计　　　　　　　　　(单位：mm)

| 年龄/岁 | 颌下点(gn)—耳屏点(t)(以面貌左侧为测量目标) | | | | | |
| | 男 | | | 女 | | |
| | 个数 | 均值 | 标准差 | 个数 | 均值 | 标准差 |
|---|---|---|---|---|---|---|
| 8～10 | 13 | 119.3 | 4.6 | 9 | 115.8 | 5.0 |
| 16～18 | 16 | 138.8 | 5.7 | 21 | 129.0 | 5.1 |
| 19～25 | 20 | 145.2 | 5.3 | 20 | 134.1 | 5.0 |
| 26～30 | 29 | 148.5 | 5.1 | 28 | 135.0 | 5.1 |
| 31～35 | 16 | 148.9 | 4.9 | 24 | 135.2 | 4.5 |
| 36～40 | 50 | 148.6 | 4.7 | 29 | 135.7 | 4.5 |
| 41～45 | 46 | 148.2 | 5.0 | 26 | 135.8 | 4.9 |
| 46～50 | 41 | 150.1 | 5.3 | 45 | 135.6 | 5.3 |
| 51～60 | 53 | 149.5 | 4.9 | 60 | 134.7 | 5.5 |
| >60 | 29 | 149.8 | 5.0 | 26 | 133.8 | 5.7 |

2)表面距离测量

对颅面数据库中的面貌三维模型进行了颌下点(gn)到耳屏点(t)间的表面距离测量(图 5-13)，其测量结果如表 5-7 所示。

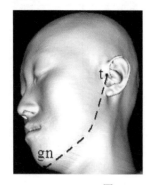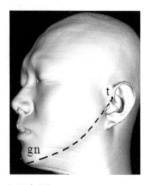

图 5-13　表面距离(t-gn)示意图

颅面形态信息学

表 5-7　颌下点(gn)—下颌面点(go)—耳屏点(t)表面距离统计　　（单位：mm）

| 年龄/岁 | 颌下点(gn)—下颌面点(go)—耳屏点(t)（以面貌左侧为测量目标） | | | | | |
| | 男 | | | 女 | | |
| | 个数 | 均值 | 标准差 | 个数 | 均值 | 标准差 |
| --- | --- | --- | --- | --- | --- | --- |
| 8～10 | 13 | 132.6 | 4.4 | 9 | 128.3 | 5.5 |
| 16～18 | 16 | 151.4 | 5.8 | 21 | 141.4 | 6.0 |
| 19～25 | 20 | 166.0 | 5.7 | 20 | 150.3 | 5.6 |
| 26～30 | 29 | 166.9 | 5.0 | 28 | 150.4 | 5.0 |
| 31～35 | 16 | 170.4 | 4.5 | 24 | 152.2 | 4.5 |
| 36～40 | 50 | 169.7 | 5.4 | 29 | 152.2 | 4.6 |
| 41～45 | 46 | 170.2 | 4.6 | 26 | 152.8 | 5.0 |
| 46～50 | 41 | 170.3 | 5.6 | 45 | 152.5 | 4.9 |
| 51～60 | 53 | 172.1 | 4.5 | 60 | 151.7 | 5.4 |
| >60 | 29 | 169.4 | 5.6 | 26 | 151.9 | 5.5 |

3) 角度测量

对颅面数据库中的面貌三维模型进行了鼻额点处(g-n-prn)的弯曲角度测量（图 5-14），即眉间点(g)与鼻根点(n)的连线、鼻根点(n)与鼻突点(prn)连线的夹角。其测量结果如表 5-8。

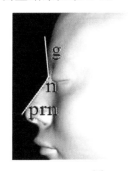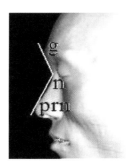

图 5-14　角度测量(g-n-prn)示意图

表 5-8　鼻额曲度(g-n-prn)角度统计　　（单位：度）

| 年龄/岁 | 鼻额曲度(g-n-prn) | | | | | |
| | 男 | | | 女 | | |
| | 个数 | 均值 | 标准差 | 个数 | 均值 | 标准差 |
| --- | --- | --- | --- | --- | --- | --- |
| 8～10 | 13 | 131.6 | 6.6 | 9 | 133.0 | 7.3 |
| 16～18 | 16 | 131.5 | 8.0 | 21 | 131.6 | 7.6 |
| 19～25 | 20 | 130.3 | 7.5 | 20 | 134.0 | 7.0 |
| 26～30 | 29 | 130.9 | 7.3 | 28 | 133.8 | 7.1 |
| 31～35 | 16 | 132.0 | 7.2 | 24 | 133.6 | 7.5 |
| 36～40 | 50 | 131.2 | 7.8 | 29 | 133.5 | 7.3 |

| 年龄/岁 | 鼻额曲度(g-n-prn) | | | | | |
|---|---|---|---|---|---|---|
| | 男 | | | 女 | | |
| | 个数 | 均值 | 标准差 | 个数 | 均值 | 标准差 |
| 41~45 | 46 | 130.5 | 7.5 | 26 | 133.7 | 6.9 |
| 46~50 | 41 | 131.3 | 6.9 | 45 | 133.7 | 6.6 |
| 51~60 | 53 | 131.0 | 6.6 | 60 | 133.9 | 7.0 |
| >60 | 29 | 132.1 | 7.0 | 26 | 133.7 | 7.0 |

## 5.5 基于颅骨几何测量项的性别判别

颅骨是刑侦现场和考古发掘现场出土的重要物证和遗物，如何基于颅骨恢复其三维面貌，确认其生前身份已经成为近年来研究的热点，研究意义和应用价值重大。基于颅骨的性别判别是颅骨面貌复原和基于颅骨的身份认证的先决条件，准确的性别识别结果能提高面貌估计和身份认证的准确性。由于男性和女性颅骨几何测量指标测量值重叠，难以通过单测量指标确定颅骨的性别，增加了基于颅骨判别性别的难度。目前的研究表明还不能通过分析幼儿的骨骼信息判断性别，大多数的骨骼性别判断主要集中在成年人。颅骨性别判别的常用方法包括基于测量的判别函数方法和基于颅骨形态的性别判别方法两类。前者依据颅骨测量指标建立判别函数，判别过程仅需少量的人类学专家知识，后者主要依据颅骨不同性别间的形态差异进行判别，判别过程需要人类学专家直接参与(张继宗 1999)。

近年来国内外学者基于颅骨的性别判别方法研究，取得了一定的成果。Ramsthaler 等(2007)使用 Fordisc 性别分析软件，采用包括 36 个颅骨测量指标的多元统计函数判别性别，识别率达到 86%。Franklin 等(2005)针对头盖骨建立了南非人的性别判别方程，识别率大约为 80%。Naikmasur 等(2010)建立了印度人下颌骨的性别判别方程，识别率达到 81.5%。李春彪等(1992)应用 Fourier 变换及多元逐步判别分析方法对东北地区成人颅骨性别进行判断，识别率达到 84.21%(男)以及 83.33%(女)。李明等(2012)建立了适合西南地区的性别判别方程，判定准确率达到 89.2%(男)及 90.0%(女)。

实验中选择西安地区 133 个(73 男，60 女)成年人作为研究对象，在知情同意的原则下开展相关研究工作。人体头部颅面数据由飞利浦多排探测器螺旋 CT 采集，采用轴体位螺旋扫描，数据采集采用统一标准。数据采集时被测人员仰卧，双手自然下垂，双脚并拢，双眼正视前方。对采集得到的头部 CT 影像数据利用计算机软件进行颅骨三维建模，然后将其调整在法兰克福坐标系下。针对重建后的颅骨模型，手工标定 21 个颅骨特征点，特征点的名称和位置如图 5-15 和表 5-9 所示。

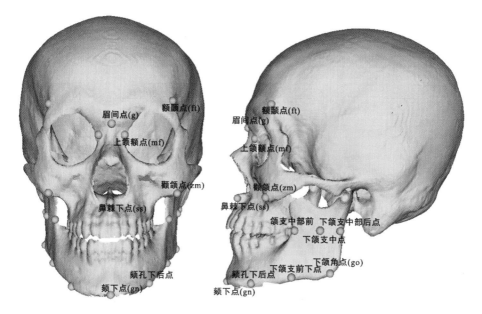

图 5-15 颅骨三维数字模型及颅骨特征点

表 5-9 颅骨特征点

| 序号(Index) | 名称(Name) | 序号(Index) | 名称(Name) |
|---|---|---|---|
| 1 | 眉间点(g) | 10、16 | 下颌支中部后点 |
| 2、3 | 上颌额点(mf) | 11、17 | 下颌支中点 |
| 4、5 | 额颞点(ft) | 12、18 | 下颌支中部前点 |
| 6、7 | 颧颌点(zm) | 13、19 | 下颌角点(go) |
| 8 | 颏前点(pg) | 14、20 | 下颌支前下点 |
| 9、15 | 颏孔下后点 | 21 | 鼻棘下点(ss) |

依据定义的 21 个颅骨特征点，考虑到计算机软件测量过程的自动化要求，定义 14 项测量指标，包括 12 项几何测量指标(X1～X12)和 2 项角度测量指标(X13、X14)，如表 5-10 所示。

表 5-10 样本测量指标及定义

| 指标 | 定义 |
|---|---|
| X1 | 颅骨长度 |
| X2 | 颅骨宽度 |
| X3 | 颅骨深度 |
| X4 | 左右额颞点(ft)间的距离 |
| X5 | 左右颧颌点(zm)间的距离 |
| X6 | 眉间点(g)和颏下点(gn)间的距离 |

| 指标 | 定义 |
|------|------|
| X7 | 左右上颌额点(mf)点间的距离 |
| X8 | 左眼眶眶高(左眼眶轮廓线竖直方向最大长) |
| X9 | 左眼眶眶宽(左眼眶轮廓线水平方向最大宽) |
| X10 | 右眼眶眶高(右眼眶轮廓线竖直方向最大长) |
| X11 | 右眼眶眶宽(右眼眶轮廓线水平方向最大宽) |
| X12 | 眉间点(g)和鼻棘下点(ss)间的距离 |
| X13 | 下颌骨拟合直线夹角1(左侧颏孔下后点、下颌角点(go)、下颌支前下点拟合直线与右侧颏孔下后点、下颌角点(go)、下颌支前下点拟合直线间的夹角) |
| X14 | 下颌骨拟合直线夹角2(左侧下颌支中部后点、下颌支中点、下颌支中部前点拟合直线与右侧支中部后点、下颌支中点、下颌支中部前点拟合直线间的夹角) |

从颅面数据库中随即抽取 94 个(49 男，45 女)颅骨数据作为性别判别的训练样本，分别测量并统计男性与女性 14 项指标的均值和标准差，采用 Fisher 方法和步进 Fisher 方法分别建立多元判别方程，然后将剩余 39 个颅骨样本作为测试样本，计算基于颅骨的性别判别方程的识别率。

利用计算机软件分别测量男性和女性颅骨样本的 14 项测量指标，测量结果如表 5-11 所示。通过比较可以发现：①12 项几何测量指标中男性均值均大于女性，2 项角度测量指标女性均值均大于男性。②男性颅骨与女性颅骨测量指标值存在重叠，很难通过单一指标完全区分颅骨的性别。③对颅骨 14 项指标进行性别间显著性比较，发现除 X7 和 X14 两项指标外，其他指标均存在显著的性别差异($P<0.01$)。

表 5-11　男性和女性十四项测量指标的均值和标准差

| 指标 | 男 | | 女 | | P 值 | 指标 | 男 | | 女 | | P 值 |
|------|------|--------|------|--------|------|------|------|--------|------|--------|------|
| | 均值 | 标准差 | 均值 | 标准差 | | | 均值 | 标准差 | 均值 | 标准差 | |
| X1 | 211.8 | 9.6 | 201.8 | 8.1 | <0.01 | X8 | 49.9 | 4.7 | 47.4 | 2.9 | <0.01 |
| X2 | 143.9 | 5.5 | 139.2 | 4.7 | <0.01 | X9 | 74.0 | 6.0 | 67.2 | 4.8 | <0.01 |
| X3 | 190.8 | 6.6 | 184.8 | 7.7 | <0.01 | X10 | 50.3 | 3.3 | 47.8 | 2.3 | <0.01 |
| X4 | 93.1 | 3.9 | 89.5 | 3.1 | <0.01 | X11 | 74.8 | 5.9 | 67.6 | 4.9 | <0.01 |
| X5 | 101.2 | 4.8 | 95.9 | 4.1 | <0.01 | X12 | 57.5 | 2.6 | 54.8 | 2.7 | <0.01 |
| X6 | 121.4 | 5.6 | 116.6 | 5.6 | <0.01 | X13 | 43.8 | 3.1 | 45.8 | 3.2 | <0.01 |
| X7 | 20.3 | 2.5 | 19.4 | 2.1 | 0.075 | X14 | 13.5 | 5.3 | 15.5 | 4.4 | 0.052 |

注：指标 X1～X12 的单位为 mm，X13 和 X14 的单位为度。

### 1. 完整颅骨的性别判别

结合定义的颅骨特征点以及在此基础上定义的 14 项测量指标，采用多元判别函数实现颅骨性别判别。该方法分为两个步骤：

(1)从已经确定性别的颅骨数据集中选择颅骨样本，分别针对男性和女性的颅骨训练样本集，测量并统计颅骨样本的测量指标，确定判别准则并建立判别函数。

颅面形态信息学

(2)计算待判别颅骨的各项测量指标,根据判别函数和判别准则对其进行性别分类。

Fisher 判别方法是利用投影方法将 $n$ 个 $m$ 维数据投影到某个空间,使得投影结果具有类间区分度最大和类内距离最小的性质,因此能够区分样本的类别(朱明旱等 2011)。定义颅骨测量指标为 $X = \{x_1, x_2, \cdots, x_{14}\}$,男性颅骨总体为 $G_1$,样本个数为 $n_1$,女性颅骨总体为 $G_2$,样本个数为 $n_2$,根据方差分析方法构造颅骨性别判别函数。由于定义的测量指标较多且测量指标在性别判别时的贡献程度并不一样,过多的测量指标将影响计算速度以及判别的准确率,这里采用步进 Fisher 判别法,训练过程中按照测量指标的重要性逐步引入测量指标并作为判别因子,同时去除不重要的指标,从而提高判别的准确率。

实验过程中从颅骨数据库中随机抽取 94 个包含性别信息的颅骨模型作为训练样本,其中男性 49 名、女性 45 名。通过 Fisher 判别法建立颅骨性别判别方程,判别公式为:

$$Z_1 = 1.384 \cdot X1 + 4.618 \cdot X2 + 4.302 \cdot X3 + 5.244 \cdot X4 + 2.174 \cdot X5 - 3.662 \cdot X6 - 2.474 \cdot X7 - 2.363 \cdot X8 + 3.668 \cdot X9 - 0.549 \cdot X10 - 3.541 \cdot X11 + 7.247 \cdot X12 + 7.146 \cdot X13 + 0.482 \cdot X14 - 1295.505$$

$$Z_2 = 1.251 \cdot X1 + 4.532 \cdot X2 + 4.292 \cdot X3 + 5.153 \cdot X4 + 2.064 \cdot X5 - 3.509 \cdot X6 - 2.279 \cdot X7 - 2.415 \cdot X8 + 3.556 \cdot X9 - 0.594 \cdot X10 - 3.657 \cdot X11 + 6.924 \cdot X12 + 7.384 \cdot X13 + 0.525 \cdot X14 - 1228.963$$

其中当 $Z_1 > Z_2$ 时,待检测颅骨为男性;当 $Z_1 < Z_2$ 时,待检测颅骨为女性。

通过步进 Fisher 判别法,建立由 X1、X11、X12、X13 四个指标作为因子的判别方程,性别判别公式为:

$$Z_1 = 1.853 \cdot X1 + 2.039 \cdot X11 + 7.126 \cdot X12 + 3.720 \cdot X13 - 559.449$$

$$Z_2 = 1.743 \cdot X1 + 1.786 \cdot X11 + 6.864 \cdot X12 + 4.007 \cdot X13 - 516.919$$

其中当 $Z_1 > Z_2$ 时,待检测颅骨为男性;当 $Z_1 < Z_2$ 时,待检测颅骨为女性。

为了计算颅骨性别判别函数的正确率,选择剩余 39 个(24 男,15 女)颅骨模型作为测试样本进行盲测检验。实验中分别采用 Fisher 方法和步进 Fisher 方法,判别结果如表 5-12 所示,可以发现步进 Fisher 的判别准确率更高。表 5-13 给出了步进 Fisher 的性别判别结果,24 个男性颅骨中 21 个性别判别正确,3 个

表 5-12　两种方法判别结果

| 判别方法 | 判别正确 | 判别错误 | 正确率 |
|---|---|---|---|
| Fisher 方法 | 31 | 8 | 79.49% |
| 步进 Fisher 方法 | 34 | 5 | 87.18% |

误检，判别率为 87.5%；15 个女性颅中 13 个性别判别正确，2 个误检，判别率为 86.67%。图 5-16 给出 39 个样本盲测检验的判别结果的分类图。

表 5-13　步进 Fisher 判别法判别结果

| 性别 | 样本个数 | 识别结果 | | 正确率 |
| --- | --- | --- | --- | --- |
| | | 男性 | 女性 | |
| 男 | 24 | 21 | 2 | 87.50% |
| 女 | 15 | 2 | 13 | 86.67% |

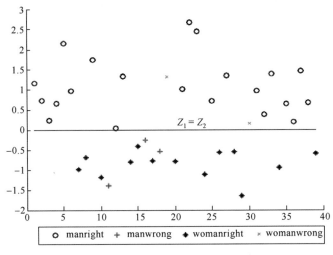

图 5-16　39 个颅骨样本性别判别结果

### 2. 无下颌骨的颅骨性别判别函数

将带下颌骨的颅骨性别判别中定义的测量指标 X2、X3、X4、X5、X7、X8、X9、X10、X11，以及新定义的测量指标 X15，眉间点（g）与鼻棘下点（ss）的距离，共 10 个测量指标作为因子，通过步进 Fisher 判别法建立性别判别函数：

$$Z_1 = 5.226 \cdot X3 + 2.397 \cdot X4 + 1.962 \cdot X8 + 7.321 \cdot X10 - 649.853$$
$$Z_2 = 5.027 \cdot X3 + 2.262 \cdot X4 + 1.784 \cdot X8 + 6.986 \cdot X10 - 586.881$$

其中当 $Z_1 > Z_2$ 时，待检测颅骨为男性；当 $Z_1 < Z_2$ 时，待检测颅骨为女性。

实验过程中从颅面数据库中抽取 120 个（60 男、60 女）确定性别的颅骨模型作为训练样本，建立判别方程。再将 120 个颅骨作为测试样本集代回检验，判别结果如表 5-14 所示，60 个男性颅骨中 51 个性别判别正确，9 个误检，判别率为 85%；60 个女性颅骨中 48 个的性别判别正确，12 个误检，判别率为 80%；综合判别结果为 120 个颅骨中 99 个识别出正确的性别，

21 个误检，判别率为 82.5%，图 5-17 给出 120 个样本代回检验的判别结果的分类图。

表 5-14　步进 Fisher 判别法判别结果

| 性别 | 样本个数 | 识别结果 | | 正确率 |
|---|---|---|---|---|
| | | 识别为男性 | 识别为女性 | |
| 男 | 60 | 51 | 9 | 85.0% |
| 女 | 60 | 12 | 48 | 80.0% |

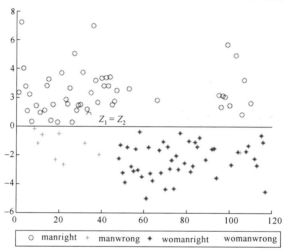

图 5-17　120 个颅骨样本性别判别结果

# 5.6　本章小结

本章结合法医人类学知识定义了 78 个颅骨特征点。进一步测量并分析了特征点处的软组织厚度以及整个面部稠密点的软组织厚度，揭示了软组织厚度分布随年龄和性别的变化关系。介绍了三种颅面几何测量方法，并给出了测量结果。最后通过颅骨几何测量项建立了颅骨性别判别方程。

# 参考文献

李春彪，孙尔玉. 1992. 应用 Fourier 变换对东北地区成人颅骨性别差异的研究. 人类学学报，11(4)：312-317.

李康. 2006. 基于颅骨的人脸建模技术研究及在法医面貌复原中的应用. 西安：西北大学硕士学位论文.

李明, 范英南, 喻永敏, 等. 2012. 西南地区成人面颅骨的性别判定. 中国法医学杂志, 27(2): 132-134.

毛小林. 2010. 颅面测量技术研究与系统实现. 西安: 西北大学硕士学位论文.

税午阳. 2011. 颅面形态研究及应用. 北京: 北京师范大学博士学位论文.

税午阳, 周明全, 纪元, 等. 2013. 面部软组织厚度测量及其在面貌复原中的应用. 人类学学报, 32(3): 345-353.

税午阳, 周明全, 武仲科, 等. 2011. 数据配准的颅骨面貌复原方法. 计算机辅助设计与图形学学报, 23(4): 607-614.

吴汝康. 1984. 人体测量方法. 北京: 科学出版社.

张继宗. 1999. 法医人类学. 第 2 版. 北京: 人民卫生出版社.

朱明旱, 邵湘怡. 2011. 基于向量组的 Fisher 线性鉴别分析方法. 计算机工程与应用, 47(6): 205-207.

Archer K M. 1997. Craniofacial Reconstruction Using Hierarchical B-Spline Interpolation. Vancouver: University of British Columbia.

Claes P, Vandermeulen D, de Greef S, et al. 2006. Craniofacial reconstruction using a combined statistical model of face shape and soft tissue depths: methodology and validation. Forensic Science International, 159: S147-S158.

Cavanagh D, Steyn M. 2011. Facial reconstruction: soft tissue thickness values for South African black females. Forensic Science International, (206) 215.e1-215.e7.

Franklin D, Freedman L, Milne N. 2005. Sexual dimorphism and discriminant function sexing in indigenous South African crania. HOMO-Journal of Comparative Human Biology, 55(3): 213-228.

Naikmasur V G, Shrivastava R, Mutalik S. 2010. Determination of sex in South Indians and immigrant Tibetans from cephalometric analysis and discriminant functions. Forensic Science International, 197(1): 122. e1-122. e6.

Ramsthaler F, Kreutz K, Verhoff M A. 2007. Accuracy of metric sex analysis of skeletal remains using Fordisc based on a recent skull collection. International Journal of Legal Medicine, 121(6): 477-482.

*颅面形态信息学*

# 第6章

# 基于知识分析模型的颅面复原

围绕颅面形态学理论，目前有知识分析和统计学习两种复原模型。知识分析模型根据人类颅骨面貌生长规律，研究如何从颅骨扩展出面容细节知识及颅骨特征点的软组织厚度分布规则，指导生成个体表皮、提高面貌重构的准确程度；统计学习模型研究基于统计理论的颅面重构新方法，发现具有复杂几何表面物体的内在规律，揭示颅面的本质关系。

本章主要讲述基于知识分析模型的颅面复原过程。基于知识分析的颅面复原主要是获得软组织厚度规律知识并利用此知识进行面貌复原。因为颅面复原实质上是在颅骨上合理地添加软组织的过程。目前大部分计算机辅助的颅面复原方法都基于面部软组织厚度分布规律知识。这类方法的基本思想是：如果两个人的属性(包括人种、性别、骨龄、身体质量指数等)相同，则两人面部各处的软组织厚度值也会相近。因此，当要对一目标颅骨复原其面貌时，就可根据目标颅骨的属性选择合适的预先统计的面部软组织厚度值来复原面貌；或者在颅面数据库中选择一个或多个与目标颅骨属性类似的颅骨面貌样本，并获取所选样本的面部软组织厚度分布规律，以此指导目标面貌的复原。

## 6.1 基于知识分析的颅面复原流程

基于知识分析的颅面复原系统结构如图 6-1 所示。主要有四个部分：样本库的构建、颅面复原模型的构建、基于颅骨的面貌复原以及复原结果评价。首先通过 CT、MRI 扫描等手段对活体样本进行采集，构建颅面样本数据库。之后获得这些样本的软组织厚度模型，并进一步获得并构建软组织厚度规律知识库，然后依据此知识库以及待复原颅骨的特征进行面貌复原。由于鼻子、眼睛等处没有有效的软组织厚度，可对五官与颅骨的关系进行单独研究，获得五官与颅骨关系的知识库，并结合软组织厚度规律知识库进行颅骨面貌复原，从而获得更准确的复原结果。此外，为增强复原面貌的真实感，可对复原面貌进行纹理贴图等操作获得最终的结果。最后，通过对复原人脸与三维真实人脸或二维真实人脸照片之间的对比对复原方法进行评价。

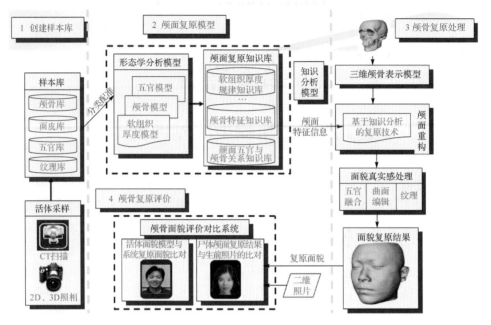

图 6-1    基于知识的颅面复原系统结构图

　　根据在面貌复原过程中利用的面部软组织厚度值的多少可以把基于软组织厚度的复原方法分为两类：基于稀疏软组织厚度的颅面复原方法和基于稠密软组织厚度的颅面复原方法。其中前者在复原时仅依赖面部少数特征点处的软组织厚度统计值；后者则依赖面部稠密采样点或者整个面部的软组织厚度分布情况。本章接下来将对这两类方法分别进行详细的介绍。

## 6.2    基于稀疏软组织厚度的颅面复原方法

　　计算机辅助的基于稀疏软组织厚度的颅面复原方法实质上是对手工颅面复原方法中的美国方法（American method）的一种计算机实现。美国方法是主流的手工颅面复原方法之一，由 Wilton Krogman 提出。其复原过程依赖颅骨或人脸上少量特征点的软组织厚度。这些软组织厚度通过统计获得，即采集多个样本特征点的软组织厚度，并统计各个特征点的针对不同属性的软组织厚度平均值和标准差，从而获得一个软组织厚度统计表，在该统计表的基础上，美国方法首先制作一个待复原头骨的石膏模型，并根据特征点位置在石膏模型上打下孔洞；然后在每个孔中沿法线方向插入一根木条，使木条向外突出的长度等于该处的软组织厚度，其中软组织厚度值根据待复原颅骨的人种、性别、年龄等属性查询软组织厚度统计表获得；接着用黏土条填充面部肌肉的空间，直到颅骨

*颅面形态信息学*

表面所有区域被覆盖，在填充黏土条时受木条长度的约束；最后加上五官，进行整体修饰，得到最终复原结果。图 6-2 展示了美国方法的一个中间过程。

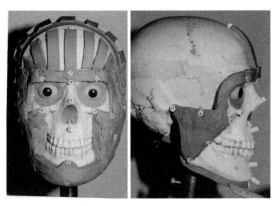

图 6-2　美国方法复原人脸(Taylor 2001)

同美国方法类似，计算机辅助的基于稀疏软组织厚度的颅面复原方法的一般流程如图 6-3 所示，主要包含 4 个步骤。首先需定义面部软组织厚度的测量点，也称为特征点。然后采集和计算样本的特征点软组织厚度，同时记录样本的属性信息，如性别、年龄等。在这一过程中，一般还涉及特征点的标定。之后，对样本的软组织厚度以及属性数据进行统计分析，获得特征点软组织厚度与属性之间的规律。最后，利用该规律对目标颅骨进行颅面复原，获得复原面貌。下面将对上述 4 个步骤中的关键技术分别进行详细介绍，包括软组织厚度特征点定义、特征点标定、软组织厚度获取、软组织厚度与属性规律统计以及颅面复原具体步骤。

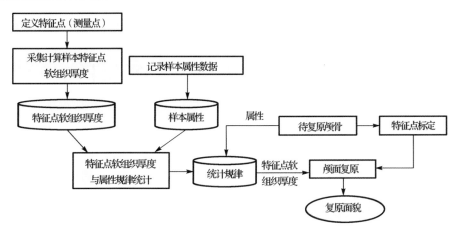

图 6-3　计算机辅助的基于稀疏软组织厚度的颅面复原方法流程图

## 6.2.1 软组织厚度特征点定义

根据软组织厚度测量方法的不同，软组织厚度特征点可定义在人脸上，或定义在颅骨上。如果采用针刺法或超声波方法获取面部软组织厚度，则需在人脸上定义特征点；而如果通过头部 CT 或核磁共振(MR)图像获取面部软组织厚度，则一般在颅骨上定义特征点。如图 6-4 显示了 de Greef 等(2006)采用超声波仪器获取面部软组织厚度时在人脸上定义的特征点；图 6-5 显示了 Phillips 等(1996)采用 CT 图像获取面部软组织厚度时在颅骨上定义的特征点。

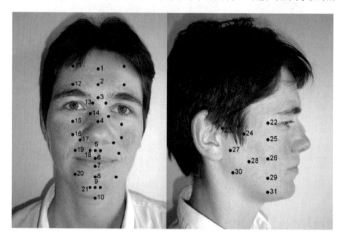

图 6-4　定义在人脸上的软组织厚度特征点

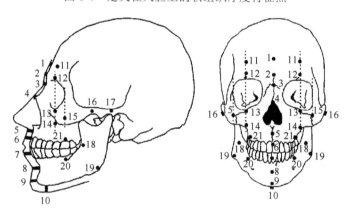

图 6-5　定义在颅骨上的软组织厚度特征点

特征点的数量和位置目前国内外都没有统一的标准，往往根据经验自行定义。特征点的数量范围一般为 15～52，最多的为 78。这些特征点一部分定义在中轴上，另一部分则对称地分布在人脸或颅骨两侧。常用的定义在颅骨中轴上的特征点有发迹点(supraglabella)、眉间点(glabella)、鼻根点(nasion)、鼻骨末

颅面形态信息学

端点(end of nasal)、人中点(mid-philtrum)、上齿槽点(upper lip margin)、下齿槽点(lower lip margin)、颏点(chin-lip fold)、颏前点(mental eminence)和颏下点(beneath chin);侧面的测量点有额颞点(frontal eminence)、眶上缘点(supra orbital)、眶下缘点(sub orbital)、颧颌点(inferior malar)、颧骨中点(lateral orbit)、颧点(zygomatic arch)、颏孔上点(supra glenoid)、下颌支中部前点(occlusal line)、下颌角点(gonion)、上齿槽第二磨牙点(supra M2)、下齿槽第二磨牙点(sub M2)等。

## 6.2.2 特征点标定

对样本进行特征点标定,才能进一步测量或计算特征点的软组织厚度。目前特征点标定有手动、自动或半自动两类方法。手动方法定位特征点准确度高,但标定过程耗时耗力,并且当样本数量大时,此问题尤为突出。

三维人脸特征点定位已成为近年来研究的热点。Wang 等(2002) 提出了一种利用加博滤波器响应(Gabor filter responses)和点特征(point signature)表征方法进行脸部特征检测的方法,这种方法同时需要二维和三维信息。Zhang 等(2007)提出首先基于形状索引分割出感兴趣的脸部特征区域(如内眼角、外眼角、鼻尖等),然后再通过统计形状模型选择特征区域,距离特征区域中心最近的点为特征点。此方法的优点是对姿势的改变具有不敏感性,但其要求脸部旋转幅度不能太大,否则就会影响到定位的准确度。Xu 等(2006)用层次过滤的方法结合局部特征定位鼻尖,此算法虽然可以自动地检测人脸的关键特征点,但此算法只能定位位置比较特殊的鼻尖。Feng 等(2008)在 3D 点分布模型上提出通过计算模型上点的相对角度分布,然后通过比较点的相对角度分布的相似性找到两个模型的对应点。此算法的对应点匹配具有高效性和强壮性,但找到的匹配点通常在某个范围内,不能够精确地匹配。为此,该方法被进一步改进,与支撑向量机(SVM)相结合 (冯筠 2010,麻宏静等 2011),首先利用相对角分布和 K-均值聚类算法得到样本上某特征点的聚类点集合,然后进一步提取点集的局部几何特征,接着利用支持向量机分类方法从点集中分离出精确的特征点,达到精确定位的目的。

对于三维颅骨模型,由于颅骨拓扑结构复杂,凹面及孔洞较多,三维颅骨模型的特征点自动化标定及匹配一直是研究难点,国内外在这方面的研究相对较少(Pardianello et al. 1996,刘晓宁等 2005,严默涵 2011)。Ballerini 等(2008)针对三维网格数据提出了模型峰线的方法来提取边缘曲线,从而间接得到模型特征点。但是这种方法应用于颅骨模型特征点提取时仅能得到眼眶处的边缘曲线,难以得到精确的颅骨特征点。严默涵(2011)提出采用基于统计方法标定颅骨的特征点,并实现了对双眼中间鼻梁处的特征点标定。该方法的主要思想是先选取模型特征点的预匹配点集,之后在预匹配点集中提取特征点的几何信息,最后通过分类来提取精确的特征点。不过该方法不能提取平滑区域几何特征不明显的特征点；而且，其能否应用于其他特征点的标定也尚无定论。冯筠等（2014）利用分区统计可变模型及模型相似性匹配的方法来标定颅骨特征点。首先，对颅骨分区样本进行统计建模；利用统计模型的形变控制生成基准模型和生成模型，并建立基准模型和生成模型间的映射关系。然后，定义了模型之间相似度。最后，利用模型相似度和映射关系，间接得到待测模型的特征点。与现有方法相比，该方法标定的颅骨特征点的准确度和精确度都更高。

### 6.2.3 软组织厚度获取

目前面部软组织厚度的获取方法主要有四种方式：针刺法、CT、MRI 和超声波法（Aulsebrook et al. 1995）。其中针刺法属于有损方法，后三者属于无损方法。

针刺法是传统方法，用于对新鲜死尸进行软组织厚度测量（Codinha 2009）。最早可以追溯到 1883 年，Welcker（1883）首先通过将一个较薄的刀片插入到颅骨解剖学确定的一些标志点（鼻根点，下颌角点等）来获取组织厚度信息，然后将该刀片与脸部表面交线标记起来，最后通过测量刀片插入深度来确定软组织厚度。在接下来的几十年里，His（1895）和 Kollman（1898）继续了 Welcker 的工作，但是他们用插入的针来代替前者的刀片来测量软组织的厚度。图 6-6 显示了采用针刺法获取软组织厚度的过程。针刺法的主要问题是尸体上的触点与实际上颅骨解剖学标志点之间的错位与移动，并且软组织在针插入的过程中的变形将降低颅骨面貌形态学关系的测量精度。此外，尸体可能在干燥和防腐时遭受失真变形，甚至就在死者刚刚过世的几个小时之内也会发生。而且，如果在温暖的气候条件下，脸部会快速腐烂，使得脸部在很短时间内显著膨胀，从而无法获得正确的软组织厚度值。

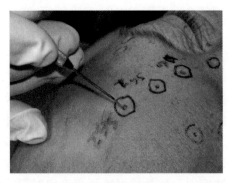

图 6-6　针刺法测量软组织厚度（Kim et al. 2005）

通过 CT 或者 MRI 图像获取软组织厚度的方法（税午阳等 2013，Rocha et al. 2003，Dong et al. 2012，Vander et al. 2007，周明全等 1997）一般先通过图像分

*颅面形态信息学*

割重构技术从 CT 或 MRI 图像中获得颅骨和面貌的三维模型，然后通过计算几何的方法求取特征点的软组织厚度。软组织厚度的求解过程实质上是射线与三角形(或多边形)的求交过程，即从颅骨上特征点出发沿特征点法向方向求与人脸三维网格模型的交点，交点与颅骨特征点之间的欧氏距离即为该特征点的软组织厚度值。图 6-7 显示了通过 CT 图像重构出颅骨面貌三维模型后的软组织厚度计算结果，其中黄色的点表示颅骨上的特征点，红色的点表示对应的人脸的交点，黄色的线段表示软组织厚度。

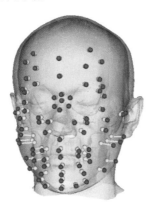

图 6-7　利用颅骨面貌求交计算软组织厚度(税午阳等 2013)

利用 MRI 和 CT 获取软组织厚度涉及辐射问题，并且获取 MRI 或 CT 图像时都采用卧姿从而导致样本的面部软组织厚度因重力作用产生变化。利用超声波可以克服这些缺陷，它为立式测量，对人体没有任何损害，因此被广泛用于软组织厚度的测量(El-Mehallawi et al. 2001，de Greef et al. 2006)。但这种方法只能用来测量面部少量特征点的软组织厚度，无法获得面部完整的软组织厚度分布，这一点无法与 CT 或者 MRI 相媲美。图 6-8 为采用超声波获取面部软组织厚度的工作实例。

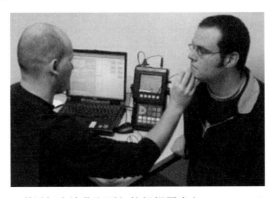

图 6-8　利用超声波获取面部软组织厚度(de Greef et al. 2005)

### 6.2.4 软组织厚度与属性规律统计

按属性分类统计是最常用的软组织厚度统计方法(Codinha 2009，Dong et al. 2012，税午阳等 2013，Vander et al. 2007，de Greef et al. 2006)，即根据性别、年龄和表征胖瘦程度的身体质量指数(body mass index, BMI, 即体重/身高的平方)等属性对测量样本进行分类，对每一类，计算各特征点的软组织厚度均值、标准差等，从而获得用于颅面复原的软组织厚度统计表，如 5.3 节中表 5-3 和表 5-4 中显示的男性和女性中国人面部 78 个特征点软组织厚度各年龄段的统计结果。

分类统计方法实现简单，但分类所采用的属性段都很宽泛。例如在年龄上，通常 10 年为一个年龄段；在胖瘦程度上，通常根据 BMI 分为胖中瘦三类。这种方法可以反映不同类之间的差异，但不能反映同一类中因属性变化引起的软组织厚度的细微变化。为得到更准确的特征点软组织厚度与属性的统计规律，有学者采用多元线性回归方法(de Greef et al. 2006，2009)或者最小角回归方法(邓擎琼 2011)，获得特征点软组织厚度与性别、年龄和 BMI 等属性之间的线性函数(如表 6-1)。从而输入属性值，就能计算出对应的特征点软组织厚度。此外，王扬扬等(2008)通过神经网络训练确定软组织厚度均值和年龄的非线性关系。另外值得一提的是，面部软组织厚度除了与属性有关外，还与颅骨测量数据(如眼眶高度、眼眶宽度、上颚宽度、梨形孔高度等)有关，因此有学者采用回归方法统计分析特征点软组织厚度与颅骨测量值的函数关系(Simpson et al. 2002，Codinha 2010)，也有学者采用多元线性回归方法同时分析特征点软组织厚度与颅骨测量值以及属性之间的关系(Guyomarch et al. 2013)，对于每个特征点，提取与该软组织厚度最相关的因素，并获得对应的软组织厚度与这些因素之间的线性函数方程式。

表 6-1 各特征点软组织厚度 Y 与 BMI 值 bmi 和年龄 age 的回归系数表(邓擎琼 2011)

| 特征点编号 | $b_0$ | $b_1$ | $b_2$ | 特征点编号 | $b_0$ | $b_1$ | $b_2$ |
|---|---|---|---|---|---|---|---|
| 1 | 4.6769 | 2.6511 | 0.004374 | 11 | 2.0123 | 3.3546 | 0.027864 |
| 2 | 3.8824 | 2.393 | 0.001415 | 12 | 2.3622 | 3.2461 | 0.018404 |
| 3 | 1.718 | 1.255 | 0.005323 | 13 | 3.5525 | 3.1006 | 0.011266 |
| 4 | 5.071 | 3.2633 | −0.00411 | 14 | 2.6492 | 3.7638 | 0.004705 |
| 5 | 5.7169 | 2.717 | −0.01448 | 15 | 4.7194 | 4.1752 | 0.008243 |
| 6 | 3.2276 | 2.9321 | 0.016106 | 16 | 2.2742 | 3.3166 | 0.021141 |
| 7 | 3.4915 | 2.6089 | 0.015552 | 17 | 2.9113 | 3.0749 | 0.006957 |
| 8 | 2.0786 | 4.473 | 0.029321 | 18 | 2.6779 | 4.0212 | 0.022514 |
| 9 | 2.0479 | 3.6365 | 0.018614 | 19 | 2.506 | 3.4555 | 0.015623 |
| 10 | 4.7714 | 3.5645 | 0.020211 | 20 | 1.4919 | 4.2699 | 0.031274 |

颅面形态信息学

| 特征点编号 | $b_0$ | $b_1$ | $b_2$ | 特征点编号 | $b_0$ | $b_1$ | $b_2$ |
|---|---|---|---|---|---|---|---|
| 21 | 2.8925 | 3.6997 | 0.017193 | 50 | 8.3642 | 6.8421 | 0.013544 |
| 22 | 1.4846 | 3.7383 | 0.023188 | 51 | 2.8339 | 8.6857 | 0.068445 |
| 23 | 2.3204 | 7.478 | 0.03456 | 52 | 3.5504 | 7.1759 | 0.065591 |
| 24 | 4.5149 | 7.2158 | 0.023494 | 53 | 16.665 | 15.742 | −0.04666 |
| 25 | 5.3706 | 10.635 | 0.035851 | 54 | 19.426 | 12.905 | −0.07077 |
| 26 | 2.1972 | 7.0648 | 0.024152 | 55 | 17.085 | 12.48 | −0.02152 |
| 27 | 3.0449 | 8.3938 | 0.031159 | 56 | 5.1471 | 10.794 | 0.042295 |
| 28 | 1.6493 | 4.3663 | 0.029719 | 57 | 3.0968 | 9.0852 | −0.00139 |
| 29 | 2.2358 | 3.9209 | 0.032481 | 58 | 7.8265 | 22.379 | 0.10382 |
| 30 | 1.1383 | 3.898 | 0.02741 | 59 | 12.683 | 16.143 | 0.056833 |
| 31 | 2.0469 | 7.8283 | 0.036012 | 60 | 17.914 | 12.141 | 0.008925 |
| 32 | 4.3991 | 7.2153 | 0.025785 | 61 | 2.2526 | 20.831 | 0.069664 |
| 33 | 5.0932 | 10.349 | 0.051843 | 62 | 1.0529 | 14.031 | 0.082873 |
| 34 | 1.691 | 8.0372 | 0.027918 | 63 | 10.926 | 3.1106 | −0.02515 |
| 35 | 3.2115 | 8.7078 | 0.027244 | 64 | 6.6704 | 3.6734 | 0.019351 |
| 36 | 6.6138 | 4.5861 | −0.00057 | 65 | 10.429 | 2.1986 | 0.00106 |
| 37 | 6.4481 | 3.902 | 0.012712 | 66 | 8.6438 | 6.1507 | 0.016416 |
| 38 | 11.809 | 1.97 | 0.059306 | 67 | 2.9165 | 8.5648 | 0.065886 |
| 39 | 13.947 | 2.0951 | 0.057599 | 68 | 3.5403 | 6.6415 | 0.06984 |
| 40 | 15.955 | 2.3487 | 0.020172 | 69 | 15.624 | 14.315 | −0.01177 |
| 41 | 12.026 | 3.0063 | −0.03923 | 70 | 18.334 | 12.719 | −0.04589 |
| 42 | 2.9876 | 5.0085 | 0.013721 | 71 | 16.83 | 12.278 | −0.01351 |
| 43 | 11.995 | 0.41421 | 0.024836 | 72 | 4.7084 | 11.149 | 0.047963 |
| 44 | 8.9898 | 1.3599 | 0.056519 | 73 | 3.2438 | 8.788 | −0.00388 |
| 45 | 8.5529 | 3.7783 | 0.031661 | 74 | 8.0888 | 20.973 | 0.11849 |
| 46 | 6.1055 | 5.8802 | 0.030175 | 75 | 13.212 | 15.6 | 0.056558 |
| 47 | 10.992 | 3.7776 | −0.02624 | 76 | 18.491 | 10.606 | 0.009897 |
| 48 | 7.2418 | 5.899 | −0.00957 | 77 | 1.3189 | 20.1 | 0.1041 |
| 49 | 10.489 | 2.5498 | 0.001396 | 78 | 0.56756 | 15.348 | 0.087273 |

注：$Y = b_0 + b_1 \times bmi + b_2 \times age$

## 6.2.5 颅面复原具体步骤

计算机辅助的基于稀疏软组织厚度的颅面复原方法是美国手工方法的计算机实现，因此其具体步骤和美国手工方法类似。主要有4个步骤：

(1)对待复原颅骨进行数字化获得其三维模型。

(2)对数字化后的颅骨模型进行特征点标定，可以是手动的，也可以是自动的。

(3)根据颅骨特征点和特征点软组织厚度统计表计算人脸特征点。对于颅骨特征点，沿其法向方向延伸长度 $l$，即得到对应的人脸特征点，其中 $l$ 为与颅骨特征点和颅骨属性相对应的软组织厚度，其值可以通过查询软组织厚度统计表获得，或通过函数计算获得。

(4)根据人脸特征点插值获得面部其余顶点，并通过三角剖分获得人脸网格模型。因为从计算机的角度来看，美国手工颅面复原过程实质上是已知面部少量顶点通过插值获得其余顶点的过程。而对于插值算法，一般采用径向基函数(李康 2006，王孟阳 2010，王银燕等 2008)，基于 Delaunay 三角剖分的小波插值方法(王扬扬等 2008)等。

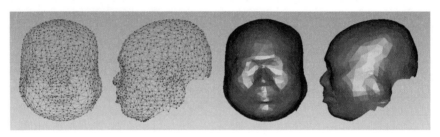

图 6-9　采用径向基函数插值算法的颅面复原结果(王孟阳 2010)

由于在复原时仅有少量顶点的信息，因此通过插值算法只能获得人脸雏形，缺乏细节，结果很不真实(见图 6-9)。而另一种更通用同时复原效果也更好的基于稀疏软组织厚度的颅面复原方法是先定义一个人脸模板，然后把人脸模板通过变形罩到复原颅骨上，并使其满足特征点软组织厚度的约束，从而得到复原面貌(Claes et al. 2006，Kahler et al. 2003，Vanezis et al. 2000，Archer 1997，Bullock 1999，Evenhouse et al. 1992)。这种方法的复原过程如图 6-10 所示，包含五个步骤，其中前三个步骤和上述方法类似。

(1)对待复原颅骨进行数字化获得其三维模型。

(2)对数字化后的颅骨模型进行特征点标定。

(3)与美国方法类似，在待复原颅骨一些特征点的位置沿法线方向上手工或自动地放置一些虚拟木钉，木钉的长度等于对应特征点处根据待复原颅骨的人种、性别、年龄等属性查询软组织厚度统计表所获得的数值(Kahler et al. 2003，Vanezis et al. 2000)或通过函数计算得到的数值(邓擎琼 2011)，木钉的端点称为人脸特征点(图 6-10(a)中的红色的点，记作 $q$)。

(4)在人脸模板上手工或自动地标注与颅骨对应的特征点(图 6-10(b)中的红色的点，记作 $p$)，其中人脸模板可以是从颅面数据库中选取的一个与对复原颅骨属性相匹配的人脸，或者是一些属性相匹配的多个人脸样本的平均模型，也可以是采用统计模型构建的人脸(Claes et al. 2006)，还可以是根据某种建模方法或软件构建出来的人脸(Kahler et al. 2003，Archer 1997)。

颅面形态信息学

（5）通过某种变形方法 $f$，把参考人脸"罩到"待复原颅骨上，并使得变形后的人脸模板上的特征点和待复原颅骨的人脸特征点的位置匹配，即 $q = f(p)$，从而获得复原结果。目前最常用的变形方法有基于 B 样条的方法（Archer 1997）、基于径向基函数（RBF）的方法（Kahler et al. 2003）、移动最小二乘法（Li et al. 2010）等，而其中最常见的径向基函数为薄板样条函数（thin-plate spline，TPS），具体实现过程可参见本书的第 2 章。

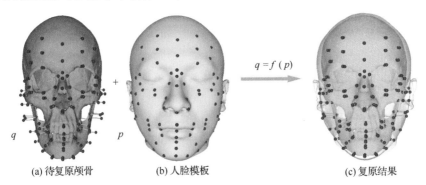

(a) 待复原颅骨　　　　(b) 人脸模板　　　　　　　　　(c) 复原结果

图 6-10　基于稀疏软组织厚度的颅面复原过程示意图

图 6-11 显示了采用上述复原方法对一个未知身份颅骨的复原结果。其中图(a)为对待复原颅骨采用三维激光扫描仪进行扫描的过程；图(b)为在数字化后的三维颅骨上虚拟地插上木钉；图(c)为把人脸模板经变形匹配到该三维颅骨模型上，获得复原面貌，其中这里所采用的人脸模板为带有肌肉模型的人脸，因此可对复原人脸做表情变化等操作；图(d)为经纹理映射等后期真实感处理后的最终结果。

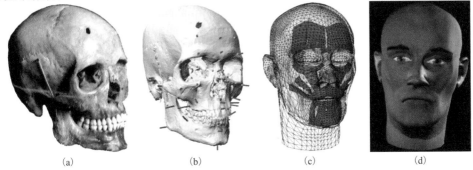

(a)　　　　　　　　(b)　　　　　　　　(c)　　　　　　　　(d)

图 6-11　基于稀疏软组织厚度的颅面复原实例（Kahler et al. 2003）

值得一提的是，在步骤（3）中，计算人脸特征点时可以采用软组织厚度统计表或通过函数计算的特征点软组织厚度。邓擎琼（2011）对比了两种方法。首先采用多元线性回归方法，具体为最小角回归（least angle regression）算法，分别获得了男性和女性面部软组织厚度与年龄以及身体指数 BMI 的关系。在复原时，先根据待复原颅骨的年龄和身体指数估计值根据回归方程计算出面部各特征点的软组织厚度，然后再通过薄板样条函数 TPS 获得复原结果。这种方法与传统的查询软组织厚度统计表的复原方法进行了比较,比较结果见图 6-12 和图 6-13 以及表 6-4。其中图 6-12 是两种方法的复原结果与真实面貌之间的比较,图 6-13 是两种方法的复原误差图, 表 6-2 是对应的误差统计表, 其中复原误差通过比较复原结果与样本的真实面貌之间的差异获得。具体求解方法为: 对真实面貌上的每一点，在复原面貌上找到最近一点作为对应点，这两点之间的欧氏距离就作为该点的误差值。

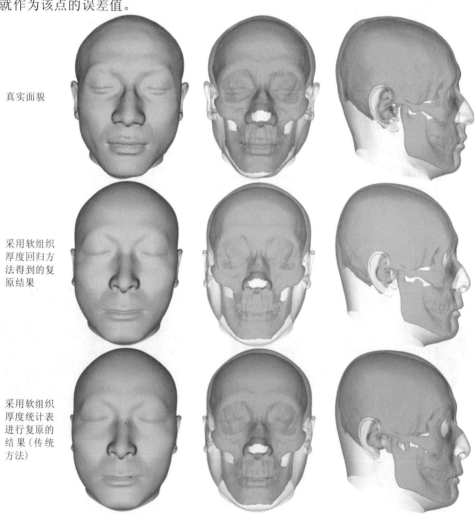

真实面貌

采用软组织厚度回归方法得到的复原结果

采用软组织厚度统计表进行复原的结果（传统方法）

图 6-12　采用软组织厚度回归方法和传统方法的复原结果与真实面貌的对比（邓擎琼 2011）

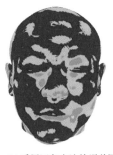 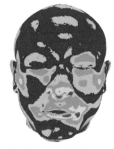 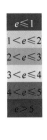

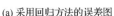 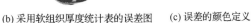

(a) 采用回归方法的误差图　　(b) 采用软组织厚度统计表的误差图　　(c) 误差的颜色定义

图 6-13　采用软组织厚度回归方法和传统方法的复原误差（邓擎琼 2011）

表 6-2　采用软组织厚度回归方法和传统方法的复原误差统计表（邓擎琼 2011）

| 方法 | 最小误差 | 最大误差 | 平均误差 | 误差标准差 |
|---|---|---|---|---|
| 回归方法 | 0.0075 | 12.1047 | 1.7679 | 1.5449 |
| 平均软组织厚度法 | 0.0059 | 11.5121 | 1.9063 | 1.6453 |

通过比较可看出，采用回归函数的方法能为待复原颅骨提供更科学、更具个性化的软组织厚度值作为复原指导，从而得到误差更小的复原结果。

## 6.3　基于稠密软组织厚度的颅面复原方法

基于稀疏软组织厚度的方法在复原时依赖特征点的软组织厚度，但特征点的数量非常少，常见的为 20~50 个，如此稀疏的特征点难以刻画人脸因年龄、胖瘦等引起的变化。为更完整以及准确地表示人脸软组织厚度的分布规律，需增加特征点的数量。但由于颅骨拓扑结构复杂，稠密特征点的准确定位是个难题，因此稠密软组织厚度的统计分析一直是个空白。2014 年，Shrimpton 等（2014）率先对颅骨稠密特征点的软组织厚度进行了统计分析，基于 156 套颅面 CT 数据，计算了约 7500 个准特征点（quasi-landmark）的软组织，并采用偏最小二乘回归方法（partial least squares regression，PLSR）分析了这些稠密软组织厚度与性别、年龄以及 BMI 之间的关系。虽然之前缺乏稠密软组织厚度的统计数据，依然有很多学者提出了各种基于稠密软组织厚度的方法，这些方法在复原过程中不再依靠少量特征点处的软组织厚度，而是利用了面部稠密采样点或者整个人脸的软组织厚度，因此它能克服 6.2 节中的基于稀疏软组织厚度复原方法的缺陷，获得精度更高的复原结果。

基于稠密软组织厚度的颅面复原方法在具体实现过程中又有两种方式：一种是显式地复制软组织厚度，另一种是隐式地复制软组织厚度。

### 6.3.1　显式的稠密软组织复制方法

对照匹配法(Jones 2001，Mang et al. 2006)是最常用的显式的软组织复制方法。这种方法的实现过程有如下 3 个步骤。

(1)对待复原颅骨通过 CT 扫描或者三维扫描仪进行数字化获得其三维模型。

(2)在颅面数据库中找到一个与待复原颅骨属性相似的活体颅面(包括一个颅骨模型和对应的一个人脸模型)作为参考颅面模型，并把待复原颅骨通过配准算法与参考颅骨进行配准，建立待复原颅骨和参考颅骨间的对应，即对于待复原颅骨上的任意一个顶点 $p$，都可以在参考颅骨上找到对应的一个顶点 $q$。

(3)在复原过程中，当要在待复原颅骨上一个顶点 $p$ 处加厚度时，需要在参考颅骨找到对应点 $q$，并计算点 $q$ 处的软组织厚度，然后把得到的厚度加到待复原颅骨点 $p$ 上，如此反复，直到待复原颅骨上的所有顶点的软组织厚度都确定，由此完成复原。

这种方法的复原过程实际上就是把参考颅面的完整的软组织厚度一点一点地复制及添加到待复原颅骨上。因此，该方法存在数据量大、处理速度慢的缺点，并且复原结果受配准算法的精度影响大。此外，复原出的面貌与参考人脸非常相似，导致对同一个待复原颅骨选择不同的参考颅面会得到不同的复原结果。

还有一种显式的软组织复制方法是采用软组织厚度图(Pei et al. 2004，2008a，2008b)，把参考颅骨模型以及对应的参考人脸模型通过圆柱或球形展开获得两张深度图，然后把人脸的深度图减去颅骨的深度图，即可获得软组织厚度图，它表示了参考颅面的稠密采样点的软组织厚度分布。对待复原颅骨进行复原时，首先把待复原颅骨进行圆柱或球形展开，然后通过变形方法把参考颅面的软组织厚度图配准到待复原颅骨展开图上，并通过叠加获得人脸的稠密点云数据，进一步通过插值获得最终的复原面貌。图 6-14 是这种方法的复原过程示意图。

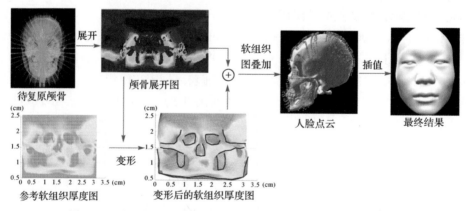

图 6-14　基于软组织厚度图的复原过程示意图(Pei et al. 2008b)

*颅面形态信息学*

基于软组织厚度图的方法把三维配准问题转化为二维配准问题，可以借鉴二维上成熟的配准方法，但这种方法同样受配准算法的精度影响大，并且在三维转化成二维的过程中，会丢失信息，产生误差。

## 6.3.2　隐式的稠密软组织复制方法

隐式的稠密软组织复制方法也称为模板变形法（Deng et al. 2011，Subsol et al. 2005，Turner et al. 2005，Tu et al. 2007，Nelson et al. 1998，Vandermeulen et al. 2006，Tu et al. 2005，梁荣华等 2013），该方法不需要计算面部各顶点的软组织厚度，而是利用变形来达到复制软组织厚度的目的。其基本思想是："如果两个颅骨相似，则他们对应的人脸也会相似。"这种方法的具体做法是：在数据库中选择与待复原颅骨属性相匹配的参考颅骨和对应的参考人脸模型，然后把参考颅骨通过变形算法与待复原颅骨进行配准，使得变形后的参考颅骨尽可能和待复原颅骨相同，同时把同样的变形作用到参考颅骨对应的人脸模型上，变形后的参考人脸模型即可近似看作待复原面貌，见图 6-15。隐式的稠密软组织复制方法实质上是通过对参考颅骨和参考人脸做同样的变形，从而把参考颅面的软组织厚度分布间接地复制给待复原颅骨。

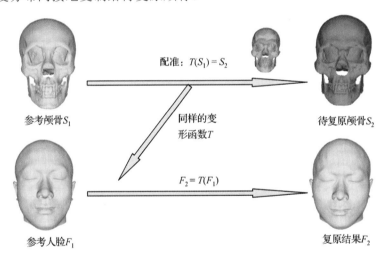

图 6-15　隐式的稠密软组织复制方法

在此复原中常用的配准方法通常是基于特征点的（Nelson et al. 1998，Deng et al. 2011），这些特征点可以是手工标注的，也可以是自动方法生成，还有一些配准方法则基于脊线特征（Subsol et al. 2005，Turner et al. 2005，Tu et al. 2007）。

模板变形法的复原准确度与配准算法息息相关。理想情况下，变形后的参考颅骨和待配准颅骨一模一样，这时变形后的参考人脸就可看作是待复原颅骨的真实人脸。但现实中配准误差是不可避免的。目前常用的配准算法有迭代最近点 ICP 算法和薄板样条函数 TPS。由于颅骨形状复杂且个体差异性大，导致这些常用配准算法对颅骨的配准误差较大，从而影响复原面貌的有效性。因此，如何改进配准算法，提高配准精度是这类方法的关键。Turner 等(2005)采用三次薄板样条函数 TPS 来提高配准的准确度。Deng 等(2011)采用薄板样条函数 TPS 和具有紧支撑的径向基函数(compact support radial basis functions，CSRBF)相结合的配准算法。其中 TPS 为全局配准算法，能使两个模型大部分匹配上，只在一些局部区域存在错配现象；CSRBF 为局部配准，可对配准误差大的区域进行调整，并且局部调整可执行多次，直至两个模型的配准误差小于设定的阈值或执行次数大于另一个设定的阈值。图 6-16 中显示的是只采用 TPS 配准的复原结果，第二行是在 TPS 的基础上进一步采用 CSRBF 进行一次局部调整的结果。可以看出，经一次 TPS 配准得到的复原面貌有多个区域的软组织厚度分布都有问题，例如有颅骨在人脸的外面等错误。而经过 CSRBF 调整后，这些错误都会被消除，从而得到更准确的复原面貌。

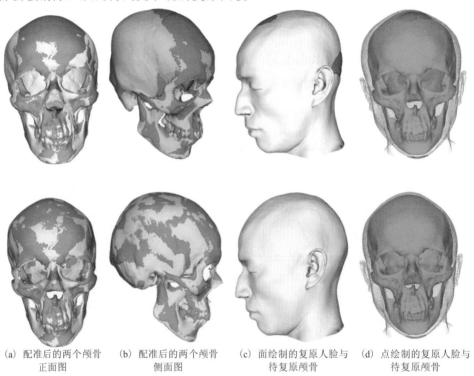

(a) 配准后的两个颅骨　　(b) 配准后的两个颅骨　　(c) 面绘制的复原人脸与　　(d) 点绘制的复原人脸与
　　　正面图　　　　　　　　　侧面图　　　　　　　　待复原颅骨　　　　　　　待复原颅骨

图 6-16　采用 TPS 的复原结果(上行)和采用 TPS 和 CSRBF 相结合的
复原结果(下行)(Deng et al. 2011)

模板变形法一般是对整个人脸模型进行变形，未考虑颅骨与面貌五官之间的相互关系，这样获得的复原面貌的基本外形和待复原颅骨的真实面貌很相近，但在五官等细节上往往存在较大差异。针对这一问题，税午阳等（2011）首先用模板变形法实现给定颅骨未知面貌的初步复原，并在此结果基础上从五官库中选择适合颅骨形态的五官模型进行配准融合实现最终面貌复原。

图 6-17 给出了基于模板变形和五官替换的复原结果。其中图 6-17(a)表示复原面貌模型和对应的五官模型，图 6-17(b)表示复原面貌模型和五官模型配准融合的结果。

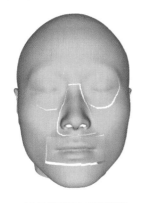 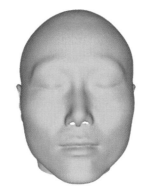 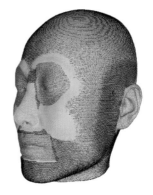

(a) 复原面貌与五官模型　　　　　　　　　(b) 复原面貌与五官模型配准和融合

图 6-17　基于模板变形和五官替换的复原结果

此外，模板变形法虽然对参考人脸进行了变形来得到复原面貌，但这样复原出的面貌与参考人脸依然非常相似。为了消除因参考颅面带来的复原偏差，该方法可进一步推广至统计复原，即在数据库中根据待复原颅骨的属性选取多个参考颅面样本，然后利用上述方法对每一个参考颅面样本获得一个复原结果，最后对所有复原结果进行主成分分析(PCA)，建立人脸空间，由此通过改变主成分的系数，获得一系列可能的复原结果(Vandermeulen et al. 2006)，具体实现过程可参见下一章的内容。

# 6.4　本章小结

本章介绍了基于知识分析计算机辅助的基于软组织厚度的颅面复原方法，包括基于稀疏软组织厚度和基于稠密软组织厚度的颅面复原方法，而后者按是否计算软组织厚度又分为显式的和隐式的方法。其中基于稀疏软组织厚度的颅面复原方法依赖颅骨或人脸上少量特征点的软组织厚度与属性之间的统计规律，需解决的关键问题是已知面部少量顶点的坐标，如何通过插值拟合等方法获得其余顶点的坐标。这种方法实现简单、高效，通过改变颅骨各特征点处的软组织厚度值可方便快捷地获得不同的复原结果。但这种方法和美国手工颅面复原方法一样，在复原过程中仅依据特征点处的软组织厚度，而通常特征点的数量很少，难以表示细节丰富的人脸，因此这种方法的复原精度不高。基于稠密软组织厚度的方法在复原过程中由于利用了参考颅骨稠密顶点或全部顶点的软组织厚度分布，因此相比于基于稀疏软组织厚度的颅面复原方法，复原结果的准确度更高。但无论是显式的还是隐式的方法，都依赖二维图像或者三维模型的配准方法，使得复原精度直接受配准算法精度的影响。但目前颅面复原中常用的配准方法基本都是传统、经典的配准方法，对于颅骨这类复杂模型，其配准精度不够高，因此，采用或提出更先进的配准方法是改进这类方法的有效途径。此外，基于稠密软组织厚度的颅面复原方法是把一个参考样本的软组织厚度显式或隐式地复制给待复原颅骨，导致复原结果和所选的样本很相似。为了克服这一缺陷，需引入统计的概念，在复原面貌时利用多样本的稠密软组织厚度。

# 参考文献

邓擎琼. 2011. 颅面形态学和颅面复原研究. 北京: 北京师范大学博士后出站论文.

冯筠. 2010. 基于层次化统计可变形模型的颅骨面貌复原技术研究. 西安: 西北大学博士后出站报告.

冯筠, 陈雨, 仝鑫龙, 等. 2014. 三维颅骨特征点的自动标定. 光学精密工程, 22(5): 1388-1394.

李康. 2006. 基于颅骨的人脸建模技术研究及在法医面貌复原中的应用. 西安: 西北大学硕士学位论文.

梁荣华, 叶钱炜, 古辉, 等. 2013. 特征点自动标定的颅面复原及其评估方法. 计算机辅助设计与图形学学报, 25(3): 322-330.

刘晓宁, 周明全, 高原. 2005. 一种自动标定颅骨特征点的方法. 西北大学学报, 35(3): 258-260.

麻宏静, 涨得同, 冯筠, 等. 2011. 基于相对角分布聚类和支持向量机的三维热播款特征点匹配技术的研究. 中国图象图形学报, 16(5): 850-856.

税午阳, 周明全, 纪元, 等. 2013. 面部软组织厚度测量及其在面貌复原中的应用. 人类学学报, 32(3): 345-353.

税午阳, 周明全, 武仲科, 等. 2011. 数据配准的颅骨面貌复原方法. 计算机辅助设计与图形学学报, 23(4): 607-614.

王孟阳. 2010. 基于知识库的分区插值颅面复原方法研究与实现. 西安: 西北大学硕士学位论文.

王扬扬, 李一波, 姬晓飞. 2008. 基于特征点的颅面复原技术. 沈阳航空工业学院学报, 25(2): 46-49.

王银燕, 梁荣华, 吴福理, 等. 2008. 基于RBF插值的颅面复原算法. 系统仿真学报, 20(Suppl.):

*颅面形态信息学*

404-406.

严默涵. 2011. 基于统计方法的颅骨特征点提取方法研究. 西安: 西北大学硕士学位论文.

周明全, 耿国华, 范江波. 1997. 计算机辅助的颅骨面貌复原技术. 西北大学学报, 27(5): 375-378.

Archer K M. 1997. Craniofacial Reconstruction Using Hierarchical B-spline Interpolation. Vancouver: University of British Columbia.

Aulsebrook M, Iscan W, Slabbert J, et al. 1995. Superimposition and reconstruction in forensic facial identification: a survey. Forensic Science International, 75 (2-3):101-120.

Ballerini L, Calisti M, Cordon O. 2008. Automatic feature extraction from 3D range images of skulls. Computational Forensics, 5158:58-69.

Bullock D W. 1999. Computer assisted 3D Craniofacial Reconstruction. Vancouver: University of British Columbia.

Claes P, Vandermeulen D, de Greef S, et al. 2006. Craniofacial reconstruction using a combined statistical model of face shape and soft tissue depths: methodology and validation. Forensic Science International, 159 (Suppl. 1):147-158.

Codinha S. 2010. Facing the Dead – Prediction of Facial Soft Tissue Depths from Craniometric Dimensions for Forensic Craniofacial Identification. Coimbra: Universidade de Coimbra, Departamento de Ciencias da Vida.

Codinha S. 2009. Facial soft tissue thicknesses for the Portuguese adult population. Forensic Science International, 184:80. e1-80. e7.

de Greef S, Claes P, Mollemans W, et al. 2005. Semi-automated ultrasound facial soft tissue depth registration: method and validation. Journal of Forensic Sciences, 50(6):1-7.

de Greef S, Claes P, Vandermeulen D, et al. 2006. Large-scale in-vivo Caucasian facial soft tissue thickness database for craniofacial reconstruction. Forensic Science International, 159S: S126-S146.

de Greef S, Vandermeulen D, Claes P, et al. 2009. The influence of sex, age and body mass index on facial soft tissue depths. Forensic Sci Med Pathol, 5:60-65.

Deng Q Q, Zhou M Q, Shui W Y, et al. 2011. A Novel skull registration based on global and local deformations for craniofacial reconstruction. Forensic Science International 208: 95-102.

Dong Y, Huang L, Feng Z H, et al. 2012. Influence of sex and body mass index on facial soft tissue thickness measurements of the northern Chinese adult population. Forensic Science International, 222:396. e1-396. e7.

El-Mehallawi I H, Soliman E M. 2001. Ultrasonic assessment of facial soft tissue thicknesses in adult Egyptians. Forensic Science International, 117(1-2):99-107.

Evenhouse R, Rasmussen M, Sadler L. 1992. Computer aided forensic facial reconstruction. J. Biocommun,19 (2):22-28.

Feng J, Ip H H S, Lai L Y, et al. 2008. Robust point correspondence matching and similarity measuring for 3D models by relative angle-context distributions. Image and Vision Computing, 26(6): 761-775.

Guyomarch P, Santos F, Dutailly B, et al. 2013. Facial soft tissue depths in French adults: Variability, specificity and estimation. Forensic Science International, 231: 411. e1-411. e10.

His W. 1895. Anatomische Forschungen ucbcr Johann Sebastian Bach's Geeine und Antlitz's nebst Bemerkungen ueber dessen bilder. Abh Saeche Ges Wiss Leipz, 22:379-420.

Jones M. 2001. Facial reconstruction using volumetric data//Proceedings of the 6th International Vision Modeling and Visualisation Conference, 21-23.

Kahler K, Haber J, Seidel H P. 2003. Reanimating the dead: reconstruction of expressive faces from skull data//Proceedings of SIGGRAPH'03, 564-561.

Kim K D, Ruprecht A, Wang G, et al. 2005. Accuracy of facial soft tissue thickness measurements in personal computer-based multiplanar reconstructed computed tomographic images. Forensic Science International, 155:28-34.

Kollman J. 1898. Die Weichtei Des Gesichts und die Persistenz der Rassen. Anat Anz, 15:165-177.

Li J, Ma X Y, Lin Y L, et al. 2010. Craniofacial reconstruction based on MLS deformation. WSEAST Ransaction on Computers, 9(7): 758-767.

Mang A, Mller J, Buzug T M. 2006. A multi-modality computer-aided framework towards postmortem identification. J. Comput. Inf. Technol. , 14 (1):7-19.

Nelson L A, Michael S D. 1998. The application of volume deformation to three-dimensional facial reconstruction: a comparison with previous techniques. Forensic Science International, 94:167-181.

Pardianello L C, Silveira M A M, Furuies S, et al. 1996. Automatic detection of craniometric points for craniofacial identification. Anais Do IX SIBGRAPI, 189-196.

Pei Y, Zha H, Yuan Z. 2004. Tissue map based craniofacial reconstruction and facial deformation using rbf network//Proceedings of International Conference on Image and Graphics (ICIG04), Hong Kong: 398-401.

Pei Y, Zha H, Yuan Z. 2008a. Creating a face model from an unknown skull based on the tissue map//Proceedings of International Conference on Image Processing - ICIP , 2088-2091.

Pei Y, Zha H, Yuan Z. 2008b. The craniofacial reconstruction from the local structural diversity of skulls. Computer Graphics Forum (PG08), 27(7):1-8.

Phillips V M, Smuts N A. 1996. Facial reconstruction: utilization of computerized tomography to measure facial tissue thickness in mixed racial population. Forensic Science International, 83:51-59.

Rocha S S, Ramos D L P, Cavalcanti M G P. 2003. Applicability of 3D-CT facial reconstruction for forensic identification, Pesqui. Odontol. Bras, 17（1）:24-28.

Shrimpton S, Daniels K, de Greef S, et al. 2014. A spatially-dense regression study of facial form and tissue depth: Towards an interactive tool for craniofacial reconstruction. Forensic Science International, 234: 103-110.

Simpson E, Henneberg M. 2002. Variation in soft-tissue thicknesses on the human face and their relation to craniometric dimensions. Am. J. Phys. Anthropol, 118:121-133.

Subsol G, Quatrehomme G. 2005. Automatic 3D facial reconstruction by feature-based registration of a reference head//Clement J G, Marks M K. Computer-Graphic Facial Reconstruction. Amsterdam: Elsevier Academic Press: 79-101.

Taylor K T. 2001. Forensic Art and Illustration. New York: CRC Press.

Tu P, Book R, Liu X, et al. 2007. Automatic face recognition from skeletal remains// Proceedings of 2007 IEEE Conference on Computer Vision and Pattern Recognition, 1-7.

Tu P, Hartley R, Lorensen W, et al. 2005. Face reconstructions using flesh deformation modes// Clement J G, Marks M K. Computer-Graphic Facial Reconstruction. Amsterdam: Elsevier Academic Press : 145-162.

Turner W D, Brown R E, Kelliher T P, et al. 2005. A novel method of automated skull registration for forensic facial approximation. Forensic Science International, 154:149-158.

Vander P J, Shan W W, Taher Z, et al. 2007. Use of magnetic resonance imaging to measure facial soft tissue depth. Cleft Palate Craniofac J, 44（1）:52-57.

Vandermeulen D, Claes P, Loeckx D, et al. 2006. Computerized craniofacial reconstruction using CT-derived implicit surface representations. Forensic Science International, 159（Suppl. 1）:164-174.

Vanezis P, Vanezis M, McCombe G, et al. 2000. Facial reconstruction using 3-D computer graphics. Forensic Science International, 108（2）:81-95.

Wang Y J, Chua C S, Khing Y. 2002. Facial feature detection and face recognition from 2D and 3D images. Pattern Recognition Letters, 23: 1191-1202.

Welcker H. 1883. Schiiler's Schadel und todenmaske, nebst mittheilungen uber schadel und todenmaske Kants. Braunschweig.

Xu C H, Tan T N, Wang Y H, et al. 2006. Combining local features for robust nose location in 3D facial data. Pattern Recognition Letters, 27(13): 1487-1494.

Zhang G P, Wang Y H. 2007. A 3D facial feature point localization method based on statistical shape model//Proceedings of International Conference on Acoustics Speech and Signal Processing, 249-252.

# 第7章

# 基于统计模型的颅面复原

对于像颅面这样复杂的三维生物体，由于缺乏足够的显式知识，一般很难得到其三维形状的精确数学描述。依赖平均软组织厚度知识或者对单一参考颅面进行变形的一些早期的计算机辅助的颅面复原方法，很难有效地表示颅面形态变化的复杂性与多样性，从而不能准确地反映颅骨与面貌形态间的本质关系（周明全等 1997）。而统计学习方法为我们提供了从大量训练样本中获取复杂对象形状信息的强有力工具。与传统基于软组织测量的颅面复原方法相比，颅面统计复原方法（胡永利 2010，贺毅岳 2012，Claes et al. 2010a）试图通过对大量颅面数据的统计分析，学习颅面复原的先验知识，提取颅骨和面貌形态的内在关系，并依据这种内在关系进行面貌的复原。统计复原方法已经成为颅面复原的主流方法。如图 7-1 所示，统计颅面复原主要包括两个阶段：统计模型训练和统计颅面复原。在统计模型训练阶段，首先对采集的训练样本进行补洞、光顺、数据配准等预处理过程，目的是保证每个颅面样本具有姿态相同、顶点个数相同且语义一致的网格表示；然后确定颅骨和面皮的数据表示形式，即利用什么样的特征数据建立统计模型；最后对结构一致的颅面特征数据进行统计模型的建模。在统计颅面复原阶段，将统计模型匹配到目标颅骨的特征数据进行面部复原。

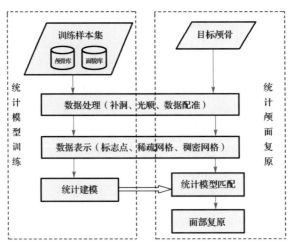

图 7-1  统计颅面复原的框架

目前，统计颅面复原方法主要分为两类：统计形变模型方法和回归模型方法。统计形变模型是早期研究较多的统计复原方法，其一般思路是将颅骨和面皮数据联合为一个整体，采用主成分分析(PCA)来进行颅面数据变化的统计建模。建立的统计形变模型实质上是一种参数化的变形模板，模板通过参数变化来实现动态调整，将建立的统计模型通过优化的方法匹配到目标颅骨以获得模型参数，实现面皮重构。现有工作的主要差别在于面皮和颅骨数据的表示形式有所不同，有的使用稠密点云(Claes et al. 2006, Hu et al. 2013)，有的使用相对稀疏的网格(Berar et al. 2006)。例如，Claes 等使用颅骨上 52 个特征点和面皮上的稠密点网格构成统一格式的颅面样本数据，Berar 等采用稀疏网格来表示颅骨和面皮数据，Hu 等采用稠密点云表示颅骨和面皮数据；其次，颅面复原过程所采用的模型匹配方法也有所差别，将模型参数看作多维高斯变量，使用 Bayes 估计得到最后的优化参数是比较常见的一种方法(Claes et al. 2010b)。这类方法都是将不同形式的颅骨及其面皮数据组合为一个整体进行统计分析，是对颅骨和面皮数据的变化进行建模，所建立的统计形变模型并不能充分体现面皮和颅骨之间的相关关系，即面部形态随颅骨形态变化的关系。回归模型方法(Duan et al. 2014,Tilotta et al. 2010, Huang et al. 2011, Berar et al. 2011)是通过建立颅骨到面部形态的回归模型来学习面皮对颅骨的依赖关系。例如，Tilotta 等采用非参数回归建立了鼻子和下巴的局部法向量场回归模型，基于回归得到的局部面皮的法向量场来确定这两个部位的面皮。Berar 等采用特征根回归方法建立了面部稀疏网格对颅骨上标志点集的回归模型。Duan 等先将颅骨和面皮数据投影到形状参数空间，采用偏最小二乘回归在形状参数空间建立了面皮对颅骨的层次化回归模型。相对于统计形变模型方法，回归模型能够更好地表示颅骨决定面貌这一本质关系，已经成为颅面复原方法的研究热点。由于大部分的方法都涉及统计形变模型，本章下面的内容将首先介绍统计形变模型，然后介绍几种典型的颅面统计复原方法。

# 7.1 统计形变模型

颅面的统计形变模型(Hu et al. 2013，Luo et al. 2013)实质上是一个参数化的可变形模板，每一个颅面都有一个参数表示，即每个颅面对应着参数空间的一个点，反之，参数空间中的每一个点对应着一个颅面。统计形变模型的建模实质上是建立颅面在参数空间的点分布模型。PCA 是建立颅面统计形变模型的通用方法。对于高维数据，PCA 寻找能够反映训练样本数据集真实分布的一组正交轴，这组正交轴原点设在数据集的中心，表示训练数据中具有最大方差的一组方向，能够使得数据以最小方差重构，从而达到降低维数的效果。

将一套颅骨和面皮按特征点的坐标排列为一个高维的形状向量，假定有 $N$

个训练样本，并记为下式：

$$H_i = \begin{pmatrix} S_i \\ F_i \end{pmatrix}$$

$$= (x_{i1}^S, y_{i1}^S, z_{i1}^S, \cdots, x_{in_0}^S, y_{in_0}^S, z_{in_0}^S, x_{i1}^F, y_{i1}^F, z_{i1}^F, \cdots, x_{im_1}^F, y_{im_1}^F, z_{im_1}^F)^T \tag{7-1}$$

其中，$S_i = \left( x_{i1}^S, y_{i1}^S, z_{i1}^S, \cdots, x_{in_0}^S, y_{in_0}^S, z_{in_0}^S \right)^T$ 为颅骨特征数据，$F_i = \left( x_{i1}^F, y_{i1}^F, z_{i1}^F, \cdots, x_{im_1}^F, y_{im_1}^F, z_{im_1}^F \right)^T$ 为面皮特征数据，$n_0$，$n_1$ 分别为颅骨和面皮特征点的顶点个数，$1 \leqslant i \leqslant N$。

直观地，对于具有式(7-1)的向量形式的颅面样本数据，通过样本数据的线性组合即可产生新的颅面向量 $H_{\text{new}}$：

$$H_{\text{new}} = \sum_{i=1}^{N} a_i H_i \tag{7-2}$$

其中，$a_i$ 是样本颅面数据的组合系数，且 $\sum_{i=1}^{N} a_i = 1$，这是通过样本的组合获得参数表示的统计形变模型的基本思想。由于在上面线性组合中，原始颅面数据量很大，且原始颅面数据间有一定相关性，因此采用 PCA 方法对颅面样本向量集进行变换。PCA 变换一方面可以压缩模型的数据量，另一方面可以通过 PCA 变换的正交性来消除数据间的相关性。

假定 $U_1, U_2, \cdots, U_t$ 是 PCA 变换得到的单位正交的主方向，$\overline{H} = \frac{1}{N} \sum_{i=1}^{N} H_i$ 是样本向量的均值。PCA 变换可以将每一个形状向量 $H_j$ 通过下述变换投影到以均值 $\overline{H}$ 为原点，以这些主方向为坐标轴的坐标系中。对每个形状向量 $H_j$，变换为

$$h_j = U^T(H_j - \overline{H}) \tag{7-3}$$

其中 $U = [U_1, U_2, \cdots, U_t]$，$h_j \in \mathbb{R}^t$ 称为形状向量 $H_j$ 的主成分向量，根据主成分向量可以近似重构形状向量 $H_j$ 如下：

$$H_j \approx \overline{H} + Uh_j \tag{7-4}$$

矩阵 $U$ 实质上是从主成分参数空间到原始形状空间的逆变换。

颅面空间中的任一形状 $H_{\text{model}}$ 可近似表示为主方向的组合形式：

$$H_{\text{model}}(b) = \overline{H} + \sum_{i=1}^{t} b_i U_i \tag{7-5}$$

$$= \overline{H} + Ub$$

其中 $b = (b_1, b_2, \cdots, b_t)^T$ 是组合参数，$b_i$ 满足高斯分布，即 $P(b) \sim \exp\left[ -\frac{1}{2} \sum_{i=1}^{t} (b_i / \sqrt{\sigma_i})^2 \right]$，$\sigma_i$ 是颅面样本在各主方向上的方差。由高斯分布的性质，$b_i$ 的变化范

*颅面形态信息学*

围可以取 $[-3\sqrt{\sigma_i}, 3\sqrt{\sigma_i}]$，这是对模型颅面形状变化的合理性约束。式(7-5)是三维颅面模型的最终表示形式，这就是通常的颅面统计形变模型。在模型中只要给定组合参数 $b$ 即可产生模型颅面 $H_{\text{model}}(b)$。颅面复原实质上就是针对待复原的未知颅骨，寻找合适的模型参数使得所生成颅面模型中的颅骨与未知颅骨的误差最小，从而得到模型面皮。

# 7.2 基于最小二乘拟合的颅面统计复原方法

最小二乘法(Berar et al. 2006)是最早的颅面统计形变模型复原方法，是将待复原的面皮看作统计形变模型式(7-5)中的缺失数据，利用最小二乘拟合来求解缺失数据，完成颅面复原。假定未知颅面用

$$H = \begin{pmatrix} S \\ F \end{pmatrix}$$ 表示，其中 $F$ 未知。

$$= (x_1^S, y_1^S, z_1^S, \cdots, x_{n_0}^S, y_{n_0}^S, z_{n_0}^S, x_1^F, y_1^F, z_1^F, \cdots, x_{n_1}^F, y_{n_1}^F, z_{n_1}^F)^T$$

根据式(7-5)，令

$$H = \overline{H} + Ub \tag{7-6}$$

为叙述方便，假定 $S = (s_1, \cdots, s_k)^T$，$F = (f_1, \cdots, f_s)^T$，其中 $k = 3n_0$，$s = 3n_1$，

令 $U = \begin{pmatrix} u_{1,1} & \cdots & u_{1,t} \\ \vdots & & \vdots \\ u_{k+s,1} & \cdots & u_{k+s,t} \end{pmatrix}$，则式(7-6)可表示为下式：

$$\begin{bmatrix} s_1 \\ \vdots \\ s_k \\ f_1 \\ \vdots \\ f_s \end{bmatrix} = \begin{bmatrix} \overline{s}_1 \\ \vdots \\ \overline{s}_k \\ \overline{f}_1 \\ \vdots \\ \overline{f}_s \end{bmatrix} + \begin{pmatrix} u_{1,1} & \cdots & u_{1,t} \\ \vdots & & \vdots \\ u_{k+s,1} & \cdots & u_{k+s,t} \end{pmatrix} \begin{bmatrix} b_1 \\ \vdots \\ b_t \end{bmatrix} \tag{7-7}$$

把上式中未知量统一移到右边可得如下方程：

$$\begin{bmatrix} s_1 - \overline{s}_1 \\ \vdots \\ s_k - \overline{s}_k \\ -\overline{f}_1 \\ \vdots \\ -\overline{f}_s \end{bmatrix} = \begin{pmatrix} u_{1,1} & \cdots & u_{1,t} & 0 & \cdots & 0 \\ \vdots & & \vdots & \vdots & & \vdots \\ u_{k,1} & \cdots & u_{k,t} & 0 & \cdots & 0 \\ u_{k+1,1} & \cdots & u_{k+1,t} & -1 & \cdots & 0 \\ \vdots & & \vdots & \vdots & & \vdots \\ u_{k+s,1} & \cdots & u_{k+s,t} & 0 & \cdots & -1 \end{pmatrix} \begin{bmatrix} b_1 \\ \vdots \\ b_t \\ f_1 \\ \vdots \\ f_s \end{bmatrix} \tag{7-8}$$

方程(7-8)是一个具有 $t+s$ 个未知量和 $k+s$ 个方程的线性方程组，当 $t>k$ 时不可解；当 $t=k$ 时，方程组有唯一解；当 $t<k$ 时，可采用最小二乘法来求解如下最小化问题：

$$\min \left\| \begin{bmatrix} s_1 - \overline{s}_1 \\ \vdots \\ s_k - \overline{s}_k \\ -\overline{f}_1 \\ \vdots \\ -\overline{f}_s \end{bmatrix} - \begin{pmatrix} u_{1,1} & \cdots & u_{1,t} & 0 & \cdots & 0 \\ \vdots & & \vdots & \vdots & & \vdots \\ u_{k,1} & \cdots & u_{k,t} & 0 & \cdots & 0 \\ u_{k+1,1} & \cdots & u_{k+1,t} & -1 & \cdots & 0 \\ \vdots & & \vdots & & & \vdots \\ u_{k+s,1} & \cdots & u_{k+s,t} & 0 & \cdots & -1 \end{pmatrix} \begin{bmatrix} b_1 \\ \vdots \\ b_t \\ f_1 \\ \vdots \\ f_s \end{bmatrix} \right\|^2 \qquad (7-9)$$

最小二乘法是统计复原中最简单的一种方法，可以线性求解，但其精确度不高。文献[5]中采用了 15 个样本进行了实验，重构的平均误差达到 6mm。

## 7.3　基于后验概率最大的颅面统计复原

基于后验概率最大的方法(Claes et al. 2006，2010)是最经典的统计形变模型复原方法，利用贝叶斯估计来确定模型参数。他们采用 52 个颅骨标志点来表示颅骨，用稠密点云表示面皮并附加鼻尖点作为额外的面皮标志点。假定建立的统计形变模型为式(7-5)，其中 $\boldsymbol{b} = (b_1, b_2, \cdots, b_t)^{\mathrm{T}}$ 是模型参数。

基于后验概率最大的颅面复原方法采用贝叶斯估计框架对一个观察到的新的颅面 $\boldsymbol{H}$ 进行统计形变模型 $\boldsymbol{H}_{\mathrm{model}}(\boldsymbol{b})$ 的拟合。通过对样本的观察，贝叶斯估计将参数的先验概率转化为如下的后验概率：

$$P(\boldsymbol{b} \mid \boldsymbol{H}) \sim P(\boldsymbol{H} \mid \boldsymbol{b}) \cdot p(\boldsymbol{b}) \qquad (7-10)$$

最大化式(7-10)所示的后验概率相当于最小化下面的函数：

$$E_{\boldsymbol{F}, \boldsymbol{H}_{\mathrm{model}}}(\boldsymbol{b}) = \| \boldsymbol{H} - \boldsymbol{H}_{\mathrm{model}}(\boldsymbol{b}) \|^2 + \sum_{k=1}^{t} \left( \frac{b_k}{\sigma_k} \right)^2 \qquad (7-11)$$

对式(7-10)或式(7-11)进行模型优化可以参考文献(Cootes et al. 2001)。

### 7.3.1　建立依赖属性变化的模型

用统计形变模型进行面部重构的关键是如何提高模型的表示能力，即对特定脸通过改变参数 $\boldsymbol{b}$ 来更新面部模型 $\boldsymbol{H}_{\mathrm{model}}(\boldsymbol{b})$ 以达到无偏重构的能力。为了实现更真实的颅面重构，需要从统计模型中去除人脸特定属性引起的形变。为此，将表示颅面的向量进行拓展，把每个颅面的属性作为一个数字集合附加到颅面向量后面，即得到带有属性的颅面向量：

$$H_i = (x_{i1}^S, y_{i1}^S, z_{i1}^S, \cdots, x_{in_0}^S, y_{in_0}^S, z_{in_0}^S, x_{i1}^F, y_{i1}^F, z_{i1}^F, \cdots, x_{im_1}^F, y_{im_1}^F, z_{im_1}^F, B, A, G)^{\mathrm{T}}, 1 \le i \le N$$

其中 $B(\mathrm{bmi})$ 和 $A(\mathrm{age})$ 取值为连续的，而 $G(\mathrm{gender})$ 取值为离散的(女性取$-1$，男性取$+1$)。基于这些数据，利用同样的方法可以对颅骨和面皮以及属性的变化建立类似 7.1 节中的统计形变模型。

利用主成分来表示原始数据实质上是根据数据的方差来描述数据，从统计模型中提取属性依赖的形变就是在主方向构成的坐标系里寻找三个能够描述 $B,A,G$ 独立变化的基向量。令 $r_b, r_a, r_g$ 分别为描述 $B,A,G$ 单位变化的三个未知的基向量，它们可以通过对主方向的线性组合来得到。这三个向量到坐标系原点的马氏距离可表示为

$$D(\boldsymbol{r}_x) = \sum_{k=1}^{t} \frac{(\boldsymbol{r}_{xk})^2}{\sigma_k}, \quad \text{其中 } x \in \{b, a, g\} \tag{7-12}$$

考虑到 $B,A,G$ 的值只依赖于特征向量矩阵 $\boldsymbol{U}$ 的最后三行，即主方向的最后三个分量，因而定义矩阵 $\boldsymbol{U}$ 的最后三行为一个子矩阵，用 $\boldsymbol{U}^s$ 表示。以 $B,A,G$ 独立的单位变化为约束，最小化这三个向量到坐标系原点的马氏距离，可以通过最小化下面的拉格朗日函数 $L$ 来求解：

$$L(\boldsymbol{r}_x, \boldsymbol{I}_x) = \sum_{k=1}^{t} \frac{(\boldsymbol{r}_{xk})^2}{\sigma_k} - \boldsymbol{I}_x^{\mathrm{T}}[\boldsymbol{U}^s \boldsymbol{r}_x - \boldsymbol{e}_x]$$

$$x \in \{b, a, g\} \tag{7-13}$$

$$\boldsymbol{e}_b = \begin{bmatrix} 1 \\ 0 \\ 0 \end{bmatrix}, \boldsymbol{e}_a = \begin{bmatrix} 0 \\ 1 \\ 0 \end{bmatrix}, \boldsymbol{e}_g = \begin{bmatrix} 0 \\ 0 \\ 1 \end{bmatrix}$$

其中，向量 $\boldsymbol{I}_x$ 是拉格朗日乘子。通过对拉格朗日函数求变量 $\boldsymbol{I}_x$，$\boldsymbol{r}_x$ 的偏导，得到如下两个线性方程：

$$2\boldsymbol{A}^{-1}\boldsymbol{R} = \boldsymbol{U}^{s\mathrm{T}}\boldsymbol{Q} \tag{7-14}$$

$$\boldsymbol{U}^s\boldsymbol{R} = \boldsymbol{I}$$

其中

$$\boldsymbol{A} = \begin{bmatrix} \sigma_1 & & \\ & \ddots & \\ & & \sigma_{K-1} \end{bmatrix}$$

$$\boldsymbol{R} = [\boldsymbol{r}_b \quad \boldsymbol{r}_a \quad \boldsymbol{r}_g] \tag{7-15}$$

$$\boldsymbol{Q} = [\boldsymbol{I}_b \quad \boldsymbol{I}_a \quad \boldsymbol{I}_g]$$

求解该线性方程组得三个基向量为

$$R = AU^{s\mathrm{T}}\left[U^s AU^{s\mathrm{T}}\right]^{-1} \tag{7-16}$$

对平均人脸加入基向量后的效果如图 7-2 所示（Claes et al. 2006）。

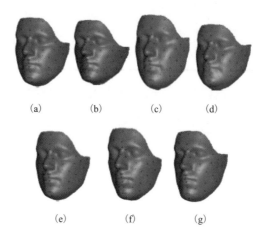

(a)　　　　(b)　　　　(c)　　　　(d)

(e)　　　　(f)　　　　(g)

图 7-2　(a) 数据集里的平均的人脸表面和颅骨标志点（黑色），BMI=22.35，Age=25，gender=0.18；(b) BMI 变化到 15；(c) BMI 变化到 35；(d) 年龄变到 18；(e) 年龄变到 70；(f) 性别变到–1；(g) 性别变到+1

在获取了属性依赖的形变模型后，可以将给定颅骨的属性值作为一个约束条件，通过去除统计模型中属性相关的变形来产生一个属性归一化的统计模型。具体的方法为：首先，利用得到的基向量 $\boldsymbol{R}$，从数据集中每个颅面模型 $\{\boldsymbol{H}_k | k=1,\cdots,K\}$ 的描述参数 $\boldsymbol{b}^k$ 得到

$$\tilde{\boldsymbol{b}}^k = \boldsymbol{b}^k - \boldsymbol{R}\begin{bmatrix} \Delta^k \mathrm{bmi} \\ \Delta^k \mathrm{age} \\ \Delta^k \mathrm{gender} \end{bmatrix} \tag{7-17}$$

其中，$\Delta^k \mathrm{bmi}$，$\Delta^k \mathrm{age}$，$\Delta^k \mathrm{gender}$ 分别为每一个样本的属性值与给定颅骨属性值的差。这样可以得到一个新的数据集，其中的每个样本的属性值都与给定颅骨相同。然后对属性归一化后的颅面数据集建立类似 7.1 节中的统计形变模型，即为属性归一化的统计模型 $\tilde{\boldsymbol{H}}(\boldsymbol{b})$。

## 7.3.2　基于薄板样条 TPS 变形的统计模型匹配

为了提高模型匹配的精度，可以将 TPS 与统计形变模型结合起来，通过解决如下 TPS 插值问题来实现。给定目标颅骨与统计模型对应的颅骨标志点 $(\boldsymbol{H}_i^s, \tilde{\boldsymbol{H}}_i^s(\boldsymbol{b}))$，$i=1,2,\cdots,n_0$，其中 $\boldsymbol{H}_i^s$ 表示目标颅骨的标志点，确定一个光滑映射模型或变形函数 $f$，其参数为 $(\boldsymbol{d},\boldsymbol{\Lambda})$ 和统计模型参数 $\boldsymbol{b}$，$\boldsymbol{d},\boldsymbol{\Lambda}$ 分别为 TPS 变换中的

仿射和非仿射变换矩阵(Bookstein 1989)，满足如下的插值条件：

$$H_i^s = f(\tilde{H}_i^s(b)), \quad i = 1, 2, \cdots, n_0 \tag{7-18}$$

同时最小化如下重构能量函数：

$$\begin{aligned}E_{\text{rec}}(\boldsymbol{b}, \boldsymbol{d}, \boldsymbol{\Lambda}) &= E_f + E_{f(\tilde{H}(b)), \tilde{H}(b)}(\boldsymbol{b}) \\ &= \text{trace}(\boldsymbol{\Lambda}^{\mathrm{T}} \boldsymbol{\Phi} \boldsymbol{\Lambda}) + \left\| f(\tilde{H}(b)) - \tilde{H}(b) \right\|^2 + \sum_{k=1}^{t} \frac{(b_k)^2}{\sigma_k}\end{aligned} \tag{7-19}$$

其中 $\boldsymbol{\Phi}_{il} = \left\| \tilde{H}_i^s(b) - \tilde{H}_l^s(b) \right\|$。该重构能量函数的第一项是正则化 TPS 变形中由插值对应颅骨标志点所确定的非仿射部分，第二项是在限制整体变形的条件下最小化 TPS 变形的整体颅面模型 $f(\tilde{H}(b))$ 到最接近的颅面模型实例的距离，最后的正则项是为了生成更合理的颅面模型参数 $\boldsymbol{b}$。求解插值问题式(7-18)的同时最小化重构能量函数式(7-19)，可以通过迭代地更新统计模型参数 $\boldsymbol{b}$ 和 TPS 变换参数 $(\boldsymbol{d}, \boldsymbol{\Lambda})$ 的估计值来完成：当统计模型参数保持不变时，按照 TPS 变形来确定变换参数 $(\boldsymbol{d}, \boldsymbol{\Lambda})$；当 TPS 参数 $(\boldsymbol{d}, \boldsymbol{\Lambda})$ 保持不变时，基于新的颅面估计，最大化方程式(7-10)中的后验概率，更新统计模型参数。

### 7.3.3    基于后验概率最大的颅面统计复原实验结果

利用比利时发现的一个真实颅骨作为实验数据进行颅面复原，所有模型都使用了 52 个颅骨标志点并附加一个鼻尖点作为面皮标志点，用 CT 扫描对颅骨进行三维数字化建模。基于 TPS 变形的统计模型匹配实质上是通过更新模型参数来产生动态参考模板，并根据动态参考模板来进行 TPS 变形的过程。将颅骨的属性值设置为：BMI=20，Age=25，性别为 1，以属性归一化后的颅面数据集的平均颅面对模型进行初始化，产生最终的参考模板和重建结果见图 7-3(a) 和 7-3(b)。为了对比模型初始化的影响，采用同样的属性值，并从属性归一化后的颅面数据集中选择一个特定颅面作为初始模型，最终得到参考模板和重建结果与图 7-3(a) 和 7-3(b) 完全相同。因此，该方法对模型初始化不敏感。实际上，任何来自属性归一化数据集中的颅面都可以用于初始化模型，并且最终产生相同的参考模板和重建结果。

为了进行对比，对两个不同的静态颅面模型进行 TPS 变形来实现该未知颅骨的面部重建。一个是颅面数据集的平均，表示一个一般的颅面模型，另一个是数据集中一个特定的颅面，静态参考模型和重建结果显示于图 7-4(Claes et al. 2006) 中。从图中可以很容易地看出重建结果的模型偏差：利用通用颅面模型的重建结果(图 7-4(b))非常光滑，类似于平均面皮，不包含特定的面部特征；而利用特定颅面作为变形模板时，重建结果保留了模板的面部特征(例如眉毛和下颌区域)。此外，参考模型和目标颅骨上一些标志点(例如鼻尖)的较大差异导致了如同卡通一样不真实的重建结果，尤其是采用特定颅面模板重建的鼻子(图 7-4(d))看上去很不真实，这是由于参考模型和目标颅骨的较大差异导致了大的非仿射变形。

与图 7-4(b)中的结果相比，图 7-3(b)中基于 TPS 的统计模型匹配的重建结果具有更明显的面部特征，但不同于图 7-4(d)中基于特定颅面模型的重建结果，这些面部特征不属于数据集中的某个特定颅面。换句话说，基于 TPS 的统计模型匹配的重建结果中没有任何模型偏差。此外，图 7-3(b)中的面部重建结果比图 7-4(b)与 7-4(d)中的结果具有更高的真实性，尤其是在鼻子的位置。

图 7-3(Claes et al. 2006)中也显示了采用另外两组不同属性值所产生的结果：图 7-3(c)和 7-3(d)中 BMI=30，Age=25，性别为 1，图 7-3(e)和 7-3(f)中 BMI=20，Age=70，性别为 1。从这些不同属性的重建结果可以看出：所有重建结果都具有明显的面部特征，但其中与属性相关的特征却明显不同。这正是由于提取的属性相关的基向量能够以最小的形变对属性的改变进行建模。

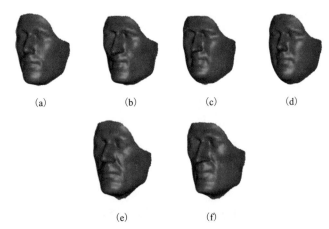

(a)　　　　　(b)　　　　　(c)　　　　　(d)

(e)　　　　　(f)

图 7-3　基于 TPS 的统计模型匹配的三个重构结果：(a),(c),(e)为模板和(b),(d),(f)为重构结果, (b) bmi 20, Age 25, gender 1; (d) bmi 30, Age 25, gender1; (f) bmi 20, Age 70, gender 1

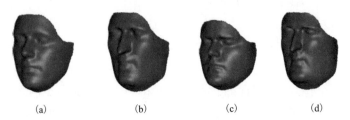

(a)　　　　　(b)　　　　　(c)　　　　　(d)

图 7-4　两个静态人脸模板：(a) 一般人脸，(c) 特定人脸和(b),(d)为相应基于 TPS 的重构结果

颜面形态信息学

# 7.4 基于层次化颅面统计模型的复原

颅面形态变化非常复杂，根据颅面形态学理论，颅面的整体与局部，局部与局部之间都具有一些潜在的联系，因此采用单一的全局颅面模型很难描述颅面局部相对独立的形态变化，例如五官形态的变化。为了构造能更好地反映颅面形态变化规律的统计模型，研究人员提出了基于分区统计模型的复原(Zhang et al. 2010)和层次化的颅面统计模型(冯筠 2010，Hu et al. 2013)。层次化统计模型(Hu et al. 2013)将颅面复原分为两个层次，即全局统计模型的复原和局部统计模型的复原。全局统计模型的复原是针对颅面基本形状和整体结构的复原，局部统计模型与 Zhang 等(2010)的分区统计模型类似，用来表示五官等局部形态的变化，是针对五官等局部区域的精确复原。

## 7.4.1 基于全局统计模型的复原

基于统计模型的颅面复原就是不断调整模型组合参数，将模型匹配到待复原颅骨，使得模型颅骨与待复原颅骨的误差不断减小。因此，基于统计模型的颅面复原是一个最小优化问题。下面先给出该优化问题的目标函数，即统计模型与待复原颅骨的误差形式，然后给出问题求解的迭代算法。

度量模型颅骨与待复原颅骨的相似性是一个普遍的三维形状相似性度量问题，目前还没有较好的度量方法，尤其是稠密点或稠密网格表示的复杂三维颅面对象的相似度度量还没有有效的方法。由于前面的数据配准已经建立了不同颅面对象的点到点的对应，因此一个自然的度量方法是采用两个颅骨对应点的平均距离，即可以采用下面的距离函数作为颅面复原的目标函数：

$$E(\boldsymbol{\alpha}) = \left\| \boldsymbol{S}_{\text{model}}(\boldsymbol{\alpha}) - \boldsymbol{S}^* \right\| = \frac{1}{n_0} \sum_{i=1}^{n_0} \left\| (\boldsymbol{p}_i, \boldsymbol{q}_i) \right\| \tag{7-20}$$

其中，$\boldsymbol{S}_{\text{model}}$ 是统计形变模型式 (7-5) 中的颅骨模型，$\boldsymbol{S}^*$ 是待复原颅骨，$\boldsymbol{p}_i$ 是 $\boldsymbol{S}_{\text{model}}$ 上的点，$\boldsymbol{q}_i$ 是 $\boldsymbol{S}^*$ 上关于 $\boldsymbol{p}_i$ 的对应点，$\left\| (\cdot, \cdot) \right\|$ 表示对应点间的距离，目前采用欧氏距离，实际中这种距离可以是考虑了局部几何特征，例如曲率等局部性质的距离度量，从而获得更符合形状特征的模型颅骨。

对于目标函数为式 (7-20) 的最小优化问题，通常可以采用一般的优化方法来解决，例如梯度下降法，但式 (7-20) 中的求和要计算三维模型颅骨和目标颅骨上所有的对应点的距离，且颅面模型的计算涉及多个高维基向量的组合，因此其求解是一个大规模最优化问题，计算开销很大。这里采用随机梯度下降法来解决该优化问题。随机梯度下降法的基本思想是，在计算式 (7-20) 的求和时不是在所有对应点上进行，而是随机选择若干点来计算，这样可以有效减少计算量。此时，式(7-20)的目标函数可用下式来代替：

$$E_K(\alpha) \approx \frac{1}{\|K\|} \sum_{p_i \in K} \|(p_i, q_i)\| \tag{7-21}$$

这里 $\|K\|$ 是随机点集 $K$ 中随机点的个数。使用随机梯度下降法不但可以大大加速优化的效率，而且可以避免优化过程陷入局部最优。

在上面模型匹配过程中，随着模型参数的变化，模型颅骨的形状随之变化，因此在模型优化过程中，模型颅骨和目标颅骨的对应点还需要不断更新，即要重新将模型颅骨配准到目标颅骨。但如果每次迭代都要重新进行颅骨数据配准，对于大数据量的稠密点模型这是一个非常耗时的过程。考虑到两次迭代颅骨的变化并不是很大，我们设定了一个对应点更新的频次 $L$，即参数迭代每经过 $L$ 次进行一次颅骨数据重新配准。下面是基于全局统计模型的颅面复原的优化过程：

(1) 初始化模型参数 $\alpha$；

(2) 计算 $E_K(\alpha)$，记为 $E_0$；

(3) 如果迭代次数是 $L$ 的倍数，则将模型颅骨 $S_{model}(\alpha)$ 配准到目标颅骨 $S^*$；

(4) 在模型颅骨选择随机点集 $K$；

(5) 计算 $E_K(\alpha)$ 在 $\alpha$ 处的梯度 $\dfrac{\partial E}{\partial \alpha_i}$；

(6) 更新参数 $\alpha$，即 $\alpha_i \leftarrow \alpha_i - \lambda_i \dfrac{\partial E}{\partial \alpha_i}$；

(7) 重新计算 $E_K(\alpha)$ 记为 $E_1$，若 $|E_0 - E_1|$ 大于给定值 $\varepsilon$，则令 $E_0 = E_1$ 转(3)；

(8) 使用颅骨的组合参数得到模型组合面皮，即 $F_{model}(\alpha)$；

(9) 将模型颅骨 $S_{model}(\alpha)$ 配准到目标颅骨 $S^*$，同时将同样的数据配准变形应用于面皮 $F_{model}(\alpha)$ 得到最终的复原结果。

这里的 $F_{model}(\alpha)$ 是统计形变模型式(7-5)中的面皮模型。在上面算法的第(9)步是将得到的模型颅骨又做了一次数据配准和变形，称之为后 TPS 变形。这样做主要是考虑到目前这种线性组合模型依赖于模型基向量，而有限的基向量组合并不能很好地表现复杂颅面的非线性变化，因此通过后 TPS 变形可以使模型颅骨更好地匹配到目标颅骨，这也是传统基于参考颅面的变形实现颅面复原方法的基本思想。

## 7.4.2　颅面分区统计模型

为了建立层次化的统计模型，在颅面数据配准后，需要对颅面进行分区。颅面分区策略的确定首先要符合颅面形态学的规律，其次颅面分区应该是在统计意义下有相对独立形态变化的局部区域，另外颅面分区要能满足颅面复原后续真实感编辑和交互的需要。具体的分区需要根据颅面的几何特征(曲率、差分等性质)提取三维颅面的特征点、线，从而获取分区的分割边界，但在稠密网格表示的复杂三维颅面上要准确检测特征点、提取特征线是一项非常困难的工作。考虑到三维颅面样本数据经过数据配准已经建立了点到点的对应关系，只要对一个参考颅面进行分区，则根据这种对应关系就可以得到其他颅面的分区。因此，我们采用手工交互的方法对选定的参考颅面进行了分区，并按照数据配准的对应关系得到其他样本的分区，从而建立各个分区的统计模型。

在颅面分区时，由于面皮能按照人脸的五官形态分布来划分，因此面皮分区可以按照五官区域的分割来实现，考虑到影响复原效果的主要因素是脸部的眼睛、鼻子和嘴巴等器官，我们从面皮上分割出眼部、鼻子、嘴巴三个部分。而颅骨的分区相对来讲比较困难，原因是颅骨的区域特征不明显，且颅骨上这些部分与面皮的器官有什么样的绝对关系也不是十分明确，因此我们根据面皮的分区来确定颅骨的相应分区。在确定颅骨分区时，尽可能地将与面皮相应部分有关联的区域包含进来，以便确定颅骨分区对相应面皮分区的绝对关系。图 7-5 所示的是样本平均颅面作为参考颅面的分区结果。

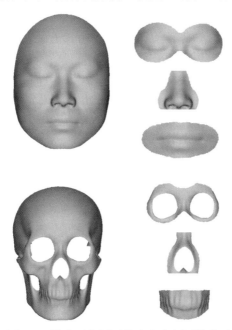

图 7-5　样本平均颅面作为参考颅面的分区

有了局部分区策略并获得了参考颅面的分区，按照数据配准建立的对应关系就可以获得所有样本颅面的局部分区数据，从而可以建立眼部、鼻子和嘴巴局部的颅面统计形变模型。使用局部统计模型进行颅面局部复原的过程与全局统计模型的复原过程相同，可以通过最优化来解决。需要注意的是使用颅面局部分区统计模型来进行局部复原时，对于待复原颅骨并不需要进行分区，因为复原时模型匹配误差是根据局部模型颅骨上的点在目标颅骨上搜索对应点来计算。

### 7.4.3　层次化颅面复原模型的融合

虽然层次化的颅面复原模型中引入局部模型可以较好地表示颅面局部的形态变化，但随之带来了复原结果的融合问题，即如何将全局模型和各个局部模型的复原结果融合为一个整体面皮。由于采用的模型是稠密点云或三角网格的表示形式，因此这是一个网格融合和拼接的问题，即需要解决各分区复原模型在全局复原模型上的网格光滑融合和拼接问题。理想的融合应该在保持全局模型整体效果的同时尽可能地提高局部分区的复原效果。为了得到较好的融合效果，分两个步骤实现局部模型与全局模型的融合，第一步是全局模型与局部模型空间上的相对定位，即将全局模型和局部模型通过旋转平移变换到同一个空间位置，以便于全局模型和局部模型在空间上的融合位置比较匹配；第二步是基于对应点的网格光滑拼接，即根据局部模型的边界点，以及局部模型与全局模型上点的对应关系确定边界拼接，并实现网格由边界向两侧的平滑过渡。由于全局模型和局部模型在数据配准阶段已经建立了点到点的对应关系，因此网格融合可以根据点的对应关系来完成。

为叙述方便引入以下标记，局部复原结果面皮的三角网格记为 $M$，网格中顶点组成的点集记为 $L$，全局复原面皮的三角网格记为 $G$，点集 $F$ 表示其顶点集合，$L$ 在 $F$ 中的对应点记为 $F_L$。在第一个融合步骤中，根据点集 $L$ 和 $F_L$ 的对应关系来确定旋转、平移变换，使得全局模型和局部模型在空间位置上一致。考虑到全局复原模型和局部复原模型的空间位置都包含待复原面皮正确的空间位置，选择全局模型和局部模型对应点的某个中间点作为融合的空间位置，即设定一个参数 $\eta \in [0,1]$，从而得到下面的中间点集：

$$L^* = \{\eta p + (1-\eta)q \mid q \in L, p \in F_L\} \tag{7-22}$$

其中，$(p,q)$ 是对应点。确定了中间位置点集 $L^*$，则按照点集 $F_L$ 和 $L^*$ 的对应关系可以确定一个旋转平移变换将全局面皮变换到中间位置，同样按照点集 $L$ 和 $L^*$ 的对应关系可以确定一个旋转平移变换将局部面皮变换到中间位置。通过以上步骤的变换可以使全局模型和局部模型在几何形状不变的情形下较好地在空间位置上匹配。

融合的第二个步骤主要实现边界的光滑拼接。首先确定局部模型网格 $M$ 融合的边界点集 $L_0$，这里定义为 $M$ 的边缘点集，即点集 $L$ 中至少有一个边不属于

颅面形态信息学

两个三角面的点的集合。$L_0$ 在全局模型 $G$ 上的对应点集则为 $G$ 融合的边界点集，记为 $F_0$。为了得到模型融合的过度点，定义在一个网格 $C$ 上求点集 $B$ 在点集 $A$ 中的邻接点集的运算：

$$J(A,B,C) = \{x \mid x \in A, \exists y \in B, \ \overline{xy} \in C\} \qquad (7\text{-}23)$$

其中，$\overline{xy}$ 是连接点 $x$ 和 $y$ 的边。直观上，邻接点集 $J(A,B,C)$ 是 $A$ 中与 $B$ 有边直接相连的点组成的集合。由此得到局部模型和全局模型上关于融合边界一系列的过度点集：

$$L_i = J\left(L - \sum_{j=0}^{i-1} L_j, L_{i-1}, M\right), \quad i > 0 \qquad (7\text{-}24)$$

$$F_i = J\left((G - F_L + F_0) - \sum_{j=0}^{i-1} F_j, F_{i-1}, G\right), \quad i > 0 \qquad (7\text{-}25)$$

实际上，网格融合的操作需要对两个模型各自邻接点集中点的位置进行调整，使得在拼接边界的两侧网格平滑过渡。即对于全局模型和局部模型要分别对集合 $\sum_{i=0}^{K} L_i$ 和 $\sum_{i=0}^{K} F_i$ 中的点进行位置调整，这里 $K$ 是融合深度参数，$K$ 控制着融合和拼接影响到的点的范围，$K$ 越大则自拼接边界向两侧平滑过渡的范围越远。$K$ 可以根据拼接得到的复原结果误差最小的准则来确定，同时考虑拼接的视觉效果。

确定了网格融合影响的点集，接下来通过 TPS 插值的方法来实现网格拼接平滑过渡。对于集合 $\sum_{i=0}^{K} L_i$，确定 TPS 插值变换 $f_L$ 满足下面的插值要求：

$$
\begin{aligned}
f_L(q) &= \frac{1}{2}(q + p), &\quad \text{当} q \in L_0 \\
f_L(q) &= q, &\quad \text{当} q \in L_{K+1}
\end{aligned} \qquad (7\text{-}26)
$$

这里 $p \in F_0$ 是 $q$ 的对应点。

对于集合 $\sum_{i=0}^{K} F_i$，确定 TPS 插值变换 $f_F$ 使得满足下面的插值要求：

$$
f_F(p) = \begin{cases}
\dfrac{1}{2}(p + q), & p \in F_0 \\
p, & p \in F_{K+1}
\end{cases} \qquad (7\text{-}27)
$$

这里 $q \in L_0$ 是 $p$ 的对应点。

由式 (7-26) 和式 (7-27) 可以看出，在融合的边界点集 $L_0$ 和 $F_0$ 上满足下式：

$$f_L(q) = f_F(p) = \frac{1}{2}(q + p) \qquad (7\text{-}28)$$

因此在边界点上满足连续性条件。而由 TPS 变换的性质可知，边界点以外的点可以实现平滑过渡。需要注意的是，在式(7-27)和式(7-28)中插值点是严格等于的条件，需要采用插值的方法求解 TPS 变换。

图 7-6 给出了一个融合的实例，其中左边是没有融合的局部和全局模型，中间是第一个融合步骤后的效果，右边是最终融合的效果。

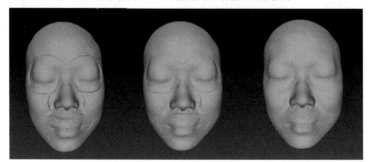

图 7-6　局部模型与全局模型的融合

## 7.4.4　层次化颅面复原的实验结果

实验中采用了 110 个具有代表性的数据作为样本数据，这些样本数据主要来自于我国北方人，年龄在 20～60 岁之间，男女性别各占一半。在接下来的颅面复原实验中，首先对 110 个样本颅面数据进行数据配准，建立这些样本数据点到点的对应，然后使用其中的 100 个样本来建立颅面统计形变模型，其余的10 个颅面样本(男女性别各一半)的颅骨数据作为待复原颅骨，对基于统计模型的复原方法进行测试，相应的样本面皮数据用来评价复原后的效果。

在层次化统计模型的复原中，PCA 分析采用特征值累计贡献率 97%，分别创建了眼睛、鼻子和嘴巴三个局部统计模型。眼睛局部模型的颅骨模型由 6308个点和 12088 个三角面组成，面皮模型由 6125 个点和 11891 个三角面组成，共55 个主分量作为模型的组合基元。鼻子局部模型的颅骨模型由 3502 个点和 6669个三角面组成，面皮模型由 4536 个点和 8834 个三角面组成，共 48 个主分量作为模型的组合基元。嘴巴局部模型的颅骨模型由 4785 个点和 9293 个三角面组成，面皮模型由 3669 个点和 7102 个三角面组成，共 54 个主分量作为模型的组合基元。对于 10 个测试样本，各个局部模型采用了与全局模型类似的模型匹配方法实现局部面皮的复原，但由于各个局部模型的点数量相对较少，因此在模型匹配时，每次迭代在局部模型颅骨上随机选择 5% 的点来计算目标函数误差，最大迭代次数设定为 1000 次。

*颅面形态信息学*

在模型融合阶段，采用 7.4.3 节提出的融合方法将眼睛、鼻子和嘴巴的复原结果与全局模型的复原结果进行融合。在融合的第一个步骤，根据经验取全局面皮和局部面皮对应点的中间点的插值参数为 $\eta = 0.95$，然后将全局面皮和局部面皮分别变换到该中间空间位置。在融合的第二个步骤，将融合范围控制参数 $K$ 取 10，即在融合边界两侧分别选取 10 层网格点进行光滑过渡，从而实现层次化的颅面复原。图 7-7 所示是层次化复原的部分结果，其中第 1 列和第 3 列是测试样本的正面和侧面图像，而第 2 列和第 4 列是层次化融合面皮的对应正面和侧面图像。

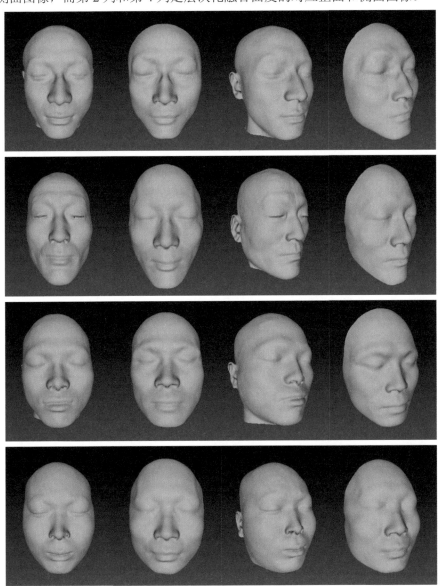

图 7-7　层次化复原的部分结果

第 7 章　基于统计模型的颅面复原

将复原面皮与真实面皮进行数据配准，利用对应点的距离来评价复原的结果。具体地，对于每一个测试样本的复原面皮 $F_R$，首先将其与样本的真实面皮 $F_0$ 进行数据配准，然后计算对应点间距离的平均值，即 $S = \dfrac{1}{n_1} \sum\limits_{p \in F_R} \|(p, q)\|$，其中 $n_1$ 是复原面皮上点的数量。同时为了观察局部差异的大小，这里也计算了对应点间距离变化的标准差，即 $V = \dfrac{1}{n_1} \sum\limits_{p \in F_R} \left| \|(p, q)\| - S \right|$。表 7-1 是 10 个测试样本的复原结果，包括全局复原结果和层次化的融合复原结果，基于点到点平均距离计算的相似度度量数据和两种复原方法的度量评价结果的对比数据。从对比结果可以看出，有 7 个样本的层次模型复原结果的对应点平均距离小于全局模型复原的结果，且层次模型的对应点平均距离及其标准差的总体均值均小于全局模型。因此，在基于对应点平均距离的评价方法下，层次模型的复原结果要优于全局模型的复原结果。

表 7-1　对应点的平均距离和标准差

| 样本 | 全局模型复原误差 | | 层次模型复原误差 | |
|---|---|---|---|---|
| | 平均距离 | 标准差 | 平均距离 | 标准差 |
| 1 | 0.0092185317 | 0.0040100171 | 0.0089761583 | 0.0040684776 |
| 2 | 0.0213156825 | 0.0063810282 | 0.0206993918 | 0.0067084498 |
| 3 | 0.0086477101 | 0.0035666038 | 0.0085679645 | 0.0036285235 |
| 4 | 0.0148276794 | 0.0052225095 | 0.0150541864 | 0.0053000606 |
| 5 | 0.0078512978 | 0.0028135516 | 0.0080285450 | 0.0029887131 |
| 6 | 0.0120141521 | 0.0052124707 | 0.0119674896 | 0.0051221755 |
| 7 | 0.0151003004 | 0.0047640711 | 0.0153981789 | 0.0047088620 |
| 8 | 0.0119999241 | 0.0042511515 | 0.0118998550 | 0.0039898851 |
| 9 | 0.0128653591 | 0.0048921882 | 0.0128589896 | 0.0048614500 |
| 10 | 0.0151898006 | 0.0059893555 | 0.0147986252 | 0.0056866759 |
| 均值 | 0.0129030438 | 0.0047102947 | 0.0128249384 | 0.0047063273 |

# 7.5　基于统计回归的颅面复原

回归分析是一种广泛应用的统计分析和预测技术。基于统计回归的颅面复原方法是近两年新出现的颅面统计复原方法。这类方法通过建立颅骨到面部形态的回归模型来学习面皮与颅骨间的本质关系。相对于建立联合统计模型，回归更能体现颅骨决定面貌这一本质关系。但是，无论是整体还是局部模型，都未能利用颅面不同区域之间的相互作用与约束。Duan 等 (2014) 提出利用多线性

颅面形态信息学

子空间分析来提取颅面特征，并在多线性子空间建立回归模型的方法。多线性子空间分析为颅面数据提供了一个分析多个局部区域相互作用的方法。

## 7.5.1 回归建模

偏最小二乘回归(PLSR)集主成分分析、典型相关分析和多元线性回归分析三种分析方法的优点于一身，主要针对多因变量对多自变量的回归建模，特别当样本个数少于变量个数，各变量内部高度线性相关时，用 PLSR 更有效。鉴于颅面数据的特点，Duan 等用 PLSR 来建立统计回归模型来实现颅面复原。

假设有 $n$ 个观察样本，每个样本有 $p$ 个输入变量 $\{x_1, x_2, \cdots, x_p\}$ 和 $q$ 个输出变量 $\{y_1, y_2, \cdots, y_q\}$，这里输入变量是颅骨特征，输出变量是面皮特征。令 $X_{n \times p}$ 和 $Y_{n \times q}$ 分别表示经过数据归一化后的颅骨和面皮数据表。PLSR 在条件 $\|w_1\| = \|c_1\| = 1$ 的约束下提取输入成分 $t_1 = Xw_1$ 和输出成分 $u_1 = Yc_1$，提取的成分 $t_1$ 和 $u_1$ 的相关程度达到最大的同时要满足 $t_1$ 要尽可能大地携带 $X_{n \times p}$ 中的变异信息，$u_1$ 要尽可能大地携带 $Y_{n \times q}$ 中的变异信息，即

$$\mathrm{Cov}(t_1, u_1) = \sqrt{\mathrm{Var}(t_1) \times \mathrm{Var}(u_1)} \times r(t_1, u_1) \to \max \tag{7-29}$$

$r(\cdot, \cdot)$ 表示相关函数。式 (7-29) 等价于求解下述最大化问题：

$$\max_{w_1, c_1} \langle Xw_1, Yc_1 \rangle$$
$$\mathrm{s.t.}\ \|w_1\| = \|c_1\| = 1 \tag{7-30}$$

分别建立 $X$ 和 $Y$ 对 $t_1$ 的回归方程：

$$X = t_1 d_1^{\mathrm{T}} + E_1$$
$$Y = t_1 h_1^{\mathrm{T}} + F_1 \tag{7-31}$$

如果用剩余矩阵 $E$ 和 $F$ 分别替换 $X$ 和 $Y$，则根据式 (7-31)，提取出另一个成分 $t_2$ 和 $u_2$。如果矩阵 $X$ 的秩为 $m$，则可以从 $X$ 中提取出 $m$ 个成分，并得到下列公式：

$$X = t_1 d_1^{\mathrm{T}} + t_2 d_2^{\mathrm{T}} + \cdots + t_m d_m^{\mathrm{T}}$$
$$Y = t_1 h_1^{\mathrm{T}} + t_2 h_2^{\mathrm{T}} + \cdots + t_m h_m^{\mathrm{T}} + F_m \tag{7-32}$$

然而，通常最开始的少数成分携带了大部分的变异信息，而更高阶的成分一般表示数据中的噪声。有效成分的个数 $k$ 可以根据交叉验证的方法(Wold et al. 1989)来确定。$Y$ 对 $k$ 个成分的回归如下：

$$Y = t_1 h_1^{\mathrm{T}} + t_2 h_2^{\mathrm{T}} + \cdots + t_k h_k^{\mathrm{T}} + F_k \tag{7-33}$$

由于每个成分 $t_i, i = 1, 2, \cdots, k$ 可以表示为矩阵 $X$ 中输入数据的组合，因而可以得到人脸面皮数据对颅骨数据的回归：

$$Y = XM + F_k = X \sum_{j=1}^{k} w_j' h_j^{\mathrm{T}} + F_k \tag{7-34}$$

其中,

$$t_i = Xw_i', \quad w_j' = \prod_{i=1}^{j-1}(I - w_i d_i^{\mathrm{T}})w_j \tag{7-35}$$

### 7.5.2　基于回归模型的颅面复原

由于原始的颅骨和面皮数据处于一个高维空间,直接在高维空间建立回归模型是不可行的。Duan 等(2015)提出首先对颅骨和面皮数据分别建立如 7.1 节所示的统计形变模型,然后在形状参数空间进行回归建模,对任意未知颅骨数据,根据建立好的回归模型得到其对应的面皮形状参数,由面皮统计形变模型得到估计出的人脸面皮。然而,用高维的颅面表示所建立的统计形状模型并不一定能够正确反映颅面数据的高阶统计信息和空间结构,也不能很好地利用颅面不同区域之间的相互作用。Duan 等提出的基于多线性子空间分析的回归模型方法充分利用了颅面不同区域之间的相互作用,并保持了颅面数据的内在结构。

为进行多线性子空间分析,分别将颅骨和面皮数据按正交投影转化为二维深度图,如图 7-8 所示,然后按颅面的生理特征将每个颅骨和每个面皮的深度图分为 $k$ 个大小相同且部分重叠的小区域,再分别将训练样本中全体颅骨和全体面皮的深度图按身份、区域位置、区域横向和纵向信息变化的方向组织为四阶张量 $\boldsymbol{D}_s \in R^{n \times k \times h \times w}$ 和 $\boldsymbol{D}_f \in R^{m \times k \times h \times w}$,其中,$n$ 和 $m$ 分别为训练样本中颅骨和面皮的个数,$k$ 为小区域个数,$h$ 和 $w$ 分别是每个小区域的行数和列数,通过执行张量分解和空间降维得

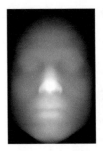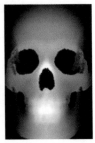

图 7-8　二维深度图

$$\boldsymbol{D}_s \approx \boldsymbol{C}_s \times_1 \boldsymbol{U}_{\text{people}} \times_2 \boldsymbol{U}_{\text{region}} \times_3 \boldsymbol{U}_{\text{row}} \times_4 \boldsymbol{U}_{\text{column}} = \boldsymbol{T}_s \times_1 \boldsymbol{U}_{\text{peoples}}$$
$$\boldsymbol{D}_f \approx \boldsymbol{C}_f \times_1 \boldsymbol{V}_{\text{people}} \times_2 \boldsymbol{V}_{\text{region}} \times_3 \boldsymbol{V}_{\text{row}} \times_4 \boldsymbol{V}_{\text{column}} = \boldsymbol{T}_f \times_1 \boldsymbol{V}_{\text{people}} \tag{7-36}$$

其中 $\boldsymbol{C}_s$ 和 $\boldsymbol{C}_f$ 是核张量,控制着身份、区域位置、区域横向和纵向这四个模式之间的相互作用,$\boldsymbol{U}_{\text{people}} \in R^{n \times n_s}$,$\boldsymbol{U}_{\text{region}} \in R^{k \times k_s}$,$\boldsymbol{U}_{\text{row}} \in R^{h \times h_s}$,$\boldsymbol{U}_{\text{column}} \in R^{w \times w_s}$,$\boldsymbol{V}_{\text{people}} \in R^{m \times m_f}$,$\boldsymbol{V}_{\text{region}} \in R^{k \times k_f}$,$\boldsymbol{V}_{\text{row}} \in R^{h \times h_f}$,$\boldsymbol{V}_{\text{column}} \in R^{w \times w_f}$ 是行正交的矩阵,$n_s, k_s, h_s, w_s, n_f, k_f, h_f, w_f$ 分别是相应空间经过降维以后的空间维数,降维通过去除最小的那些特征值对应的特征向量来实现,$\boldsymbol{T}_s = \boldsymbol{C}_s \times_2 \boldsymbol{U}_{\text{region}} \times_3 \boldsymbol{U}_{\text{row}} \times_4 \boldsymbol{U}_{\text{column}}$,$\boldsymbol{T}_f = \boldsymbol{C}_f \times_2 \boldsymbol{V}_{\text{region}} \times_3 \boldsymbol{V}_{\text{row}} \times_4 \boldsymbol{V}_{\text{column}}$。令 $\boldsymbol{T}_s$ 是张量 $\boldsymbol{T}_s$ 按身份模式展平后的矩阵,$\boldsymbol{T}_f$ 是张量 $\boldsymbol{T}_f$ 按身份模式展平后的矩阵,定义颅骨原始特征向量 $x = \left[x_1^{\mathrm{T}}, \cdots, x_k^{\mathrm{T}}\right]^{\mathrm{T}} \in R^{khw \times 1}$,

颅面形态信息学

其中 $x_i \in R^{hw \times 1}, i = 1, 2, \cdots, k$ 为相应小区域按像素排列生成的向量，则提取的颅骨张量特征为

$$u_{\text{people}} = (T_s T_s^{\text{T}})^{-1} T_s x \in R^{n_s \times 1} \tag{7-37}$$

定义面皮原始特征向量 $y = \left[ y_1^{\text{T}}, \cdots, y_k^{\text{T}} \right]^{\text{T}} \in R^{khw \times 1}$，其中 $y_i \in R^{hw \times 1}, i = 1, 2, \cdots, k$ 为相应小区域按像素排列生成的向量，则提取的面皮张量特征分别为

$$v_{\text{people}} = (T_f T_f^{\text{T}})^{-1} T_f, \ y \in R^{n_f \times 1} \tag{7-38}$$

利用训练样本中颅骨和对应面皮都存在的那些样本，采用 7.5.1 节中的回归建模方法建立面皮张量特征对颅骨的张量特征和属性(年龄、体重指数 BMI)的回归模型。

$$v_{\text{people}} = M u'_{\text{people}} \tag{7-39}$$

其中，$u'_{\text{people}} = [u_{\text{people}}^{\text{T}}, \text{year}, \text{BMI}]^{\text{T}}$ 为将颅骨张量特征和年龄、体重指数等颅面属性结合的向量。

对于未知颅骨，假定按照式 (7-39) 回归出相应的面皮张量特征 $v_0$，则

$$y_0 = T_f^{\text{T}} v_0 \tag{7-40}$$

$y_0$ 为恢复出的面皮原始特征向量，根据面皮原始特征向量的定义得到面皮的深度图，将得到的深度图转化为三维点云数据。

### 7.5.3 统计回归颅面复原实验结果

实验中采用了 200 个中国北方人的 CT 数据，年龄在 18～70 岁之间。每个颅骨的深度图被分为 11×9 个大小为 50×40 且部分重叠的小区域,每个面皮分为 11×11 个大小为 60×40 且部分重叠的小区域,分别对男性和女性建立回归模型。采用留一法对该方法进行了验证，通过执行张量分解和空间降维得到颅骨和面皮的张量特征分别为 30 维和 50 维。

随机选择了 20 个样本进行重构，男性和女性各为 10 个。将复原面皮与真实面皮进行对比，利用对应点的距离来评价复原的结果，同时执行了基于 PCA 的方法(Huang et al. 2011)。图 7-9 显示了两种方法的平均重构误差。从实验结果可以看出：对于大部分的测试样本，基于张量分解的方法的平均误差要小于基于 PCA 的方法。图 7-10 显示了其中 4 个测试样本的重构结果，上面两个为男性，下面两个为女性，图中左侧一列为真实人脸模型，中间一列为重构的结果，两者的对比显示在最右边一列。平均误差从上到下依次为 1.00mm, 1.39mm, 1.12mm 和 1.13mm。从图中可以看出：最大的重构误差主要体现在边缘部分，嘴巴、眼睛和脸颊的局部区域也有较大的误差。边缘部分的误差是由于边缘部分的局部信息不完整所导致的，而在嘴巴、眼睛和脸颊误差相对较大的原因可能有两个，一个是这些区域与人的表情紧密相关，对于一个人来说，在数据获

取时很难保持表情静止，另一个原因是这些部位软组织丰富，年龄、胖瘦等属性的变化也会影响到这些部位的重构。

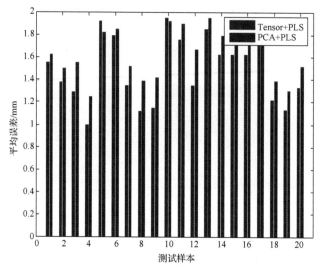

图 7-9　采用两种方法产生的 20 个测试样本的重构误差

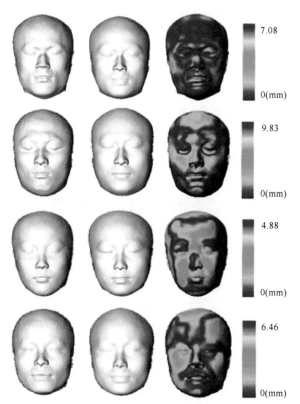

图 7-10　左侧一列为真实人脸模型，中间一列为重构的结果，最右边一列为两者的对比

　　　　　　　　　　　　　　　*颅面形态信息学*

## 7.6 本章小结

由于颅骨及其面貌的几何复杂性，传统的软组织厚度测量方法试图通过一些特征点或者一些局部的特征对应来探索两者之间的关系，很难全面准确地描述这种复杂对象间的关系。与传统软组织测量的颅面复原方法相比，统计模型试图通过对颅面样本数据的统计学习，提取颅骨和面貌的内在关系，具有一定的科学性。理想的统计模型能很好地反映随机变量的真实分布规律，建立颅面形态学统计模型的目标就是通过模型很好地描述和表示颅面的形态变化。颅面的形态变化既有全局整体性变化，又有局部细节变化，因此层次化的颅面统计模型更适合表示颅面的形态变化。经过近几年的探索，目前基于统计模型的方法在国际上已经成为一种主流的颅骨面貌复原方法，引起研究人员的高度关注和兴趣。尽管已经出现了一些基于统计模型的方法，但是这些方法在许多方面还存在需要深入研究和解决的问题，例如如何获取大规模具有典型代表性的样本；如何建立具有较强表达能力的统计模型；如何描述统计模型对颅面变形，特别是非线性变化表现不足的问题；如何进行模型匹配并实现复原等。这些问题还需要研究人员进行深入的研究，才能真正解决好颅面复原这一科学问题。

# 参考文献

冯筠. 2010. 基于层次化统计可变形模型的颅骨面貌复原技术研究. 西安: 西北大学博士后出站报告.

贺毅岳. 2012. 颅面统计复原关键技术研究. 西安: 西北大学博士学位论文.

胡永利. 2010. 基于统计变形模型的颅面复原方法研究. 北京: 北京师范大学博士后出站报告.

周明全, 耿国华, 范江波. 1997. 计算机辅助的颅骨面貌复原技术. 西北大学学报, 27(5): 375-378.

Berar M, Desvignes M, Bailly G, et al. 2006. 3D Semi-landmarks-based statistical face feconstruction. Journal of Computing and Information Technology, 14(1): 31-43.

Berar M, Tilotta F M, Glaunès J A, et al. 2011. Craniofacial reconstruction as a prediction problem using a Latent Root Regression mode. Forensic Science International, 210(1-3): 228-236.

Bookstein F L. 1989. Principal warps: thin-plate splines and the decomposition of deformations. IEEE Transactions on Pattern Analysis and Machine Intelligence, 11(6): 567-585.

Claes P, Vandermeulen D, de Greef S, et al. 2006. Statistically deformable face models for craniofacial reconstruction. Journal of Computing and Information Technology, 14(1):21-30.

Claes P, Vandermeulen D, de Greef S et al. 2010a. Computerized craniofacial reconstruction: conceptual framework and review. Forensic Science International, 201:138-145.

Claes P, Vandermeulen D, de Greef S et al. 2010b. Bayesian estimation of optimal craniofacial reconstructions. Forensic Science International, 201:146-152.

Cootes T F, Taylor C J. 2001. Statistical models of appearance for computer vision. University of Manchester. Technical report.

Duan F Q, Yang S, Huang D H, et al. 2014. Craniofacial reconstruction based on multi-linear subspace analysis. Multimedia Tools and Applications, 73, 2:809-823.

Duan F Q, Huang D H, Tian Y, et al. 2015. 3D Face reconstruction from skull by regression modeling in shape parameter spaces. Neurocomputing, 151, 674-682.

Huang D, Duan F, Deng Q, et al. 2011. Face reconstruction from skull based on partial least squares regression. The Seventh International Conference on Computational Intelligence and Security (CIS), 1118-1121.

Hu Y, Duan F, Yin B, et al. 2013. A hierarchical dense deformable model for 3D face reconstruction from skull. Multimedia Tools and Applications, 64:345-364.

Luo L, Wang M Y, Tian Y, et al. 2013. Automatic sex determination of skulls based on a statistical shape model. Computational and Mathematical Methods in Medicine, 6.

Tilotta F, Glaunes J, Richard F, et al. 2010. A local technique based on vectorized surfaces for craniofacial reconstruction. Forensic Science International, 200:50-59.

Wold S, Kettaneh-Wold N, Skagerberg B. 1989. Non-linear PLS modelling. Chemometrics and Intelligent Laboratory Systems, 7:53-65.

Zhang Y F, Zhou M Q, Geng G H, et al. 2010. Face appearance reconstruction based on a regional statistical craniofacial model(RCSM). Proceedings of the 20th International Conference on Pattern Recognition, Istanbul: 1670-1673.

*颜面形态信息学*

# 第8章

# 人脸真实感处理

针对颅骨面貌复原人脸三维模型后期处理的相关研究主要集中在人脸三维模型形状编辑和皮肤、毛发建模两个方面。

通过颅骨面貌复原方法复原出人脸三维模型后，为了使复原结果更加合理和具有个性化，往往需要根据解剖学家、人类学家等的意见对人脸模型进行交互地编辑和修改，例如细微调整某些区域的形状，或者对个别面部器官进行替换等。此外，人脸复原模型通常都是单纯的三维几何模型，缺少对应的纹理数据，没有肤色、眉毛、头发等重要面部组成部分，严重影响了复原结果的真实感和可辨认性。在刑事案件侦破过程中，需要重建更具真实感的人脸模型以支持对待复原颅骨的身份认定，需要通过一些后期处理方法来使得复原人脸看起来更真实，例如根据专家意见对人脸模型进行编辑，通过纹理映射为人脸赋予纹理，构建头发模型，添加面部装饰等，但这些后期编辑操作会引入更多个人主观因素到复原结果中，有可能影响复原结果的特征，以至于影响待复原颅骨身份认定的准确性。因此，复原人脸的真实感处理需要在专家指导下或者足够依据支持下谨慎进行。

## 8.1 人脸形状编辑

为了使重建人脸更加个性化和科学化，往往需要对重建人脸进行交互的变形和编辑。人脸形状编辑是曲面编辑的一种具体实例。曲面编辑的内容主要包括曲面的剪裁粘贴、曲面的融合、局部形状的调整、几何纹理迁移等。给用户提供一个直观和高效的曲面编辑工具，是曲面编辑在实体以及几何造型等领域中的重要研究内容。常见的曲面编辑方法有四类：Barr 变形方法、自由变形方法、基于细分属性的曲面编辑和约束变形方法，具体介绍可参见本书第 2 章中的相关内容。

具体针对人脸，常用的编辑方法有：基于 B 样条的网格变形式编辑方法、基于 RBF 插值三维网格编辑方法和基于刚性胞元的自由变形方法。

## 8.1.1 基于 B 样条的网格变形式编辑

B 样条曲面是 B 样条曲线的拓展，一块 $m \times n$ 次 B 样条曲面的定义如下：

$$Q(u,v) = \sum_{i=0}^{m} \sum_{j=0}^{n} P_{ij} F_{i,m}(u) F_{j,n}(v), \quad u,v \in [0,1] \tag{8-1}$$

式中，$P_{ij}$ 为三角面的顶点位置向量矩阵，共计 $(m+1)(n+1)$ 个顶点，$F_{i,m}(u)F_{j,n}(v)$ 为 B 样条基底函数，$u$，$v$ 为参数。

基于 B 样条的网格变形式编辑属于基于参数曲面控制的变形方法，其控制手段可以通过规则矩形 B 样条曲面的控制顶点来实现。该方法变形速度快，空间开销小。

图 8-1 显示了采用基于 B 样条曲面进行人脸编辑（包括平移、旋转和缩放）的过程。其算法有四步骤构成：

（1）用户通过依次选取 4 个角点的方式在三维网格模型上选择一块封闭的待编辑区域。

（2）将待编辑区域中的网格顶点参数化到矩形域中并均匀采样。

（3）由用户选取 B 样条参数进行 B 样条拟合待编辑区域，并计算待编辑区域中网格顶点相对拟合所得 B 样条曲面的相对坐标。

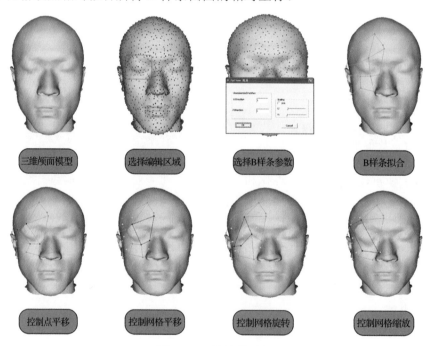

图 8-1 三维编辑过程

(4)选取编辑元素，编辑元素可以是 B 样条控制网格或者三维网格模型顶点，编辑 B 样条控制网格进行空间变形或者直接操纵三维网格模型顶点进行空间变形。

## 8.1.2　基于 RBF 插值三维网格编辑

径向基函数(RBF)是常用的基于特征点的插值变形函数，其函数 $u : \mathbb{R}^d \rightarrow \mathbb{R}^d$ (其中 $d$ 为维数)满足

$$u(\boldsymbol{p}_i) = \boldsymbol{q}_i, \quad i = 1, \cdots, n \tag{8-2}$$

其中 $\boldsymbol{p}_i$ 和 $\boldsymbol{q}_i$ $(i = 1, \cdots, n)$ 分别为参考点集和目标点集中确定两组对应的特征点。

函数 $u$ 具体由两部分组成：

$$u(\boldsymbol{x}) = R_s(\boldsymbol{x}) + \phi_s(\boldsymbol{x}) \tag{8-3}$$

其中 $R_s(\boldsymbol{x}) = \sum_{i=1}^n \alpha_i R(\|\boldsymbol{x} - \boldsymbol{p}_i\|)$，为径向基函数 $R(\|\boldsymbol{x} - \boldsymbol{p}_i\|)$ 之和，$\phi_s(\boldsymbol{x}) = \beta_0 + \sum_{i=1}^d \beta_i x^i$，$\|\boldsymbol{x} - \boldsymbol{p}_i\|$ 为顶点 $\boldsymbol{x}$ 到特征点 $\boldsymbol{p}_i$ 之间的欧氏距离，$x^i$ 为 $\boldsymbol{x}$ 的第 $i$ 个分量，$\alpha_i (i = 1, \cdots, n)$ 和 $\beta_i (i = 0, \cdots, d)$ 是两组待求解的系数。

此外，函数 $u$ 满足如下正则条件：

$$\sum_{i=1}^n \alpha_i = 0, \quad \sum_{i=0}^n \alpha_i x_i^j = 0, \quad j = 1, \cdots, d \tag{8-4}$$

其中 $x_i^j$ 是特征点 $\boldsymbol{p}_i$ 的第 $j$ 个分量。

结合式 (8-2) 和式 (8-4)，就可求解未知系数 $\boldsymbol{\alpha} = (\alpha_1, \alpha_2, \cdots, \alpha_n)^{\mathrm{T}}$ 和 $\boldsymbol{\beta} = (\beta_0, \beta_1, \cdots, \beta_d)^{\mathrm{T}}$。

径向基函数 $R(r)$ 在具体使用中存在多种形式，常用的有

简单多项式：$\qquad\qquad R(r) = ar^m \tag{8-5}$

高斯函数：$\qquad\qquad R(r) = \mathrm{e}^{-r^2/2\sigma^2} \tag{8-6}$

薄板样条函数 $\qquad R(r) = \begin{cases} r^{4-d} \ln r, & 4 - d \in 2\mathbb{N} \\ r^{4-d}, & \text{otherwise} \end{cases} \tag{8-7}$

在具体对人脸采用基于径向基函数的方法进行编辑时，先确定变形前人脸的特征点 $\boldsymbol{p}_i$，然后通过手动交互方式改变特征点的位置，得到新的特征点 $\boldsymbol{q}_i$。然后通过这两组对应的特征点，求解系数 $\boldsymbol{\alpha}$ 和 $\boldsymbol{\beta}$ 后，就可把函数 $u$ 作用于变形前的人脸模型，从而得到变形后的人脸模型。图 8-2 显示了拖动鼻尖的特征点后得到的编辑结果。

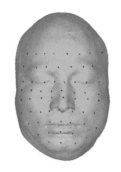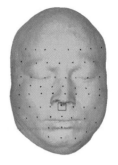

图 8-2 拖动鼻尖特征点实现人脸变形

### 8.1.3 基于刚性胞元的自由变形方法

基于刚性胞元(体素模型做控制对象)的自由变形方法实现了一种实时的自由形态建模，相比基于样条的网格编辑只能通过对控制顶点操作进行变形，这种自由变形方法简化了用户的交互。用户只需要首先将网格待变形区域分为两个不同区域，其中之一为控制区域，另一区域为约束区域，并基于刚性胞元构建控制区域和约束区域的支撑关系，用户可以对控制区域进行交互操作，通过修改控制区域到约束区域之间的支撑关系，实现对约束区域的光滑形变，同时还能够保持该区域的局部刚性。采用基于刚性胞元的自由变形方法对人脸进行变形的效果如图 8-3 所示。

基于刚性胞元的自由变形方法的具体实现过程如下：

(1)对于对应顶点 $V_i$ 的胞元 $C_i$，变形之后为 $C_i'$。理想情况下的变形是完全刚性的，则存在一个旋转变换 $R_i$。实际计算当中，通过最小二乘法定义它们之间的一个能量函数：

$$E(C_i, C_i') = \sum_{j \in N(i)} w_{ij} \left\| (V_i' - V_j') - R_i(V_i - V_j) \right\|^2$$

(2)为了求解优化问题，求得目标最小。

(3)定义拉普拉斯离散化(Laplace discretization)，从而得到稀疏线性求解等式：

$$\begin{pmatrix} \overline{\Delta}^k \\ 0 \,|\, I_{F+H} \end{pmatrix} \begin{pmatrix} p \\ f \\ h \end{pmatrix} = \begin{pmatrix} 0 \\ f \\ h \end{pmatrix}$$

(4)对该稀疏矩阵求解，得到向量 $\boldsymbol{P}$ 的值，即插值部分的所有变量值。

(5)根据向量 $\boldsymbol{P}$ 的值，求出与原来的所有顶点数之间的旋转变换矩阵。

此方法最后归结为最小二乘问题。鉴于编辑变形方法的实时交互要求，虽然跟其他方法相比，解不准确，但是它能满足良好变形效果的需求。

$$A^{\mathrm{T}} A V = A^{\mathrm{T}} \boldsymbol{b}$$

*颜面形态信息学*

由于 $A^TA$ 是一个稀疏且对称正定的矩阵，可以使用 Cholesky 分解，得到其中 $U$ 是一个上三角稀疏矩阵，公式转化为

$$U^TUV = A^Tb$$

上面的 Cholesky 分解只需进行一次，即使 $b$ 改变，也可以通过回代快速获得解，使得变形计算更加快速。

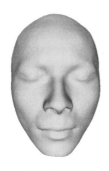 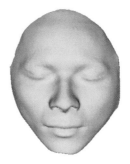

(a) 变形前人脸          (b) 变形后人脸

图 8-3    采用基于刚性胞元的自由变形方法对人脸进行变形

# 8.2    五官替换

五官替换是指从五官数据库中选择合适的五官模型来替换现有人脸模型中的相应区域，其实质是五官的分割和融合问题，难点是要保证五官替换后，用于替换的五官模型与人脸模型的拼接边界的完全吻合与平滑过渡。

## 8.2.1    五官分割

三维人脸模型的器官分割主要依据人脸的二维或者三维特征点、特征轮廓线，然后根据特征点及特征轮廓线进行人脸三维模型的区域分割，并且需要根据分割结果进行合并等处理，以生成有意义的模型区域。三维人脸的五官分割是三维网格模型分割的一种具体情况。三维网格模型分割是指根据模型的几何特征和拓扑结构将网格模型分解为各自连通的、具有几何形状意义的一组子网格片(孙晓鹏等 2005)。

根据归类的角度不同，可以对三维模型的分割算法进行不同的归类：

(1)根据是否提取模型的特征曲线，将三维模型分割算法分为基于线条的分割方法和基于区域的分割方法。基于线条的分割方法的主要思想是利用模型闭合的特征曲线将模型分割为多个区域，这种分割方法不能很好地处理由扫描设备等得到的三维模型。基于区域的分割方法的基本思想是以三维模型中的面片

作为最小单位，通过在最小合并计算量优先合并等既定原则下，对面片进行合并直到合并成本超出特定阈值时，停止合并，以合并后的面片集合作为分割结果。

（2）根据分割过程中是否需要人工交互以及交互的程度，将三维模型分割算法分为交互式分割、半自动分割和自动分割三类。我们提出的改进的基于随机游走的网格分割算法属于半自动分割，而提出的基于封闭曲线的模型表面任意分割算法属于交互式分割。

现有典型的网格分割算法有：分水岭算法、基于实体表现的网格分割、基于拓扑结构图的网格分割、基于曲率信息的网格分割以及基于聚类分析的网格分割。

分水岭算法：分水岭分割算法可以分为三步。首先，计算三维网格模型中每个顶点的曲率，寻找每个局部最小值并赋予标记，每一个最小值都作为网格曲面的初始分割；然后，开始自上而下或者自下而上地合并分水岭高度低于指定阈值的区域；最后，解决过分割问题。Mangan 等（1999）使用分水岭算法实现网格分割，并较好地解决了过分割问题。Rettmann 等（2000）结合测地距离对分水岭算法进行了改进，对分水岭算法中的过分割给出了一个后处理。Page 等（2003）提出贪婪分水岭算法，对分水岭算法中的初始标记集进行了改进。

基于实体表现的网格分割：Bischoff 等（2002）把几何形状分割为若干椭球的集合，并附加一个独立的网格顶点的采样集合来表示物体的细节，以此来分割网格。

基于拓扑结构图的网格分割：这类分割算法是根据网格的几何信息以及拓扑特征，将网格分割为有视觉意义或者物理意义的子网格（钱江 2008）。Lazarus 等（1999）在通过三角剖分形成的多面体上抽取中轴线，在关键点处分割网格模型。Xiao 等（2003）提出一种基于离散 Reeb 图的拓扑分割方法，通过探测 Reeb 图中的关键点，在三维人体模型中抽取表示身体各部分的拓扑分支，从而实现三维人体模型的分割。

基于曲率信息的网格分割：通过对三维网格模型中每个顶点的曲率进行计算，找到由最小负曲率的顶点组成的边界，据此边界对三维模型进行分割。基于曲率信息的分割可以将模型分割为有意义的子网格。Zhang 等（2002）通过计算顶点的高斯曲率以及输入构成每个子网格的点的最小数目实现了三维模型的有意义分割。

基于聚类分析的网格分割：这种方法是根据三角面片的某种相似性度量对三维模型进行分割。判断给定的面片是否属于同一子网格是这类分割算法的关键步骤。Shlafman 等（2002）利用长度和角度计算相邻面片之间的距离作为相似

*颜面形态信息学*

性度量函数，然后通过迭代优化面片的归属区域。Katz 等(2003)提出一种模糊聚类的层次分割算法。将原始网格模型作为层次树的根，每个网格模型分片作为层次树的结点。在每个结点处确定下一步分割的分割数，然后执行一个 k-way 分割。

图 8-4 显示了采用交互方式进行人脸五官分割的结果。用鼠标在待分割的人脸三维模型表面上画出封闭曲线，曲线包围的区域即为要分割的五官模型。

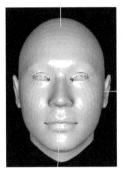

(a) 待分割的人脸三维模型

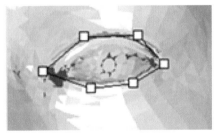

(b) 选定眼睛区域

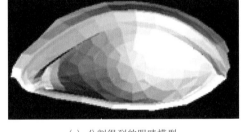

(c) 分割得到的眼睛模型

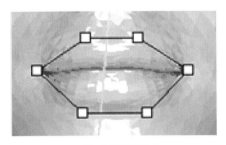

(d) 选定嘴巴区域

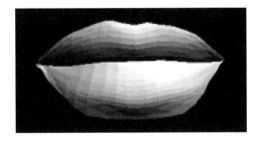

(e) 分割得到的嘴巴模型

图 8-4　交互式的五官分割图示

图 8-5 显示了利用基于随机游走算法对人脸模型分割的效果图。该方法属于半自动分割方法，先手动在人脸的各局部器官处分别设置种子点，之后自动得到各局部器官的三维网格模型。

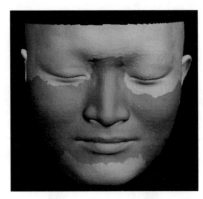

图 8-5　采用基于随机游走算法对人脸五官进行分割的结果

## 8.2.2　五官替换融合

颅骨是面貌的骨架，眼睛、鼻子、嘴巴和头部的软组织附着在颅骨的相应部位，颅骨的几何形态影响五官的几何形态。以软组织为基本原理的面貌复原方法能够产生面貌的基本形状，然而眼睛、鼻子、嘴巴的特征并不能得以反映。因此本节提出基于五官的配准与融合技术实现面貌五官的复原，从而提高面貌复原结果的准确性。

该技术基于颅骨特征点与五官的关系并结合人类学家的专家知识，可从五官数据库中选择五官库模型来替换复原后的人脸模型中的相应区域，实质是五官的剪切和粘贴问题。在不改变模型拓扑结构的基础上，去除替换器官的给定人脸面部网格，自动地适配到用户从库中选出的对应器官的几何模型，同时保证拼接边界的完全吻合与平滑过渡。

五官配准前需要首先从面貌上删除需要替换的五官。采用从颅骨向面貌映射的方法去除眼睛和鼻子，采用交互勾勒的方法去除嘴巴。然后通过人类学及法医学知识从颅面五官库中选择最适合待复原颅骨的五官进行五官替换。

Besl 和 McKay 提出的 ICP 算法并没有考虑缩放因子，Ying 虽然考虑缩放变换但其认为沿坐标系三个方向的缩放比例相同，然而通常选择的五官和复原结果在三个方向具有不同的缩放因子，因此首先需要进行具有不同缩放系数的初配准，再通过 ICP 算法进行精确配准。设 $X$ 为选定五官模型的配准点集，$Y$ 为面貌复原结果对应的配准点集，则

$$Y = \mathbf{Tran} \times X + \varepsilon$$

其中 $\mathbf{Tran}$ 为变换矩阵，$\varepsilon$ 为误差，则

$$\mathbf{Tran} \approx Y \times \mathrm{pinv}(X)$$

其中 $\mathrm{pinv}(X)$ 表示伪逆。

*颅面形态信息学*

$$\mathbf{Tran} \approx Y \times X^{\mathrm{T}} \times (X \times X^{\mathrm{T}})^{-1}$$

五官配准的基本步骤如下：

(1) 确定五官配准点集 $X$ 及其面貌配准点集 $Y$，以及点集间的对应关系；

(2) 计算变换矩阵 Tran，进行初配准；

(3) 通过 ICP 算法计算当前旋转变换 $R$ 和当前平移变换 $T$；

(4) 计算当前变换下的误差 $\varepsilon$；

(5) 更新五官配准点集 $X$，$X = R \times X + T$；

(6) 更新整体旋转变换 $R_{\mathrm{global}}$ 和整体平移变换 $T_{\mathrm{global}}$；

(7) 判断误差或者迭代次数是否小于阈值，否则重复执行。

为了验证配准算法的可行性，选择原始模型和经缩放后的模型进行配准，鼻模型配准实验结果如图 8-6 所示。

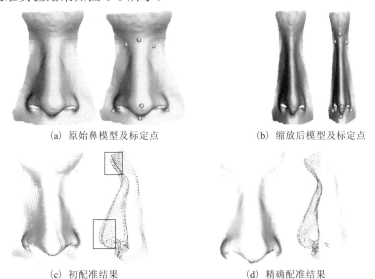

(a) 原始鼻模型及标定点　　　　　　　(b) 缩放后模型及标定点

(c) 初配准结果　　　　　　　(d) 精确配准结果

图 8-6　鼻模型配准结果

上述方法配准得到的结果在轮廓边缘仍存在较大的误差，因此尝试采用基于配准点集的非刚性配准方法实现五官与复原面貌的配准，配准过程如下：

(1) 提取面貌五官边缘轮廓，计算轮廓点集的 $k$ 邻域顶点集；

(2) 将轮廓点集中顶点与五官模型间的欧氏距离按降序排序，寻找距离最大的面貌轮廓顶点 $p$ 以及在五官模型的对应点 $q$；

(3) 采用非刚性配准算法实现五官与面貌的配准。

五官配准实验结果如图 8-7 所示，其中图 (c) 为鼻轮廓邻接顶点 ($k$=4)，(e) 为考虑尺度缩放的初配准结果，(f) 显示边缘轮廓存在较大误差，(g) 为采用非刚性配准算法结果，(h) 为配准结果的细节。

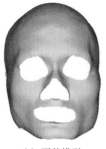 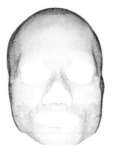 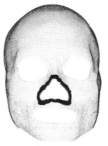 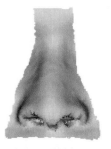

(a) 面貌模型　　　　　　(b) 鼻子轮廓　　　　　(c) 鼻轮廓的邻接顶点　　　(d) 鼻模型

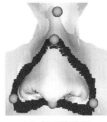 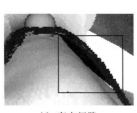 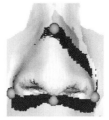 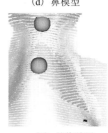

(e) 初配准结果　　　　　(f) 存在间隙　　　　　　(g) 非刚性配准　　　　　(h) 最终结果

图 8-7　五官配准结果

面貌复原实验结果如图 8-8 所示，其中图 (e) 表示基于本节配准方法得到初步面貌复原结果，然而该结果并未考虑颅骨对应的面貌五官；(f) 为去除眼睛、鼻子、嘴巴、耳朵后前半部分复原结果；(g) 为从五官模型数据库中选择与待复原颅骨形态匹配的五官模型(眼睛、鼻子、嘴巴)与面貌复原模型配准结果。

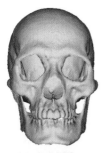 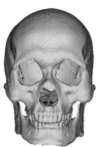 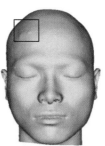 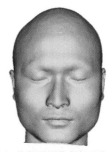

(a) 参考颅骨　　　　(b) 待复原颅骨　　　　(c) 参考面貌　　　(d) 待复原颅骨真实面貌

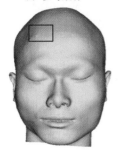 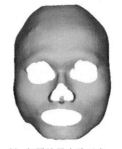 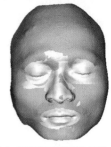

(e) 本节方法复原结果　　　　(f) 复原结果去除五官　　　　(g) 五官与面貌配准结果

图 8-8　面貌复原结果

## 8.3 纹理编辑

在颅面复原中，少数方法采用三维扫描仪获取人脸三维模型，这些人脸模型通常带有彩色纹理(Claes et al. 2006)或灰度纹理(Claes et al. 2011)。但大部分颅面复原方法都采用 CT 或者 MRI 数据获取人脸三维模型，这样获取的人脸模型只有几何信息，没有对应的纹理。为了增强这些方法复原出来的人脸模型的真实感，需要对人脸模型进行真实感处理，主要手段是通过照片生成人脸纹理图像，并通过纹理映射把纹理图像贴到三维人脸模型上。

### 8.3.1 人脸纹理图像的生成

首先采用数码相机获取人脸正面和侧面的照片，然后通过图像拼接算法把正侧面照片拼合起来获得人脸的纹理图像。

图像拼接是将两幅以上的具有部分重叠的图像进行无缝拼接，从而得到较高分辨率或宽视角的图像拼接技术，最早应用于航空领域，现已广泛应用于数字视频、运动分析、虚拟现实技术、遥感图像处理、医学图像分析等领域(徐正光等 2006)。

图像拼接算法有很多，可大致分为两类：基于特征的方法和基于无特征的方法。基于特征的方法中，首先要处理图像，提取满足特定应用要求的特征，然后利用特征对应关系确定模型参数。该方法的主要困难在于选择什么样的特征，以及如何对特征进行匹配跟踪。常用的图像特征有点、直线、曲线等。

基于无特征的方法，则是定义刻画域相似性的代价函数，将问题转化为求解关于模型参数的优化问题。

采用基于特征点的图像拼接技术获取人脸模型纹理图像，如图 8-9 和图 8-10 所示。首先对正侧面图像进行光照校正，使得它们的光照相似。接着分别在正面照片和侧面照片上手工定义一些一一对应的特征点(图 8-9)，连接这些特征点即可获得特征折线。然后对侧面图像进行变形使其变形后的特征折线和正面的特征折线重合。

具体采用的变形的规则为：假定正面特征线由 $P_i^F = (x_i^F, y_i^F), i = 0, \cdots, N$ 依次连接而成，而它对应的侧面特征折线为 $P_i^S = (x_i^S, y_i^S), i = 0, \cdots, N$，于是结果图像中的像素 $(x', y')$ 在原侧面图像的像素点 $(x, y)$ 可通过下面的公式得到：

如果 $y_j^F \leqslant y' < y_{j+1}^F$，$0 \leqslant j < N$，那么有

$$x = (1-u) \cdot (x_j^S - x_j^F) + u \cdot (x_{j+1}^S - x_{j+1}^F) + x'$$

$$y = (1-u) \cdot y_j^S + u \cdot y_{j+1}^S$$

其中 $u = (y' - y_j^F)/(y_{j+1}^S - y')$。

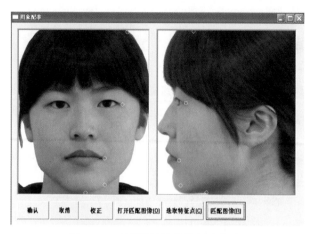

图 8-9　正侧面照片的特征点标定

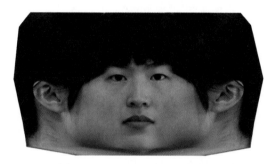

图 8-10　正侧面照片拼接结果

## 8.3.2　纹理映射

纹理映射是寻找纹理定义域到三维曲面的对应关系。纹理定义域的维数可以是一维、二维或者三维的。其表现形式可以是数组、函数或者是一张图片。原始图片(纹理)映射到三维目标空间的一个曲面上显示的图像称为映射图像(screen)。纹理定义域记为 $(u, v)$，目标空间记为 $(x, y, z)$。

也就是说，纹理映射就是将二维的纹理对应到三维的物体表面，要完成这个过程，我们必须建立物体空间坐标 $(x, y, z)$ 与纹理空间坐标 $(u, v)$ 之间的对应关系。

纹理映射最常用的方法是对三维网格模型进行参数化，于是定义三维网格模型的纹理坐标可以看作是对三维网格模型进行参数化，给模型中每一个三维顶点定义一个二维的参数值。但参数化方法通常比较复杂，因此，人们在实际应用中，经常采用简单的球面或者柱面纹理映射技术。这两种技术都属于两步纹理映射方法(Bier et al. 1986)，即引入一个包围景物的中介曲面作为中间映射媒介，将纹理映射分为两步：首先，将二维纹理映射到中介曲面上，这一过程称为 s-映射；其次，将中介曲面上的纹理映射到景物表面上，这一过程称为 o-映射。

球面纹理映射是将矩形的二维纹理映射到整个球体的表面(黄体楠 2008)。图 8-11 展示了球面纹理映射的原理，首先利用直角坐标系表示纹理空间，直角坐标系中横坐标 $u$ 为常数的一条竖线映射为球面上经度坐标为 $\theta$ 的一条经线；同理，直角坐标系中纵坐标 $v$ 为常数的一条水平线映射为球面上纬度坐标为 $\phi$ 的一条纬线。

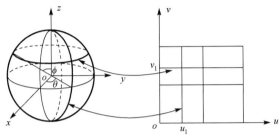

图 8-11　球面纹理映射原理

球面纹理映射的关键是确定球面坐标 $(\theta, \phi)$ 和纹理空间坐标 $(u, v)$ 之间的映射关系。设球面上 $p$ 点的坐标为 $(\theta, \phi)$，$\theta \in [0, 2\pi]$，$\phi \in [0, \pi]$，$p$ 点对应的纹理空间的坐标为 $(u, v)$，则映射关系函数可以表示为

$$\begin{cases} u = \theta / 2\pi \\ v = \phi / \pi \end{cases} \tag{8-8}$$

利用经纬坐标可以将二次曲面的隐式方程转化为如下式所示的参数方程：

$$\begin{cases} x = R\sin\phi\cos\theta \\ y = R\sin\phi\sin\theta \\ z = R\cos\phi \end{cases} \tag{8-9}$$

由式 (8-8) 和式 (8-9) 即可得到球面的纹理映射公式：

$$\begin{cases} u = \arctan(y/x)/2\pi \\ v = \arccos z/R/\pi \end{cases}$$

若为单位球面，则 $v = \arccos z / \pi$。

柱面投影原理如图 8-12 所示，从圆柱中心轴引一条射线经物体表面一点 $p$，该射线与圆柱表面相交于点 $p'$，点 $p'$ 就是点 $p$ 在柱面上的投影。柱面坐标 $p'(\theta, h)$ 便是 $p$ 点的圆柱投影坐标，其中 $\theta$ 是射线与 $z$ 轴负向沿逆时针方向所形成的偏转角，$h$ 是 $p$ 点在竖直方向 $y$ 上的坐标分量。

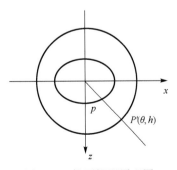

图 8-12　柱面投影原理图

对于模型上的一点 $(x, y, z)$，其相应的柱面坐标可表示为

$$\theta = \begin{cases} \arcsin(|x|/\sqrt{x^2+z^2}) & x \leqslant 0, z \leqslant 0 \\ \pi - \arcsin(|x|/\sqrt{x^2+z^2}) & x \leqslant 0, z > 0 \\ \pi + \arcsin(|x|/\sqrt{x^2+z^2}) & x > 0, z \geqslant 0 \\ 2\pi - \arcsin(|x|/\sqrt{x^2+z^2}) & x > 0, z < 0 \end{cases} \tag{8-10}$$

$$h = y$$

其中 $\theta \in [0, 2\pi]$，$h \in [y_{\min}, y_{\max}]$。为了将 $(\theta, h)$ 的参数空间与纹理坐标 $(u, v)$ 统一起来，可做如下线性变换：

$$\begin{cases} u = \theta/2\pi \\ v = h - y_{\min}/y_{\max} - y_{\min} \end{cases} \tag{8-11}$$

由式 (8-10) 和 (8-11)，可以很容易得到从景物空间到纹理空间的映射关系，从而完成纹理图像到人脸模型的纹理映射。

此外，根据纹理图像和三维模型之间特征点的对应关系也是常用的人脸纹理映射方法。这类方法 (Lee et al. 1998, 裴玉茹 2006) 通常通过手动或自动方法在人脸纹理图像和三维模型上对应地找到两组特征点，然后通过这两组特征点的对应关系插值获得三维模型到二维纹理图像之间的映射关系。图 8-13 和 8-14 显示了在两组特征点的基础上，采用薄板样条函数 (TPS) 把三维人脸模型展开到二维纹理图上，使得每一个顶点在二维图像上都有一个对应点，这个对应点的坐标就是三维顶点的纹理坐标。

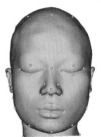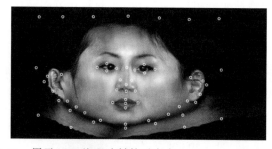

图 8-13　用于 TPS 纹理映射的对应点

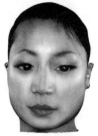

图 8-14　纹理映射结果

颅面形态信息学

# 8.4 头发建模

传统的头发建模方法主要包含头发造型、运动学模拟和渲染等三个主要的研究内容，在计算机辅助颅骨面貌复原研究中，头发建模不涉及头发模型的动态模拟，因此相关研究主要集中在头发造型和渲染技术两个方面。在头发造型研究中，主要包括交互式造型和非交互式造型两类头发造型方法。在头发渲染部分，相关研究主要集中在头发的光照散射及阴影两个方面。上述领域中，国外相关研究工作与国内相比起步较早，美国北卡罗来纳大学教堂山分校、康奈尔大学、瑞士日内瓦大学 MIRALab 实验室、日本东京大学、法国国家信息与自动化研究所(INRIA)、微软雷德蒙德研究院(Microsoft Research Redmond)、迪士尼动画工作室(Disney Animation Studio)、皮克斯动画工作室(Pixar Animation Studio)、工业光魔(Industrial Light and Magic)、Rhythm & Hues 等机构或公司为这一领域的发展做出了卓越的贡献。

国内方面，近年来微软亚洲研究院、浙江大学、清华大学等科研机构分别在真实感头发建模的几个方面都取得了一批优秀的成果。例如 Wang 等在 2009 年提出的基于样例模型的头发造型方法(Wang et al. 2009a)，Ren 等、Xu 等在环境光下的头发渲染和外观编辑方面的工作(Ren et al. 2010, Xu et al. 2011, 徐昆等 2012)，Chai 等(2012)提出的基于单幅照片的头发建模方法，均代表了真实感头发建模研究领域的领先水平。

## 8.4.1 头发的交互式造型

头发交互式造型的重点关注用户控制发丝形状的实现方法。我们将现有相关方法划分成曲线编辑类、网格类、物理类和混合类等四种类型。其中混合类方法通常是结合若干种其他方法的特性提出，具有多重属性。下面将分别依照上述分类方式介绍相关研究工作。

### 1. 曲线编辑类

此类方法为用户提供了交互式的空间曲线编辑工具，用以控制发丝形状，从而进行头发造型。文献(Kim et al. 2002)提出的多精度头发造型方法允许用户在任意精度级别上编辑发丝曲线，通过对曲线控制点进行拾取、平移、缩放和卷曲等操作控制发丝具体形状。此外，该方法还提供了针对发丝曲线的复制/粘贴操作，支持快速生成大量发丝。

Malik(2005)设计了一种用户友好的头发造型交互界面工具，在一台平板设备上进行发丝曲线的剪切、梳理、卷曲、扭曲等仿真操作，同时还提供了发丝曲线复制、长度编辑和密度控制等功能。如图 8-15 所示。

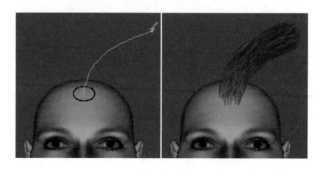

图 8-15　交互式编辑空间曲线构建头发造型

2.　网格类

由于曲线编辑类方法的人工操作繁杂、工作量大，Yuksel 等（2009）提出了一种基于多边形网格的真实感头发造型方法，该方法定义了一组用于构建多边形网格的拓扑操作。用户首先采用上述操作构建大致符合设计意图的头发体，通过给头发体定义相应的拓扑约束自动且唯一地生成发丝曲线形状，如图 8-16 所示。

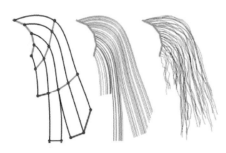

图 8-16　交互式网格编辑生成发丝形状

柴蒙磊等（2012）和翁彦琳等（2012）采用多边形网格方法首先生成毛发的轨迹线，然后采用 k-d 树算法搜索距离当前发丝曲线顶点最近的轨迹线，并由当前位置的轨迹线方向决定发丝方向。与 Yuksel 方法的不同之处在于，前者并非像后者一样通过多边形网格直接生成全局的发丝曲线，而是根据多边形网格首先生成发丝轨迹线，再根据发丝轨迹线生成全部发丝。网格类方法适用于已经熟悉表面网格建模的用户进行头发造型。

3.　物理类

此类方法采用数学物理模型描述和控制发丝曲线形状。Anjyo 等（1992）将材料力学领域广泛使用的悬臂梁模型引入头发造型，将发丝曲线看作是一端固定位置、另一端自由悬空的弹性物体，并通过计算重力作用控制发丝曲线弯曲程度。

颅面形态信息学

Hadap 等(2000)采用液体流动的轨迹模型模拟头发造型,用户通过在头皮网格上放置任意液体源,从而确定头发的生长区域;然后通过重力计算初步生成液体流动轨迹,再在轨迹线上放置不同类型的障碍物,从而生成多样化的头发造型。如图 8-17(a)所示。

Yu 等(2001)提出了头发造型与空间向量场的相似性:首先,发丝曲线与向量场一样,在空间某一点处均存在唯一方向;其次,头发造型与空间向量场实际上同属于体数据建模的问题。在此基础上提出通过构建空间向量场生成头发造型,在空间中叠加若干个静态向量场(方法中具体采用简单静电场)来模拟发丝轨迹线,然后根据轨迹线计算发丝曲线形状,从而生成头发造型,如图 8-17(b)。

Bertails 等(2005)采用弹性力学领域中的 Cosserat 弹性杆模型来模拟发丝形状,根据弹性力学领域的最小势能原理构建发丝形状的计算模型,并给出了详细解法,如图 8-17(c)。

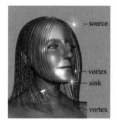 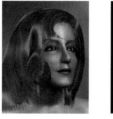 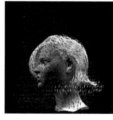 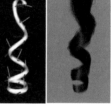

|(a) 流体模型|(b) 向量场模型|(c) 弹性杆模型|

图 8-17 头发造型的物理类方法

### 4. 混合类

混合方法通常是综合借鉴了前面几类方法的基本思想和实现方法,在头发造型效率和操作自由度上均取得了一定进步。

Choe 等(2005)在向量场方法的基础上,给出发型约束的概念。发型约束是一组用于创建特定发丝曲线形状的操作,其基本思想和实现与 Yu 的向量场模型类似。例如用户给定空间中任一方向的约束,那么指定发丝会朝该方向发生弯曲。采用发型约束表示不同类型的局部作用力场,允许用户通过交互式控制发型约束从而构建发丝形状、进而生成头发造型。同时,又采用了二维曲线编辑方法风格化当前的发丝曲线,如图 8-18(a)所示。

Fu 等(2007)提出了一种基于曲线草图的头发造型方法。如图 8-18(b)所示,用户采用任意平板设备在虚拟角色模型上手绘出若干条曲线,然后将输入的曲线草图变换至虚拟角色模型所在的三维空间坐标系中,根据该曲线计算生成空间向量场，进一步得到发型约束，从而生成头发造型。其他类似的工作还有文献（王斌等 2009, Wang et al. 2009b）等。

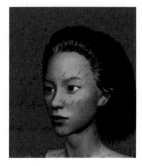 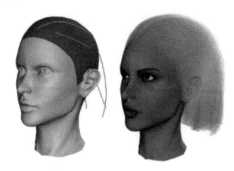

(a) 发型约束　　　　　　　　　　　　(b) 通过绘制曲线草图生成头发

图 8-18　头发造型的混合类方法

### 8.4.2　头发的非交互式造型

头发的非交互式造型指用户并不需要采用交互手段，而是通过输入三维模型、图像等现有资源，在目标虚拟角色模型上直接生成新的头发造型。基于此类方法生成的新的头发造型外观通常由输入、相关配置参数以及目标虚拟角色模型的外观特征等三个因素共同决定。目前该方向大致包含基于图像和基于样例模型两类方法。下面具体介绍相关研究工作。

1. 基于图像的头发造型

文献（Kong et al. 1998, Grabli et al. 2002, Paris et al. 2004）先后提出采用现实头发照片序列计算生成头发模型的方法，但都存在视点位置、光照条件、照片分辨率等限制。Wei 等（2005）从几方面对早期方法进行了改进：首先，该方法不要求固定视点位置，用户采用一般的手持照相机即可完成真实头发照片的获取；其次，不再要求控制光照条件，通过定义一组健壮的几何约束重建出较为精确的头发造型。Paris（2008）设计了一种多重投影-相机环境，用于捕获精确的真实发丝形状，并在合成多视角照片重建出的头发造型的基础上进行孔洞填充，实现头发造型的完整重建。

最近，Chai 等（2012）提出了一种基于单幅照片的头发建模方法，该方法不需要限定图像的任何光照、几何信息。对于任意人物肖像照片，用户采用交互方法在照片上直接标出背景层、身体层、头部模型和头发模型，从而得到分割后的头像，再分别提取人物肖像的纹理信息和头发信息、采用孔洞填充方法进行重建，从而生成立体的头发模型。其过程如图 8-19 所示。

颜面形态信息学

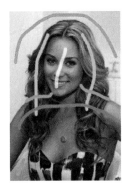
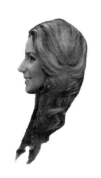

(a) 层次定义　　　　　　　　(b) 重建的头发模型

图 8-19　基于单幅照片的头发建模

### 2. 基于样例模型的头发造型

直接输入现有的头发模型，提取现有模型的几何结构信息，并在目标模型上恢复，从而生成新的头发造型。目前，Wang 等 (2009a) 的工作是该领域最重要的进展之一。该方法首先提出了一种头皮区域的参数化表示，称作"头皮空间坐标系"。对于世界坐标系中的任意点 $P(x,y,z)$，其对应的头皮空间坐标由式 (8-12) 给出：

$$\begin{cases} u = \arccos \dfrac{\hat{x}}{\sqrt{\hat{x}^2 + (\hat{y}+1)^2}} \\[2mm] v = \arccos \dfrac{\hat{z}}{\sqrt{\hat{z}^2 + (\hat{y}+1)^2}} \\[2mm] w = \sqrt{x^2 + y^2 + z^2} - d(\hat{x}, \hat{y}, \hat{z}) \end{cases} \tag{8-12}$$

式中，$(\hat{x}, \hat{y}, \hat{z})$ 表示坐标 $(x,y,z)$ 到单位球面上的投影；$d(\hat{x}, \hat{y}, \hat{z})$ 表示从球心沿方向 $(\hat{x}, \hat{y}, \hat{z})$ 到球面的距离。利用式 (8-12) 反求出坐标 $(x,y,z)$，即可得到式 (8-13)：

$$\begin{cases} x = \rho h \cot u \\ y = \rho (h-1) \\ z = \rho h \cot v \end{cases} \tag{8-13}$$

式中，$\rho = w + d(h\cot u, h-1, h\cot v)$ 且 $h = \dfrac{2}{\cot^2 u + \cot^2 v + 1}$。令 $S_0 = (0,-1,0)$，$u$ 表示 $S_0 P$ 到 $XY$ 平面的投影直线与 $x$ 轴的夹角；类似地，$v$ 表示 $S_0 P$ 到 $YZ$ 平面的投影直线与 $Z$ 轴的夹角。$w$ 表示头皮区域上方的高度。图 8-20 给出了参数头皮空间的示例。

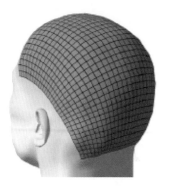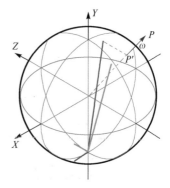

图 8-20 参数头皮空间

在参数头皮空间的基础上，首先提取样例头发发丝的特征向量，通过参数头皮空间建立到目标模型的二维映射，并使用之前提取的特征向量重建出原始头发造型；为了消除生成头发造型中的不一致发丝，计算原始头发造型的切向量场进行优化计算。该方法能够有效实现基于样例的头发自动造型，但是参数头皮空间要求发丝应尽可能分布在上半球面，否则发丝特征提取会发生比较严重的扭曲；此外由于对发丝特征进行了降维，从而丢失了某些发型的细节特征；当样例模型的发丝数量规模较大时，该方法的性能也会受到影响。

### 8.4.3　头发的光照散射渲染

发丝的光学属性是建立真实感头发的光照散射模型的重要依据。而要研究发丝的光学属性，需首先了解头发丝的生物结构。从化学成分的角度来说，头发丝主要由胶原蛋白组成。生物医学领域的研究表明，头发发丝主要由三个部分构成，由外到内分别是角质层、皮质层和髓质，如图 8-21 中的 a、b、c 所示。角质层包在皮质层外，实现保护功能；皮质层是发丝的核心部分，其主要承担发丝能够承受的受力强度；而髓质有时会出现在发丝的轴心部分(Claude et al. 2005)。

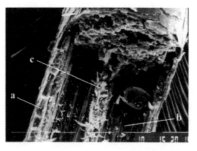

图 8-21　部分断裂的发丝电子显微镜图像

发丝生物结构的复杂性导致了头发独特的光照散射效果。早期的研究人员通常采用经验模型近似模拟现实头发的光照效果，此类方法的特点是速度快，但与现实头发相比存在较大差距。代表性工作中，Kajiya 等(1989)在 Phong 镜面反射模型的基础上，分别定义了发丝的漫反射量和镜面反射量，并假设光线的散射方向与镜面反射方向一致。但是，Kajiya 等的方法只是一种基于理想条件下的发丝光照散射模型近似表示，设漫反射分量为 $\psi_{\text{diffuse}}$，镜面反射分量为

$\psi_{\mathrm{specular}}$，其中 $\psi_{\mathrm{diffuse}}$ 的计算见式(8-14)：

$$\psi_{\mathrm{diffuse}} = K_d \sin(t, l) \tag{8-14}$$

式中，$K_d$ 表示漫反射系数，$t$ 表示当前光线照射顶点处的发丝曲线切线方向，$l$ 表示从该点到光源的单位方向向量。$\psi_{\mathrm{specular}}$ 直接通过对称于法平面的量计算，见式(8-15)：

$$\psi_{\mathrm{specular}} = K_s((t \cdot l)(t \cdot e) + \sin(t, l)\sin(t, e)) \tag{8-15}$$

式中，$K_s$ 表示镜面反射系数，$e$ 表示当前从光线照射处指向观察点的单位方向向量，其他参数与式(8-14)的参数意义相同。

2003 年，Marschner 等通过严格光学测度实验建立了基于物理学原理的头发散射模型(Marschner et al. 2003)，该模型主要解决了 Kajiya 方法存在的两个问题：首先基于柱体的光线传播性质，对散射光线的方位角变化进行预测，同时求得散射光线分别在整个散射方向上所占的数值比；其次，采用光线分析求解模型中聚集光、发散光、吸收光和 Fresnel 反射光线的方位角分量。Marschner 的头发渲染结果如图 8-22 所示。

Marschner 等给出的发丝光照散射模型及其求解方法相对于传统经验模型来说是一次飞跃，其头发渲染质量比传统方法获得了大幅提升。Zinke 等(2004)引入了一个新的近场散射模型，消除了 Marschner 方法的远场散射模型限制。同时，Marschner 方法假定把漫反射结果作为头发丝的主要颜色，这就忽略了其他透射光线的作

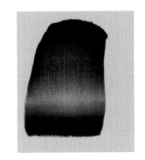

图 8-22　采用 Marschner 方法的
头发渲染结果

用，与真实头发的效果仍存在一定差距；而 Zinke 采用了 Monte Carlo 光线跟踪计算发丝间的多重散射，使其能够渲染出头发的真实颜色(如金发等浅色头发)。

后续研究工作有文献(Zinke et al. 2007, 2008; Moon et al. 2006, 2008)等，这些工作基本都以 Marschner 方法为基础，在头发渲染的性能和应用范围等分别做了不同方面的改进。

### 8.4.4　头发的阴影渲染

头发渲染面临的另一个难题就是头发阴影的计算。从理论上说，在离线渲染方法中采用传统的阴影测试方法即可获得高质量的头发阴影(Pharr et al. 2010, Suffern 2007)。但实际上，由于头发拥有的发丝数量规模较大，算法性能和精度均远远超出一般需求的标准。与普通物体的阴影渲染的最大区别在于，头发

渲染过程中包含了十分复杂的光线传递，原因是每根受到光照的发丝都会产生反射或散射光线，并非完全遮蔽入射光线。

研究人员在一般物体阴影渲染的基础上，针对头发阴影的计算问题进行了研究，其基本思想是采用渲染多遍(multiple passes rendering)的方法。在此基础上又进一步发展出两类方法：

(1)基于体密度的光线遮挡算法。该方法由 Yang 等(2000)提出，首先采用基于体密度的光线跟踪算法渲染一遍，初步求得发丝的光线遮挡信息；第二遍是在前一遍得到的体密度信息的基础上计算头发阴影。该方法具有可控且良好的性能，同时保证了一定的真实感。

(2)阴影图算法。作为目前实时阴影计算的常用方法之一，其核心思想是采用"两遍法"渲染阴影：第一遍以光源位置为视点，渲染整个场景，获得光源位置可视范围内的深度图像信息；第二遍以观察点位置为视点，根据前一遍中获得的深度图像信息决定遮挡关系。

由于阴影图算法具有较好的阴影计算质量，而且方便在 GPU 实现并行计算，最近的大多数工作都是建立在此类方法的基础上。LeBlanc 等(1991)采用阴影图算法进行头发的阴影渲染：第一遍时以光源位置为视点建立场景的深度图像，然后在第二遍中通过比较每个片元的深度值完成阴影计算。为了避免失真问题，该方法在第二遍渲染时对阴影图进行混色(blending)，从而得到近似的头发阴影结果。该方法的问题在于，当头发的局部造型比较复杂时，深度图中的数值会发生高频抖动，而采用基于离散数据的阴影图算法会导致阴影渲染结果的不稳定。皮克斯动画工作室的 Lokovic 等(2000)提出了一种比较经典的深度阴影图技术，其特点是，每个像素通过分段线性透明度函数逼近表示，而非采用单值深度图。该方法的阴影计算结果比普通阴影图算法精度更高。尽管透明度函数在观察坐标系中变化十分剧烈，但是在光源坐标系中变化则较缓慢，因此可以采用基于光源坐标系的数据压缩表示透明度系数。

进一步，Kim 等(2001)首先假设透明度方程始终是平滑的，然后采用一种垂直于光线方向的固定图像缓冲集合表示阴影图，通过若干离散的阴影图联合表示平滑透明度方程的值，该方法适用于硬件实现，具有良好的性能；Sintorn 等(2008，2009)的方法与 Kim 的深度阴影图方法类似，基本思路是将场景根据光源到几何体的距离划分成 $s$ 片，共包含几何体数量为 $n$，然后对 $s$ 片进行混色。该算法复杂度一般为 $O(sn^2)$，通过内部聚簇和基于 GPU 的快速排序技术将算法复杂度提升到 $O(n\log s)$。针对现有阴影算法易产生伪影的情况，Yuksel 等(2008)通过提取像素级的深度信息，直接在像素上产生阴影，从而消除了伪影。

## 8.4.5　基于发型约束域的可重用头发模型建模

头发造型建模是指在虚拟角色模型上创建出符合用户设计意图的头发；头发模型重用是指在不同虚拟角色模型上自动或只需少量人工操作创建与已有头发模型相似的新发型。Wang 等(2009a)提出了基于样例的发型生成方法，首先提取样例发型发丝的特征向量，通过参数化头皮空间建立到目标模型的二维映射，并使用之前提取的特征向量重建出初始发型；为了消除初始发型中的不一致发丝，再通过计算发型的切向量场对新发型进行优化处理。该方法能够有效实现基于样例的发型生成。但是参数化头皮空间要求发丝应尽可能分布在上半球面，否则发丝特征提取会发生比较严重的扭曲。此外由于对发丝特征进行了降维，从而丢失了某些发型的细节特征。当源模型的发丝规模较多时，该方法的性能也会受到影响。因此，目前头发造型建模面临的一个主要问题就是：如何建立原型头发建模和头发重用两者之间的平衡，从而允许既可以创建出丰富的头发，又能够满足头发的快速重用。造成原型头发重用效果受限的一大原因是，基于从原型头发中提取的发型特征参数难以精确复原出原型头发，这通常需要采集更加精细的数据去解决；随着特征提取复杂度的增加，原型头发重用的工作成本也会随之增加，因此发型特征参数不可能无限接近于原型头发本身。基于发型约束域的可重用头发模型建模方法在头发造型建模阶段直接采用发型约束，从而避免再次提取原型头发特征，只需要建立发型约束在不同虚拟角色模型之间的参数关系就能够实现原型头发的重用，由于发型约束的规模相较于发丝而言几乎可以忽略不计，因此该方法在性能上有了较大提升。同时由于新发型将根据目标模型上新的发型约束建立，因此本方法还尽可能地保留了原型头发的外观。

对于模型库中任意虚拟角色模型，采用交互方式指定头发的生长区域，即头皮网格。对头皮网格进行网格参数化，将其映射至平面单位圆盘，即头皮网格的统一参数域。挑选任意虚拟角色模型作为原型模型，在头皮网格的统一参数域上指定头发的生长区域，生成全局发丝的二维分布。在原型头发建模阶段，采用发型约束方法构建原型头发，生成原型头发的同时保存用户输入的发型约束参数。在应用原型头发进行头发建模的阶段，对于模型库中的任意其他虚拟角色模型，首先将其头部模型朝向与原型模型对齐，并将两者的统一头皮网格参数域进行配准，从而直接获得原型头发的二维分布信息。建立发型约束的空间尺寸与虚拟角色模型自身空间尺寸的参数关系，利用参数变换将原型头发的发型约束参数变换至所要应用的目标头皮网格上，基本流程如图 8-23 所示。

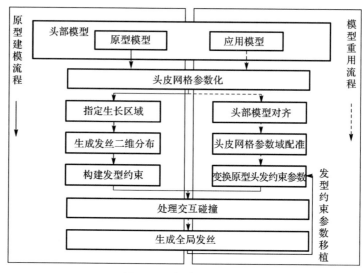

图 8-23　方法基本流程

　　头皮网格参数域需要负担两项任务：一是确定全局发丝和发簇分布，需要能够将结果重新映射至头皮网格；二是显式存储约束模板的二维属性信息，而该信息实际上等价于局部作用发簇分布。因此，这里需要尽可能避免发丝和发簇在头皮网格上的映射结果、特别是分布密度发生严重扭曲的情况。一些已有发型建模方法需要对头皮网格进行参数化。如 Kim 等（2002）使用张量积 Catmull-Rom 样条面片表示模型逼近的头皮网格，但需要人工控制调整，这种方法只适合对具有简单边界的头皮网格进行参数化。Wang 等的参数化头皮空间，该方法能够同时提取发丝的二维和三维特征，但是忽略了不同头皮区域上发丝密度的差异，而是默认发丝在头皮上始终是呈均匀分布的情况。

　　综合算法性能和采用固定边界参数域的应用需求，我们选择 Floater（1997）的保形网格参数化建立任意头皮网格的统一平面参数域，为避免发丝和发型约束属性信息发生扭曲，应保证参数域中的三角形相对头皮网格的形变和面积失真尽可能小。最终采用了 Yoshizawa（2004）的快速形变迭代优化算法对网格参数化结果进行了优化，保证了较低的失真，能够有效携带发丝的二维分布密度等信息。此方法采用单位圆的凸参数域作为头皮网格统一表示。

　　由于模型间的拓扑差异，需要对上面建立的头皮网格参数域进行配准；此外，发型约束模板的三维属性参数与模型坐标系相关，因此有时需要对模型进行刚性配准，使其在同一坐标系中具有一致的外观朝向。首先对虚拟人物的头部模型进行刚性初配准，并将其置入相同的模型坐标系中。

　　如图 8-24 所示，假设坐标系为右手系，建立头皮网格在 $xz$ 面上的投影，其在 $z$ 轴上取值最大的交点为 $P_i$（当 $i=1$ 时为源模型，$i=2$ 时为目标模型）。在头皮网格参数域中找到的对应点 $P_i'$，使两个参数域上的点 $P_i'(i=1,2)$ 重合至同一点 $P_i$，即实现源模型和目标模型头皮网格及其参数域的配准。

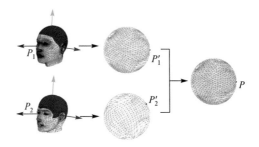

图 8-24　从源模型到目标模型的参数域建立与配准

真实发型设计时通常考虑人的脸型等因素，根据模型的头部和面貌特征建立发型约束的三维属性映射是一个可行的方法。一般使用参数向量描述发型约束施加给发丝的形变方向、强度以及尺寸等。这里统一使用"尺寸"描述发型约束参数与模型之间的关系。我们采用了一种简单而有效的方法建立发型约束与模型间的尺寸关系，该方法基于模型头部及其局部头皮网格的最小包围球属性，把发型约束看作是以头部模型最小包围球球心为中心呈径向分布，建立其空间位置的参数化。其余尺寸的参数化则由整个头部和部分头皮网格的最小包围球属性共同决定。具体方法为：假设模型坐标系原点为 $O$，使用随机增量法生成头部模型的最小包围球，设其半径为 $R$，球心坐标 $O'(\omega,\xi,\psi)$，以 $O'$ 为原点建立局部坐标系 $O'-x'y'z'$，使该坐标系的坐标轴与模型坐标系对应的坐标轴方向一致。对于当前模型坐标系中的任意约束域 $f$，假设 $f$ 含有位置参数 $c(x,y,z)$，计算 $c(x,y,z)$ 在局部坐标系 $O'-x'y'z'$ 中的坐标，为 $c'(\varphi,\gamma,\eta)$，建立如式(8-16)所示的关系如下：

$$\begin{cases} x = R\varphi + \omega \\ y = R\gamma + \xi \\ z = R\eta + \psi \end{cases} \tag{8-16}$$

通过公式建立发型约束与头部模型间的基本尺寸关系。更进一步，对 $f$ 的其余尺寸参数分别通过头皮及其部分网格进行相类似的驱动计算，具体实验结果在后文给出。

发型建模过程中需要处理发丝与其他物体发生碰撞的情况。由于发型约束本身不具备避免碰撞的属性，因此发丝碰撞处理的通用性和有效性将直接影响建模结果。一些头发运动学的研究都采用多个空间球体近似表示头部、甚至整个躯体模型，其优点是速度快，但当生成发型较复杂时，发型细节表现就受到严格限制，常需要进行后期修正。为提高精度，采用层次包围盒进行精确碰撞检测，考虑到针对样例发丝计算发型后，还需插值生成发簇成员，因此在碰撞检测时要预留一定"缓冲空间"，这里使用球体表示缓冲空间，类似 Pharr 等(2005)的"珍珠链"。这里，每一颗"珍珠"的半径稍大于发簇的横截面半径。首先对样例发丝进行带缓冲的碰撞检测，检测对象是以空间球集合表示的近似躯体模型。如发生碰撞，则取"珍珠"上距离球心最近点，再遍历层次包围盒，如找到碰撞的网格三角形，则将发丝当前结点向其外法线方向移动一个常数向量。该方法能够保证较好的精度和速度，但可能会导致生成发丝失去平滑性（其程度依据碰撞解决的偏移值而定），因此最后还需重新对发丝进行样条插值，生成新的平滑发丝。结果如图 8-25 所示。

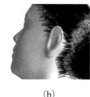

图 8-25　发丝的碰撞解决

图中共包含 20000 根发丝，其中(a)为尚未进行碰撞解决的发型效果，(b)为采用碰撞解决后的整体发型效果。

实验部分采用自行开发的发型建模原型系统，运行平台为 Intel Core i5 和 4GB 内存，基于 OpenGL 和 Qt 应用程序框架。实验所采用的目标模型来源于 Poser 4/Pro。实验共分为两组，第一组实验基于图 8-24 所示的源模型和目标模型以及各自的头皮网格。在源模型上使用发型约束构建初始发型，实验部分最后均采用了 Kajiya 等(1989)的局部光照模型对整体发型进行渲染。然后将在源模型中创建的约束模板导入至目标模型，实验分别比较了对发型约束进行参数驱动前后的结果，如图 8-26 所示。

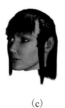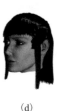

(a)　　　　　　(b)　　　　　　(c)　　　　　　(d)

图 8-26　发型建模的参数驱动结果比较

图8-26中，(a)为源模型的样例发丝。(b)为源模型的整体发型。(c)为目标模型整体发型，未进行参数驱动，虽然保留了大部分特征，但细节处仍存在一定"失真"，如"刘海"发生了缺失。(d)为参数驱动后的整体发型。

在实验中，我们在源模型上建立了四种发型的约束模板，表示四类不同发型。将约束模板分别导入至另外三个不同的目标模型(分别为 Poser4 软件中的 Casual Woman、Casual Girl 和 Pro Female 头部模型)中，其结果如图 8-27 所示。

与现有方法、特别是 Wang 等基于样例的发型生成方法相比较，本方法具有简单、快速的特点，用户只需要在源模型中完成一次发型约束创建，即可在大多数环境下实现模型复用。全局发丝规模为 20000，每簇 150 根成员的全局发丝生成需耗时约 7s，而本方法节省了生成时间。由于新的发型依然保留了发型约束参数，用户可以进行后续的编辑操作，有效改善了发型建模的工作效率。

*颅面形态信息学*

表 8-1 给出了图 8-27 中不同目标模型上生成发型的时间性能，由于采用相同的约束模板，各目标模型上的发型生成时间几乎是一致的。从表 8-1 中可看出，使用本方法生成发型耗费的平均时间不到 1s，而 Wang 等的方法则需近 2min 时间。

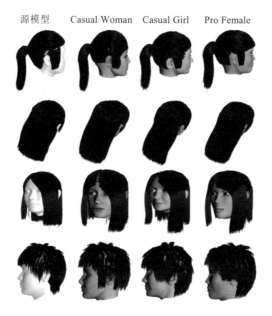

图 8-27　使用约束模板在不同目标模型上生成的发型结果

表 8-1　不同模型的发型计算性能统计

| 模型名称 | 源模型 | Casual Woman | Casual Girl | Female |
|---|---|---|---|---|
| 头皮网格三角形数 | 1783 | 712 | 378 | 884 |
| 参数域生成时间/ms | 405 | 110 | 687 | 93 |
| 发型生成时间/ms | 140 | 141 | 153 | 140 |

与 Choe 的基于发型约束的发型建模方法相比，本方法允许用户将已构建的发型约束属性直接导入至不同的虚拟人物模型，从而快速生成新发型，实现真实感发型的快速批量化建模。

## 8.5　饰物添加

为了增加真实感，有时还需对其他饰物进行三维建模，并采用交互或者自动的方式把这些饰物模型按照一定的规则和人脸模型组合起来。相关研究通常都通过人工建模的方式完成。其中最具代表性的研究是周明全带领的团队对唐高祖李渊的第五代孙女李倕的面貌和冠饰进行的虚拟复原。其中修复后的头冠由近 5 千个模型，共 14 个部件组成，是目前世界上唯一一件近乎完整的经数字化复原的唐代公主冠饰。通过把人脸和冠饰组合起来，得到了最终的结果（刘茜 2011）。结果如图 8-28 所示。

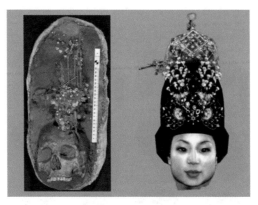

图 8-28　唐高祖李渊第五代孙女李倕复原结果

## 8.6　本章小结

　　本章针对颅面复原得到的未知人脸的真实感不足的问题，通过对复原人脸模型的几何和视觉特征进行编辑和添加的方式提高复原人脸的真实感。主要介绍了目前常用的人脸形状编辑方法，实现对于细节特征不够突出的人脸的细节特征通过交互方式进行提升；介绍了针对分区复原的五官分割和替换融合方法，通过对各个器官独立复原和编辑，提高复原结果的细节真实感；介绍了基于纹理图像和映射的未知人脸纹理生成方法，有效提升了复原人脸整体视觉真实感；介绍了基于发型约束域的可重用头发模型建模方法，实现了头发模型在复原人脸之上的快速建模和复用；最后简要介绍了在三维人脸之上添加饰物提升真实感的相关方法。大多数情况下，复原人脸的视觉特征相对于几何特征来说是不可知的，本章主要介绍了快速构建可编辑和修正的人脸视觉特征的相关方法，有效提升了复原人脸的真实感，但是人脸的视觉特征是千差万别的，以上方法还不能实现将复原人脸的三维模型视觉特征提升到照相级别，还需要在纹理生成和人脸的实时渲染方面开展进一步的研究，才能真正得到照片级别的复原人脸结果，有效支撑颅面复原的相关应用。

## 参考文献

柴蒙磊，翁彦琳，侯启明，等. 2012. 表面网格控制的快速毛发建模. 计算机辅助设计与图形学学报，24（8）：975-983.

　　　　　　　　　　　　　　　　　　　　　　　　*颜面形态信息学*

韩翼. 2013. 真实感可复用头发模型造型与渲染优化方法研究. 西安: 西北大学硕士学位论文.

黄体楠. 2008. 三维人脸模型的约束纹理映射算法研究. 杭州: 浙江工业大学硕士学位论文.

李康. 2013. 基于分区的颅骨面貌复原技术与真实感处理方法研究. 西安: 西北大学博士学位论文.

刘茜. 2011. 唐代公主真容被复原. 光明日报, 04-16(4).

裴玉茹. 2006. 人脸形状分析和视频驱动三维语音动画研究. 北京: 北京大学博士学位论文.

钱江. 2008. 网格分割算法和相关技术研究. 杭州: 浙江大学博士学位论文.

孙晓鹏, 李华. 2005 三维网格模型的分割及应用技术综述. 计算机辅助设计与图形学学报, 17(8): 1647-1655.

王斌, 张岩, 孙正兴. 2009. 采用手绘曲线的交互式发型生成方法. 计算机辅助设计与图形学学报, 21(11): 1569-1574.

翁彦琳, 侯启明, 柴蒙磊, 等. 2012. 基于表面网格的快速毛发建模方法. 中国: 201110327886.7. 2012-02-01.

徐昆, 马里千, 任博, 等. 2012. 环境光照下的毛发渲染与外观编辑. 计算机辅助设计与图形学学报, V24(2): 143-145.

徐正光, 田清, 张利欣, 等. 2006. 图像拼接方法探讨. 微计算机信息, 10(3): 255-257.

Anjyo K, Usami Y, Kurihara T. 1992. A simple method for extracting the natural beauty of hair. ACM SIGGRAPH Computer Graphics(Proceedings of ACM SIGGRAPH 1992), 26(2): 111-120.

Bertails F, Audoly B, Querleux B, 2005. et al. Predicting natural hair shapes by solving the statics of flexible rods. Proceedings of the Eurographics 2005(Short Papers). Berlin: Springer: 1-4.

Bier E A, Sloan K R. 1986. Two-part texture mapping. Computer Graphics Applications, 6(9): 40-53.

Bischoff S, Kobbelt L. 2002. Ellipsoid decomposition of 3D-models. Proceedings of 3D Data Processing Visualization and Transmission, First International Symposium, New York: 480-488.

Chai M L, Wang L D, Weng Y L, et al. 2012. Single-view hair modeling for portrait manipulation. ACM Transactions on Graphics(Proceedings of ACM SIGGRAPH 2012), 31(4): 1-8.

Choe B, Ko H S. 2005. A statistical wisp model and pseudo physical approaches for interactive hairstyle generation. IEEE Transactions on Visualization and Computer Graphics, 11(2): 160-170.

ClaesP, Vandermeulen D, de Greef S, et al. 2006. Craniofacial reconstruction using a combined statistical model of face shape and soft tissue depths: Methodology and validation. Forensic Science International, 159S: S147-S158.

Claes P, Vandermeulen D, de Greef S, et al. 2011. Bayesian estimation of optimal craniofacial reconstructions. Forensic Science International, 201(1-3): 146-152.

Claude B, John W T. 2005. The Science of Hair Care. 2nd edition. UK: Taylor & Francis Group: 53-54.

Floater M S. 1997. Parametrization and smooth approximation of surface triangulations. Computer Aided Geometric Design, 14(3): 231-250.

Fu H B, Wei Y C, Tai C L, et al. 2007. Sketching hairstyles. SBIM '07 Proceedings of the 4th Eurographics Workshop on Sketch-based Interfaces and Modeling. New York: ACM Press: 31-36.

Grabli S, Sillion F, Marschner S R, et al. 2002. Image-based hair capture by inverse lighting. Proceedings of the Graphics Interface 2002. Lethbridge Alberta: Canadian Human-Computer Communications Society: 51-58.

Hadap S, Magnenat-Thalmann N. 2000. Interactive hair styler based on fluid flow. Computer Animation and Simulation 2000 (Proceedings of the Eurographics Workshop on Computer Animation and Simulation). Berlin: Springer: 87-99.

Kajiya J T, Kay T L. 1989. Rendering fur with three dimensional textures. ACM SIGGRAPH Computer Graphics (Proceedings of ACM SIGGRAPH 1989), 23(3): 271-280.

Katz S, Tal A. 2003. Hierarchical mesh decomposition using fuzzy clustering and cuts. ACM Transactions on Graphics, 22(3): 954-961.

Kim T Y, Neumann U. 2001. Opacity shadow maps. Proceedings of the 12th Eurographics Workshop on Rendering Techniques. Berlin: Springer: 177-182.

Kim T Y, Neumann U. 2002. Interactive multiresolution hair modeling and editing. Proceedings of the ACM SIGGRAPH 2002, New York: ACM Press: 620-629.

Kong W, Nakajima M. 1998. Generation of 3D hair model from multiple pictures. Journal of the Institute of Image Information and Television Engineers, 52(9): 1351- 1356.

Lazarus F, Verroust A. 1999. Levelset diagrams of polyhedral objects. Proceedings of the 5th Symposium on Solid Modeling and Applications, New York: 130-140.

LeBlanc A M, Turner R, Thalmann D. 1991. Rendering hair using pixel blending and shadow buffers. Journal of Visualization and Computer Animation, 2(3): 92-97.

LeeW S, Thalmann N M. 1998. Head modeling from pictures and morphing in 3D with image metamorphosis based on triangulation. Modeling and Motion Capture Techniques for Virtual Environments, Berlin: Springer: 254-267.

Lokovic T, Veach E. 2000. Deep shadow maps. Proceedings of ACM SIGGRAPH 2000. New York: ACM Press: 85-392.

Malik S. 2005. A sketching interface for modeling and editing hairstyles. Proceedings of the Eurographics Workshop on Sketch-Based Interfaces and Modeling. Berlin: Springer: 185-194.

Mangan A P, Whitaker R T. 1999. Partitioning 3D surface meshes using watershed segmentation. IEEE Transactions on Visualization and Computer Graphics, 5(4): 308-321.

*颜面形态信息学*

Marschner S, Jensen H W. Cammarano M, et al. 2003. Light scattering from human hair fibers. ACM Transactions on Graphics (Proceedings of ACM SIGGRAPH 2003), 22 (3): 780-791.

Moon J T, Marschner S R. 2006. Simulating multiple scattering in hair using a photon mapping approach. ACM Transactions on Graphics (Proceedings of ACM SIGGRAPH 2006), 25 (3): 1067-1074.

Moon J T, Walter B, Marschner S R. 2008. Efficient multiple scattering in hair using spherical harmonics. ACM Transactions on Graphics (Proceedings of ACM SIGGRAPH 2008), 27 (3): 1-7.

Page D L, Koschan A F, Abidi M A. 2003. Perception-based 3D triangle mesh segmentation using fast marching watersheds. Proceedings of IEEE Computer Society Conference on Computer Vision and Pattern Recpgnition: 27-32.

Paris S, Briceno H, Sillion F. 2004. Capture of hair geometry from multiple images. ACM Transactions on Graphics (Proceedings of ACM SIGGRAPH 2004), 23 (3): 712-719.

Paris S, Chang W, Kozhushnyan O I, et al. 2008. Hair photobooth: geometric and photometric acquisition of real hairstyles. ACM Transactions on Graphics (Proceedings of ACM SIGGRAPH 2008), 27 (3): 1-10.

Pharr M, Fernando R. 2005. GPU Gems 2: Programming Techniques for High-Performance Graphics and General Purpose Computation. New Jersey: Addison- Wesley: 366-368.

Pharr M, Humphreys G. 2010. Physically Based Rendering: From Theory To Implementation. 2nd edition. Amsterdam: Elsevier: 9-10.

Ren Z, Zhou K, Li T F, et al. 2010. Interactive hair rendering under environment lighting. ACM Transactions on Graphics (Proceedings of ACM SIGGRAPH 2010), 29 (4): 1-8.

Rettmann M E, Han X, Prince J L. 2000. Watersheds on the cortical surface for automated sulcal segmentation. Proceedings of IEEE Workshop on Mathematical Methods in Biomedical Image Analysis, Hilton Head: 20-27.

Shlafman S, Tal A, Katz S. 2002. Metamorphosis of polyhedral surfaces using decomposition. Computer Graphics Forum, 21 (3): 219-228.

Sintorn E, Assarsson U. 2008. Real-time approximate sorting for self shadowing and transparency in hair rendering. Proceedings of the 2008 Symposium on Interactive 3D Graphics and Games. New York: ACM Press: 157-162.

Sintorn E, Assarsson U. 2009. Hair self shadowing and transparency depth ordering using occupancy maps. Proceedings of the 2009 Symposium on Interactive 3D Graphics and Games. New York: ACM Press: 67-74.

Suffern K. 2007. Ray Tracing from the Ground up. Wellesley, MA: A K Peters, Ltd.

Wang B, Sun Z X, Zhang Y. 2009b. Sketch-based method for interactive hairstyling. Journal of Software (Supplement), 20: 202-212.

Wang L D, Yu Y Z, Zhou K, et al. 2009a. Example-based hair geometry synthesis. ACM Transactions on Graphics (Proceedings of ACM SIGGRAPH 2009), 28 (3): 1-9.

Wei Y, Ofek E, Quan L, et al. 2005. Modeling hair from multiple views. ACM Transactions on Graphics (Proceedings of ACM SIGGRAPH 2005), 24 (3): 816-820.

Xiao Y, Siebert P, Werghi N. 2003. A discrete Reeb graph approach for the segmentation of human body scans. Proceedings of the 4th International Conference on 3D Digital Imaging and Modeling, Banff: 378-385.

Xu K, Ma L Q, Ren B, et al. 2011. Interactive hair rendering and appearance editing under environment lighting. ACM Transactions on Graphics (Proceedings of ACM SIGGRAPH Asia 2011), V30 (6): 1-10.

Yang X D, Xu Z, Wang T, et al. 2000. The cluster hair model. Graphics Models and Image Processing, V62 (2): 85-103.

Yoshizawa S. 2004. A fast and simple stretch-minimizing mesh parameterization. Proceedings of the Shape Modeling International 2004, Washington DC, USA: IEEE Computer Society: 200-208.

Yu Y Z. 2001. Modeling realistic virtual hairstyles//Computer Graphics and Applications 2001 (Proceedings of the 9th Pacific Conference on Computer Graphics and Applications), Washington DC: IEEE Computer Society: 295-304.

Yuksel C, Keyser J. 2008. Deep opacity maps. Computer Graphics Forum, 27 (2): 675-680.

Yuksel C, Schaefer S, Keyser J. 2009. Hair meshes. ACM Transactions on Graphics (Proceedings of ACM SIGGRAPH ASIA 2009), 28 (5): 166:1-8.

Zhang Y, Paik J, Koschan A, et al. 2002. Simple and efficient algorithm for part decomposition of 3-D triangulated models based on curvature analysis. Proceedings of Image Processing, International Conference:273-276.

Zinke A, Sobottka G, Weber A. 2004. Photorealistic rendering of blond hair. Proceedings of Vision, Modeling, and Visualization (VMV) 2004. Amsterdam: IOS Press: 191-198.

Zinke A, Weber A. 2007. Light scattering from filaments. IEEE Transactions on Visualization and Computer Graphics, 13 (2): 342-356.

Zinke A, Yuksel C, Weber A, et al. 2008. Dual scattering approximation for fast multiple scattering in hair. ACM Transactions on Graphics (Proceedings of ACM SIGGRAPH 2008). 27 (3): 1-10.

*颜面形态信息学*

# 第 9 章

# 颅面重构的评价方法

采用不同的计算机辅助颅面复原方法复原出来的三维面貌，与真实面貌的相似度直接反映出重构方法的优劣，进而可以修正复原方法、探索新的复原思路、提出新的复原理论。目前常用的面貌相似度评价方法是通过人工主观评价方式实现的，Stephan 等 (2006)、Quatrehomme 等 (2007) 分别在实验中集合一组测试者，并设计不同的策略来主观地评价相似度，虽然这种评价方式符合人类认知学原理，但比较耗时耗力，并且评价结果受主观因素影响。本章将介绍基于面貌特征点、面貌轮廓线、测地距离、照片重构的几何特征进行相似度评价方法。

## 9.1　国内外研究进展

颅面重构评价是三维模型相似度评价的应用领域之一。通用三维模型相似度评价主要分为基于几何特征的相似度评价和基于拓扑结构的两类相似度评价方法。①基于几何特征的相似度评价就是通过提取和比较三维模型的几何特征来度量它们之间的相似性。该方法的计算量大，但对模型描述的信息丰富。②基于拓扑结构的相似度评价是通过比较三维模型的拓扑结构来获得三维模型几何相似性。后者一般适用于三维模型的搜索。从 20 世纪 90 年代开始，三维模型相似度评价技术在生物分子、地形匹配、机械零件设计等领域得到了广泛应用。通常而言，专业领域的三维模型相似度评价除了可以利用模型本身的几何信息特征外，还可以利用模型在专业领域的特征信息和特有的结构特征。

颅面重构评价也可以看做是三维面貌相似度度量，属于三维人脸识别领域的核心研究内容。Zhao 等 (2003) 将三维人脸识别方法分为两类：基于全局面貌的方法和基于局部面貌的方法。基于全局面貌的方法常将面貌整体从三维映射到二维，然后应用二维人脸识别技术进行比较，但这类方法会丢失大部分的三维面貌信息。Wang 等 (2006) 通过一对一的保角映射来克服这一缺点。另外，相比于映射简化的方法，还有直接在三维空间提取特征点、面貌曲线信息进行人脸识别。例如，Thomas 等 (2005) 提出通过精确定位面貌的特征点(鼻尖、嘴角等), 并构建特征向量来进行人脸识别, 该方法的不足之处表现为在人脸平滑区域(脸颊、额头等)难以实现精确的特征点自动定位。文献(ter Haar 2008a, 2008b)根据测地距离提取面貌曲线, 通过比较曲线的相似度进行人脸识别, 该方法的识别效率受到面貌曲线条数限制。Berretti 等(2003)提出了统计三维模型自身空间分布向量的方法来评价三维模型的相似度, 且在 Berretti 等(2006, 2008)中基于等测地区域进一步改进该算法并应用于三维人脸识别领域, 实验结果表明该算法的鲁棒性和识别效果较好。

总结上述研究成果的优劣, 现有研究主要从面貌轮廓特征点、正面轮廓曲线和面貌曲面几何特征等几方面进行特征提取, 做出合理的定性与定量的相似度评价。

为了能对颅面重构的效果进行全面客观的评价, 本章以图 9-1 所示的颅面重构评价方法的系统框图为主线, 从面貌特征点、轮廓曲线、测地距离以及照片几方面对颅面的重构效果进行评价。

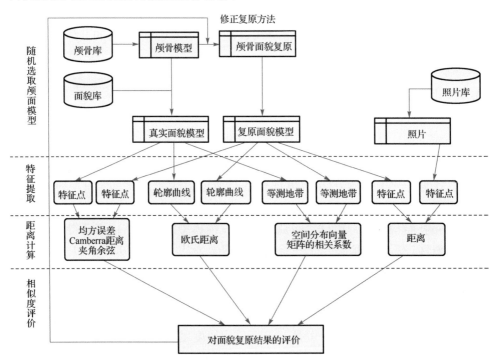

图 9-1　颅面重构评价方法的系统框图

在检索到的国内外公开发表的文献中, 本章提出的基于测地距离的方法、基于五官分区和测地距离的评价方法、基于面貌特征点的方法中给不同特征点设定不同识别权重、基于重投影误差加权的特征点的方法具有创新性。

## 9.2 基于面貌特征点的相似度评价

三维面貌相似度度量一般需将面貌模型进行姿态标准化后，提取相同的特征来衡量相似性。面貌模型可以简化为由一系列的面部特征点来表征，基于面貌特征点的相似度评价方法中提取的特征为面貌特征点之间有意义的距离、比例、角度组成特征向量，通过计算表征面貌模型的特征向量的相似度来得出相似度评价结果，这样大大简化了模型相似度计算的复杂度，有助于应用在大量三维面貌库中进行三维面貌识别。

### 9.2.1 基于面貌特征点的特征提取

经过多年的研究，人们发现几何特征(包括三维几何关系、轮廓等)和表面的反射特性是人脸识别的必要特征。实验中选取的面部特征点要求能够代表一个人的面部特征，且唯一标识该个体，不难发现眼角、鼻翼、嘴角等标识眼、耳、口、鼻及脸部轮廓的特征点具有这一特性，因此我们选取了这样一组特征点。具体分布如图 9-2 所示，图中共包含了 13 个特征点，它们分别是：左眼内外眼角 $(f_1, f_2)$，右眼内外眼角 $(f_3, f_4)$，鼻翼左右两侧 $(f_5, f_6)$ 及嘴角 $(f_7, f_8)$，中轴侧轮廓曲线上的特征点 $f_9$(两眼中心)，$f_a$(鼻尖)，$f_b$(两鼻翼中心)，$f_c$(上嘴唇中心)，$f_d$(下嘴唇中心)。在对面貌模型进行姿态标准化后，基于特征点提取具有尺寸、旋转和位移不变性的特征向量进行人脸比较，下面利用特征点之间有意义的距离、角度、比例等几何特征来构造特征向量。实验共构造了 22 个具有尺寸、旋转和位移不变性的特征向量 $(t_1, t_2, \cdots, t_{22})$，如表 9-1 所示，具体实现参考如下公式，其中 $(f_{ix}, f_{iy}, f_{iz})$ 为特征点 $f_i$ 的坐标。

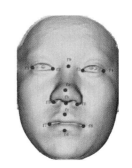

图 9-2　特征点分布图

$$d_{ij} = \sqrt{(f_{ix} - f_{jx})^2 + (f_{iy} - f_{jy})^2 + (f_{iz} - f_{jz})^2} \tag{9-1}$$

$$\cos(p,q,k) = \frac{\overline{qp} \cdot \overline{qk}}{\|\overline{qp}\| \cdot \|\overline{qk}\|} \tag{9-2}$$

其中，$p, q, k$ 分别表示特征点。

表 9-1　基于特征点的特征向量

| Feature | Expression | Feature | Expression |
|---------|-----------|---------|-----------|
| $t_1$ | $d_{12}/d_{9a}$ | $t_4$ | $d_{ab}/d_{9a}$ |
| $t_2$ | $d_{34}/d_{9a}$ | $t_5$ | $d_{56}/d_{9a}$ |
| $t_3$ | $d_{23}/d_{9a}$ | $t_6$ | $d_{78}/d_{9a}$ |

| Feature | Expression | Feature | Expression |
|---------|-----------|---------|-----------|
| $t_7$ | $d_{1a}/d_{9a}$ | $t_{15}$ | $d_{96}/d_{9a}$ |
| $t_8$ | $d_{2a}/d_{9a}$ | $t_{16}$ | $d_{97}/d_{9a}$ |
| $t_9$ | $d_{3a}/d_{9a}$ | $t_{17}$ | $d_{98}/d_{9a}$ |
| $t_{10}$ | $d_{4a}/d_{9a}$ | $t_{18}$ | $\cos\angle f_1 f_a f_9$ |
| $t_{11}$ | $d_{7a}/d_{9a}$ | $t_{19}$ | $\cos\angle f_2 f_a f_9$ |
| $t_{12}$ | $d_{8a}/d_{9a}$ | $t_{20}$ | $\cos\angle f_3 f_a f_9$ |
| $t_{13}$ | $d_{bc}/d_{9a}$ | $t_{21}$ | $\cos\angle f_4 f_a f_9$ |
| $t_{14}$ | $d_{95}/d_{9a}$ | $t_{22}$ | $\cos\angle f_5 f_a f_6$ |

## 9.2.2　特征向量的相似度计算

通过特征提取，三维面貌模型可以表示为在特征向量空间中的一组特征向量，未知面貌模型用 $X_k$ 表示，已知面貌用特征向量 $X_0$ 表示，则未知面貌与已知面貌模型的相似度即为 $X_0$ 与 $X_k$ 两个特征向量之间的相似度，实验中分别采取了如下三种向量相似性度量方法。

均方误差评价：求出 $X_0$ 与 $X_k$ 的各次测量值之差值，再求各次差值的平方和，再求平均，其结果越小说明 $X_0$ 与 $X_k$ 的差异越小。

$$S(x_k, x_0) = \frac{1}{n}\sum_{i=1}^{n}(x_{ki} - x_{0i})^2 \qquad (9\text{-}3)$$

Camberra 距离度量：其值越小，说明 $X_0$ 与 $X_k$ 的差异越小。

$$S(x_k, x_0) = \frac{1}{n}\sum_{i=1}^{n}\frac{|x_{ki} - x_{0i}|}{|x_{ki} + x_{0i}|} \qquad (9\text{-}4)$$

归一化内积：这里度量的实质是向量 $X_k$ 与 $X_0$ 之间的夹角的余弦，因此具有旋转、放大、缩小的不变性。其值越大，说明两者越接近。

$$S(x_k, x_0) = \frac{X_k^{\mathrm{T}} X_0}{\|X_k\| \cdot \|X_0\|} \qquad (9\text{-}5)$$

## 9.2.3　基于欧氏距离的相似度评价结果分析

在含有 500 套面貌的样本库中随机选取 5 个面貌模型 M1～M5，分别基于 13 个面貌特征点来计算相应的特征向量，简化后的每个模型的特征向量参考表 9-2。分别根据均方误差评价、Camberra 距离度量、归一化内积方法对几个模型特征向量间的相似度进行计算，具体实验结果参考表 9-3～表 9-5。参考以上几种特征向量相似度计算结果发现，几种相似度计算方法具有相互兼容的性质，如在表 9-3 中 M2 与 M5 最像，同理在表 9-4 中 M2 与 M5 的 Camberra 距离也最小，在表 9-5 中 M2 与 M5 的余弦值也最大。另外也不难发现，在特征

*颜面形态信息学*

向量空间中不同的面貌模型的相似性不具有传递性，如在表 9-4 中 M1 与 M2 面貌模型在三种评价方式下都具有很高的相似性，并且 M2 与 M5 最像，但 M1 与 M5 却有很大差异。

表 9-2  面貌模型的特征向量

| $T$ | M1 | M2 | M3 | M4 | M5 |
|---|---|---|---|---|---|
| $t_1$ | 0.7115 | 0.8562 | 0.5502 | 0.6725 | 0.8646 |
| $t_2$ | 0.7262 | 0.7404 | 0.6146 | 0.7106 | 0.8327 |
| $t_3$ | 1.1691 | 0.9014 | 0.8634 | 0.9684 | 0.8949 |
| $t_4$ | 0.3798 | 0.3561 | 0.3882 | 0.3884 | 0.4228 |
| $t_5$ | 0.8060 | 0.7678 | 0.5665 | 0.6751 | 0.7498 |
| $t_6$ | 1.2323 | 1.1583 | 0.8067 | 1.1419 | 1.1758 |
| $t_7$ | 1.8221 | 1.6963 | 1.4362 | 1.6808 | 1.6910 |
| $t_8$ | 1.2051 | 1.0534 | 1.0831 | 1.1716 | 1.0000 |
| $t_9$ | 1.1044 | 1.0983 | 1.0990 | 1.0546 | 1.0293 |
| $t_{10}$ | 1.7217 | 1.7018 | 1.5739 | 1.5827 | 1.6872 |
| $t_{11}$ | 1.3075 | 1.1610 | 1.0272 | 1.1764 | 1.2032 |
| $t_{12}$ | 1.2726 | 1.2716 | 1.0732 | 1.1772 | 1.2885 |
| $t_{13}$ | 0.4846 | 0.4486 | 0.4307 | 0.4566 | 0.3884 |
| $t_{14}$ | 1.2059 | 1.2163 | 1.1435 | 1.2073 | 1.2606 |
| $t_{15}$ | 1.2428 | 1.2206 | 1.1524 | 1.1877 | 1.2853 |
| $t_{16}$ | 1.9626 | 1.9309 | 1.7046 | 1.8723 | 1.9177 |
| $t_{17}$ | 1.9557 | 1.9848 | 1.7214 | 1.7946 | 1.9345 |
| $t_{18}$ | 0.6813 | 0.6341 | 0.7092 | 0.6477 | 0.6174 |
| $t_{19}$ | 0.8343 | 0.8855 | 0.8894 | 0.8449 | 0.8755 |
| $t_{20}$ | 0.8584 | 0.8844 | 0.8883 | 0.8969 | 0.8887 |
| $t_{21}$ | 0.6858 | 0.7082 | 0.7270 | 0.6886 | 0.6516 |
| $t_{22}$ | 0.7837 | 0.8015 | 0.8783 | 0.8412 | 0.8267 |

表 9-3  基于均方误差的相似度结果

| 均方误差 | M1 | M2 | M3 | M4 | M5 |
|---|---|---|---|---|---|
| M1 | 0.0000 | 0.0078 | 0.0376 | 0.0082 | 0.0101 |
| M2 | — | 0.0000 | 0.0255 | 0.0061 | 0.0018 |
| M3 | — | — | 0.0000 | 0.0141 | 0.0285 |
| M4 | — | — | — | 0.0000 | 0.0073 |
| M5 | — | — | — | — | 0.0000 |

表 9-4  基于 Camberra 距离的相似度结果

| Camberra | M1 | M2 | M3 | M4 | M5 |
|---|---|---|---|---|---|
| M1 | 0.0000 | 0.0302 | 0.0724 | 0.0315 | 0.0429 |
| M2 | — | 0.0000 | 0.0600 | 0.0283 | 0.0214 |
| M3 | — | — | 0.0000 | 0.0458 | 0.0706 |
| M4 | — | — | — | 0.0000 | 0.0368 |
| M5 | — | — | — | — | 0.0000 |

表 9-5　基于余弦值的相似度结果

| 余弦值 | M1 | M2 | M3 | M4 | M5 |
|---|---|---|---|---|---|
| M1 | 1.0000 | 0.9976 | 0.9934 | 0.9988 | 0.9968 |
| M2 | — | 1.0000 | 0.9946 | 0.9982 | 0.9993 |
| M3 | — | — | 1.0000 | 0.9964 | 0.9932 |
| M4 | — | — | — | 1.0000 | 0.9976 |
| M5 | — | — | — | — | 1.0000 |

# 9.3　基于面貌轮廓曲线特征的相似度评价

3D 人脸匹配算法的应用范围很广,目前许多三维人脸匹配技术取得一定的发展。基于面貌轮廓曲线的人脸匹配技术将面貌数据减少为一个或几个三维曲线,通过曲线的特征来衡量人脸相似度。文献(Samir et al. 2006,ter Haar et al. 2008b)采用了不同的面貌轮廓曲线组合的方式来研究对人脸匹配的效果。此外面貌相似度评价算法要求对人脸表情具有无关性,文献(Bronstein et al. 2005)采用测地曲线来表征面貌模型。针对不同的曲线提取方式进行系统的分析,最终基于面貌轮廓曲线提出一个高效的三维人脸相似度评价体系。

本节主要介绍基于三维面貌曲线特征进行相似度评价的方法,针对于不同的二维平面角度可以提取不同的面部轮廓侧面曲线,以及根据测地距离等度量提取正面轮廓曲线,将正面轮廓曲线与侧面轮廓曲线结合,用一个网格状的样本点集合来表征整个面貌模型,通过对应顶点集合的相似度计算出三维面貌模型间的定量的相似度结果。本节的方法相比于上一节基于面貌特征点的相似度评价方法有一定的优越性,它可以自动提取面部的特征顶点集合,避免了手工定位五官特征点的方式,减少了工作量的同时也提高了计算效率。

## 9.3.1　面貌轮廓曲线

当模型进行姿势标准化后,可以从鼻尖点开始朝着不同的方向延伸出不同的侧轮廓曲线,这一组侧轮廓曲线可以用来判定两个面貌之间的相似度。为了匹配侧轮廓曲线,可以选取其上的一些样本点匹配,当在不同侧轮廓曲线上选取相同几何性质的样本点组合时,就形成了一个正面轮廓曲线。例如面部的 $Z$-轮廓曲线是所有不同侧轮廓曲线上具有相同的 $Z$ 值的样本点集合。获取对应的样本点需要提取侧轮廓曲线,侧轮廓曲线是由鼻尖点开始,按照预先定义的在 $XY$ 平面的角度沿着面貌网格向外延伸而成。基本上在 $XY$ 平面上每 $360/N_p$ 度提取一条侧轮廓曲线路径,实际上选取路径上的点到鼻尖的欧氏距离小于 90mm 以内样本点,因为大于这个距离的点容易丢失或是因头发等影响不适合作为样本点。

图 9-3 是由 120 条侧面轮廓曲线表征的三维面貌模型。每一条侧轮廓曲线实际上由每隔 $360/N_p$ 度选取一个垂直于 $XY$ 面的切割平面与面貌的网格面相交而成。提取侧轮廓曲线的具体方法是要判断每一个网格面上的顶点是否在选取的切割平面上，即顶点到平面的距离为零，由于切割面与网格面相交的部分未必在网格面的顶点，这里需要近似地提取与切割面最近的顶点作为交点。网格顶点与切割平面的距离是否小于预先设定的阈值，如果是则认为该顶点满足条件符合侧轮廓曲线，否则淘汰该顶点。

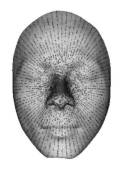

图 9-3　面貌侧轮廓曲线

其中，根据不同的距离度量可有四种不同的正面轮廓样本点：

(1) $G$-样本点：在面貌曲面上距离原点(鼻尖点)具有最短测地路径 $r$ mm 的样本点。

(2) $C$-样本点：在三维空间中沿着侧面轮廓曲线距离原点的为 $r$ mm 的样本点，即 $r = \sqrt{x^2 + y^2 + z^2}$。

(3) $XY$-样本点：在面貌模型所有的网格顶点中到原点的距离半径为 $r = \sqrt{x^2 + y^2}$ mm 的样本点集合。

(4) $Z$-样本点：在面貌模型所有的网格顶点中到原点的深度差值为 $z$ 的样本点集合，即满足 $r = z$。

当提取 $G$-样本点时，需要计算每一个网格顶点到原点的测地距离，然后沿着 $XY$ 平面的角度插值形成相应的侧轮廓路径。$G$-侧轮廓可以沿着侧面轮廓路径选取 $N_c$ 个 $G$-样本点($r$ 递增)组成。$G$-正面轮廓为具有相同的 $r$ 的 $N_p$ 个 $G$-样本点组成。图 9-4 是四种不同的正面轮廓曲线以及相应的等轮廓曲线颜色图。依次分别表示为(a)正面等 $G$ 轮廓曲线颜色图，(b)正面等 $C$-轮廓曲线颜色图，(c)正面等 $XY$ 轮廓曲线颜色图，(d)正面等 $Z$-轮廓曲线颜色图，(e)正面 $G$-轮廓曲线，(f)正面 $C$-轮廓曲线，(g)正面 $XY$ 轮廓曲线，(h)$Z$-轮廓曲线。

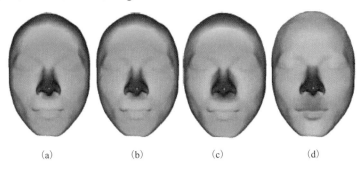

(a)　　　　　(b)　　　　　(c)　　　　　(d)

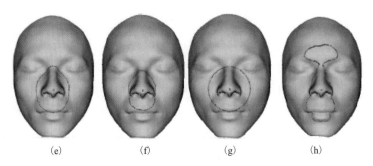

     (e)     (f)     (g)     (h)

图 9-4  正面轮廓曲线以及相应的等轮廓曲线颜色图

### 9.3.2　基于三维面貌轮廓曲线特征的相似度计算

  当待比较的两个面貌模型 $A$ 与 $B$ 进行姿态标准化后，可以假设相同方向上提取的侧轮廓曲线已经具有对应关系，于是两个对应的侧轮廓曲线 $A_i$ 与 $B_i$ 提取 $N_c$ 个对应的样本点（$A_{ij}$ 和 $B_{ij}$），其中所有的样本点为三维面貌曲面上的网格顶点。计算两个面貌模型 $A$ 和 $B$ 之间的相似度，选取 $N_p$ 条侧面轮廓曲线，每一条侧轮廓曲线上选取 $N_c$ 个样本点。例如，样本点 $A_{ij}$ 被定义为侧轮廓曲线 $i$ 和正面轮廓曲线 $j$ 的交点。由于任何面貌都是采用相同的方式提取侧轮廓曲线和正面轮廓曲线，因此可以假设这 $N_p \cdot N_c$ 个样本点表征了整个面貌模型。对应样本点之间的距离差异直接反馈出面貌的相似程度，因此当样本点间的距离差异的和为 0 时，判定两个面貌模型是一致的，否则当样本点间的距离不为 0 时，表示两个面貌模型间存在一定的差异。具体计算参考如下公式。

$$d(A,B) = \frac{1}{N} \sum_{i=1}^{N_p} \sum_{j=1}^{N_c} d_s(A_{ij}, B_{ij}) \tag{9-6}$$

其中，$N_p$ 是侧轮廓曲线的条数；$N_c$ 是正面轮廓曲线的条数；$d_s(A_{ij}, B_{ij})$ 是两个对应样本点的距离度量，计算结果越小，说明两个样本点集合间在空间中越近，即相似度越高。同理相反，当计算结果越大，说明两个样本点集合间在空间中距离越远，即相异度越高。当提取了 $N_p$ 条侧面轮廓曲线与 $N_c$ 条正面轮廓曲线后，面貌模型由 $N_p \cdot N_c$ 个样本点表征。实验中可以有两种不同的距离度量方式，具体参考式(9.7)。

$$d_s(A_{ij}, B_{ij}) = \min_{\forall p \in A_{ij}, \forall q \in B_{ij}} d_p(p,q)$$
$$d_{p_1}(p,q) = (e(p, p_{nt}) - e(q, p_{nt}))^2 \tag{9-7}$$
$$d_{p_2}(p,q) = (e(p,q))^2$$

这里 $d_{p_1}$ 是样本点 $p$ 到鼻尖点欧氏距离与样本点 $q$ 到鼻尖点欧氏距离差的平方，其中第一种距离度量方式的鲁棒性好于第二种度量方式。

### 9.3.3 实验结果分析

为了进一步说明基于面貌轮廓曲线的特征进行相似度评价方法的有效性，分别选取了几个个体的面貌数据进行实验，如图 9-5 中的第一行 F11、F21、F31 和 F41 这四个面貌来源于真实个体的扫描数据，第二行中的 F12、F22、F23 和 F24 为基于颅骨数据进行全局的偏最小二乘回归算法重构出来的复原面貌模型。表 9-6 对应着两个面貌模型的相似度计算结果，即上节定义的两个样本点集合间的距离。表中主对角线部分的距离是最小的，即每一个原始面貌数据与其复原面貌之间是最相似的。另外，不同个体间的距离较大，相同个体间的距离较小，也很直观地反映出基于面貌曲线特征进行相似度评价的有效性。

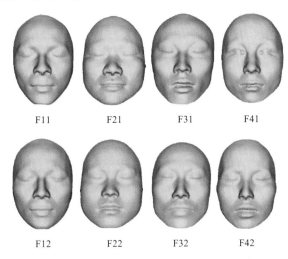

| F11 | F21 | F31 | F41 |

| F12 | F22 | F32 | F42 |

图 9-5　原始面貌模型与对应的复原面貌

表 9-6　基于面貌曲线特征的相似度评价结果

| 面貌模型 | 评价结果 | | | |
|---|---|---|---|---|
| | F12 | F22 | F32 | F42 |
| F11 | **1.226** | 1.796 | 1.958 | 1.650 |
| F21 | 1.721 | **1.668** | 2.048 | 1.825 |
| F31 | 2.083 | 1.823 | **1.723** | 1.902 |
| F41 | 1.734 | 1.982 | 1.770 | **1.562** |

## 9.4　基于测地距离的相似度评价

近几年，测地距离算法的改进和优化在网格分割、网格光顺等研究方向有很多的应用。本节将面貌模型用等测地区域划分，所谓的等测地区域是一组距鼻尖点等测地距离的网格顶点构成的点集。两个测地区域之间的空间分布关系可以通过统计两组顶点集合中顶点之间的空间关系来描述。本节顶点集合的空间关系参考了 Berretti 等(2003)中的两个实体之间的 3DWW(3D weighted walkthroughs)并进行相应的改进，下面详细介绍改进后的等测地区域的空间分布关系(Li et al. 2011)。

### 9.4.1　两组顶点集的空间分布关系

每个测地区域是一组离散的顶点集合，这组顶点近似地表征曲面实体，新方法的改进之处在于将两个曲面实体之间的空间分布关系由 Berretti 等(2003)中的微分计算转化为离散统计。这样在保证效果的前提下算法效率得到很大的提高。三维空间中的任意两个顶点根据三维坐标值有不同的空间分布关系，如图 9-6。$\delta$ 是衡量坐标位置是否重合的一个阈值,实验中可以根据模型的简化程度来设置。于是 $\omega(i,j,k)$ 根据三维坐标值有 27 种空间分布关系。

两组顶点集合 $A\{a_1,a_2,\cdots,a_m\}$,$B\{b_1,b_2,\cdots,b_n\}$，其中对 $A$ 集合中的每个点与 $B$ 集合中的每个点组成的点对采用上面的定义计算得到 $\omega(i,j,k)$，根据组合原理两组顶点集合间共有 $m\cdot n$ 种关系，然后分情况按照下面公式进行统计。

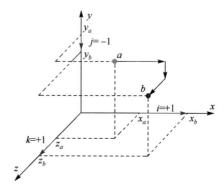

图 9-6　$(a,b)$ 两点的空间分布关系为 $\omega(1,-1,1)$

$$\omega H = \omega_{1,1,1} + \omega_{1,-1,1} + \omega_{1,1,-1} + \omega_{1,-1,-1} \tag{9-8}$$

$$\omega V = \omega_{-1,1,1} + \omega_{1,1,1} + \omega_{-1,1,-1} + \omega_{1,1,-1} \tag{9-9}$$

$$\omega D = \omega_{1,1,1} + \omega_{1,-1,1} + \omega_{-1,1,1} + \omega_{-1,-1,1} \tag{9-10}$$

$$\omega XY = \omega_{-1,-1,1} + \omega_{1,1,1} + \omega_{1,1,-1} + \omega_{-1,-1,-1} \tag{9-11}$$

$$\omega XZ = \omega_{-1,-1,-1} + \omega_{1,-1,1} + \omega_{1,1,1} + \omega_{-1,1,-1} \tag{9-12}$$

$$\omega YZ = \omega_{-1,1,1} + \omega_{1,1,1} + \omega_{1,-1,-1} + \omega_{-1,-1,-1} \tag{9-13}$$

$$\omega H_0 = \omega_{0,1,1} + \omega_{0,-1,1} + \omega_{0,1,-1} + \omega_{0,-1,-1} \tag{9-14}$$

$$\omega V_0 = \omega_{-1,0,1} + \omega_{1,0,1} + \omega_{-1,0,-1} + \omega_{1,0,-1} \tag{9-15}$$

$$\omega D_0 = \omega_{1,1,0} + \omega_{1,-1,0} + \omega_{-1,1,0} + \omega_{-1,-1,0} \tag{9-16}$$

$$\omega HV_0 = \omega_{0,0,1} + \omega_{0,0,-1} \tag{9-17}$$

*颜面形态信息学*

$$\omega HD_0 = \omega_{0,1,0} + \omega_{0,-1,0} \tag{9-18}$$

$$\omega VD_0 = \omega_{1,0,0} + \omega_{-1,0,0} \tag{9-19}$$

### 9.4.2 面貌模型中等测地区域的提取

在面貌模型简化时可以基于多种几何属性来提取面貌区域，如距鼻尖点等深度、距鼻尖点等欧氏距离或距鼻尖点等测地距离等。然而测地距离相比其他的度量方式有一个很重要的性质，当人脸表情变化而导致模型曲面变形时，面貌模型网格顶点之间的测地距离影响不大，因此这是选取测地距离作为衡量标准的一个原因。图 9-7 分别表示了两点间的欧氏距离和测地距离。

下面给出利用面貌模型顶点到鼻尖点的测地距离特征来进行特征提取的方法描述。

面貌模型根据测地距离简化为距离鼻尖点的一系列等测地区域，等测地区域的宽度、数目可以根据需求选定。因为面貌模型是进行姿态标准化处理的，鼻尖都在原点附近，因此可以自动检测得到鼻尖这一特定的标志点。图 9-8 显示了由 6 条等测地区域表征的面貌模型，同一种颜色表示距离鼻尖点相同的测地距离。由里到外的测地距离分别是 {35,45,55,65,75,85}，等测地区域宽度是 10。整个面貌模型的特征可以由等测地区域内顶点集合间的空间分布关系描述。

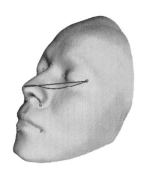
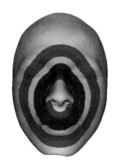

图 9-7　面貌顶点间的欧氏距离和测地距离　　图 9-8　面貌模型的等测地区域表示

以上任意两个等测地区域可以根据上节的定义获得一个分布向量 $W(P_m, P_n)$。如果有 $K$ 条等测地区域，则根据组合原理有 $K(K-1)/2$ 个分布向量来表示整个面貌模型。实验中的 $K$ 值要根据具体的等测地区域的宽度以及计算复杂性选定。当 $K$ 值过小，要覆盖整个面貌的等测地区域变宽，则面貌模型表征很粗糙导致不同个体面貌之间的相异度变小，不适合进行人脸识别。但当 $K$ 值过大，等测地区域变窄，根据组合原理矩阵的维数变大，计算复杂度提升，因此实验中需要选定合理的等测地区域条数。

### 9.4.3　基于分布矩阵的相似度计算

通过等测地区域的特征提取，三维面貌模型可以表示为一组空间分布向量，因此面貌模型之间的相似性问题转化为两组分布向量之间的相似性。针对整个面貌最终获取的 $K(K-1)/2$ 个分布向量，Berretti 等(2008)采用逐个分布向量计算均方误差，然后加权求和的方法。本节将面貌模型视为统一的整体，采用不同的方法即将这组分布向量依次横向排列为一个 12 行 $K(K-1)/2$ 列的二维分布矩阵来表征整个面貌模型。最终三维面貌模型相似性采用矩阵之间的相关性来衡量。未知面貌模型用矩阵 $\boldsymbol{M}_1$ 表示与已知面貌用矩阵 $\boldsymbol{M}_0$ 表示，$R(\boldsymbol{M}_1, \boldsymbol{M}_0)$ 是求出两个矩阵之间的相关系数，计算方法参考式(9-20)、式(9-21)：

$$R(\boldsymbol{M}_1, \boldsymbol{M}_0) = \frac{\sum_m \sum_n (A_{mn} - \overline{A})(B_{mn} - \overline{B})}{\sqrt{\sum_m \sum_n (A_{mn} - \overline{A})^2 \left( \sum_m \sum_n (B_{mn} - \overline{B})^2 \right)}} \tag{9-20}$$

$$S(\boldsymbol{M}_1, \boldsymbol{M}_0) = R(\boldsymbol{M}_1, \boldsymbol{M}_0) \tag{9-21}$$

研究表明，两个矩阵的相关系数越大，说明它们之间的相似性越大。因此，待比较的两个面貌的分布矩阵 $\boldsymbol{M}_0$、$\boldsymbol{M}_1$ 的相关系数越大，表明两个面貌的相似度越大。应用以上方法对 500 套个体面貌进行测试，结果表明几乎所有面貌之间的相似度都达到 0.9 以上，不同的个体面貌之间相异度不大。

### 9.4.4　基于测地距离的相似度评价结果分析

实验中将一个原始面貌模型 $A$ 与复原面貌模型 $B$ 基于等测地区域之间的空间分布关系计算得到相应的分布矩阵 $\boldsymbol{M}_0$ 与 $\boldsymbol{M}_1$，其中选取了 5 条等测地区域，分布矩阵为 $M_{12\times10}$。具体形式分别参考表 9-7 与表 9-8。全局面貌的相似度结果为 $S(\boldsymbol{M}_1, \boldsymbol{M}_0) =$ 0.8911，以上结果从全局和局部角度表明复原面貌与真实面貌的相似度。为了说明本节颅面复原层次化评价的有效性，实验中与常用的基于欧氏距离的相似度评价方法进行了比较。图 9-9 用颜色图显示统计结果：(a)表示原始面貌模型 $A$，(b)表示复

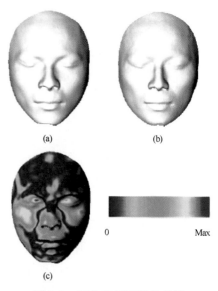

图 9-9　面貌相似度评价结果

原面貌模型 *B*，(c)表示面貌模型 *A*、*B* 之间的几何距离误差。图 9-9 的结果表明几何属性很接近的区域占有大部分曲面，因此，同样可以直观地表明原始面貌与复原面貌模型有很高的相似性。由此可见基于测地距离的相似度评价与基于几何属性误差的方法的评价结果一致。

表 9-7　原始面貌模型 *A* 对应的分布矩阵 $M_0$

| $M_0$ | $P_{01}$ | $P_{02}$ | $P_{03}$ | $P_{04}$ | $P_{12}$ | $P_{13}$ | $P_{14}$ | $P_{23}$ | $P_{24}$ | $P_{34}$ |
|---|---|---|---|---|---|---|---|---|---|---|
| $W_H$ | 0.458115 | 0.468252 | 0.479004 | 0.497297 | 0.459094 | 0.472353 | 0.482716 | 0.451169 | 0.486353 | 0.477368 |
| $W_V$ | 0.704897 | 0.845984 | 0.887626 | 0.919228 | 0.675727 | 0.750632 | 0.769519 | 0.577654 | 0.652902 | 0.58348 |
| $W_D$ | 0.45091 | 0.427414 | 0.447523 | 0.45726 | 0.419756 | 0.443382 | 0.448818 | 0.438739 | 0.465088 | 0.459075 |
| $W_{xy}$ | 0.471132 | 0.480958 | 0.487181 | 0.501019 | 0.472562 | 0.483865 | 0.486864 | 0.467207 | 0.489772 | 0.482611 |
| $W_{xz}$ | 0.458998 | 0.480829 | 0.484227 | 0.480148 | 0.466631 | 0.475004 | 0.466075 | 0.448657 | 0.472493 | 0.46488 |
| $W_{yz}$ | 0.30334 | 0.356831 | 0.42754 | 0.488696 | 0.309568 | 0.415189 | 0.511833 | 0.404617 | 0.569136 | 0.561297 |
| $W_{H0}$ | 0.019812 | 0.011015 | 0.007021 | 0.003406 | 0.014312 | 0.008456 | 0.00502 | 0.009243 | 0.006276 | 0.005863 |
| $W_{V0}$ | 0.053277 | 0.037796 | 0.028629 | 0.024251 | 0.055004 | 0.040225 | 0.047102 | 0.087515 | 0.040407 | 0.049837 |
| $W_{D0}$ | 0.01806 | 0.014033 | 0.011569 | 0.009677 | 0.014168 | 0.01202 | 0.009958 | 0.01152 | 0.010157 | 0.010101 |
| $W_{HV0}$ | 0.001695 | 0.000823 | 0.00094 | 0.000624 | 0.000939 | 0.001277 | 0.001049 | 0.002348 | 0.000914 | 0.001244 |
| $W_{HD0}$ | 0.002218 | 0.002793 | 0.00443 | 0.004255 | 0.001218 | 0.002855 | 0.003916 | 0.002371 | 0.003548 | 0.005252 |
| $W_{VD0}$ | 0.000259 | 0 | 0 | 0 | 0.000516 | 0.000001 | 0 | 0.00142 | 0.000413 | 0.000968 |

表 9-8　复原面貌模型 *B* 对应的分布矩阵 $M_1$

| $M_1$ | $P_{01}$ | $P_{02}$ | $P_{03}$ | $P_{04}$ | $P_{12}$ | $P_{13}$ | $P_{14}$ | $P_{23}$ | $P_{24}$ | $P_{34}$ |
|---|---|---|---|---|---|---|---|---|---|---|
| $W_H$ | 0.454105 | 0.469135 | 0.481272 | 0.490567 | 0.455618 | 0.469036 | 0.490799 | 0.450989 | 0.490468 | 0.475925 |
| $W_V$ | 0.682928 | 0.806573 | 0.847662 | 0.868764 | 0.631389 | 0.691454 | 0.717178 | 0.544764 | 0.643861 | 0.579427 |
| $W_D$ | 0.451737 | 0.432298 | 0.450466 | 0.452389 | 0.413838 | 0.447312 | 0.451963 | 0.434939 | 0.464638 | 0.456865 |
| $W_{xy}$ | 0.457231 | 0.473619 | 0.479123 | 0.486985 | 0.465657 | 0.473576 | 0.485045 | 0.466861 | 0.488463 | 0.478813 |
| $W_{xz}$ | 0.461606 | 0.474765 | 0.479357 | 0.472775 | 0.453114 | 0.466151 | 0.472147 | 0.447371 | 0.474668 | 0.464427 |
| $W_{yz}$ | 0.297629 | 0.34269 | 0.428307 | 0.497262 | 0.29886 | 0.440186 | 0.554549 | 0.439212 | 0.586267 | 0.583456 |
| $W_{H0}$ | 0.019402 | 0.011809 | 0.006559 | 0.003556 | 0.013639 | 0.007876 | 0.005397 | 0.008661 | 0.006183 | 0.005648 |
| $W_{V0}$ | 0.053198 | 0.040127 | 0.035177 | 0.040557 | 0.07574 | 0.057944 | 0.039355 | 0.091211 | 0.03665 | 0.053942 |
| $W_{D0}$ | 0.017853 | 0.013552 | 0.011195 | 0.009484 | 0.013792 | 0.011826 | 0.009751 | 0.011002 | 0.010061 | 0.009721 |
| $W_{HV0}$ | 0.001456 | 0.000853 | 0.001673 | 0.000772 | 0.001429 | 0.00181 | 0.000799 | 0.002156 | 0.000682 | 0.000989 |
| $W_{HD0}$ | 0.001164 | 0.00192 | 0.003056 | 0.003828 | 0.001183 | 0.002137 | 0.003339 | 0.00285 | 0.00354 | 0.005655 |
| $W_{VD0}$ | 0.000286 | 0.000002 | 0 | 0 | 0.000941 | 0.000204 | 0.00005 | 0.001906 | 0.000546 | 0.001218 |

## 9.5　基于照片的重构面貌的相似度评价方法

当前，借助计算机的自动颅骨复原有多种方法。如何比较各种方法在不同情况的优劣，成为颅骨复原技术发展需要解决的一个重要问题。如果能够有效地度量各种复原算法的精度，就可以为颅骨复原提供复原反馈和改进意见。另外，也可以实现在不同情况下，使用不同的颅面复原技术来得到最好的效果。

现有的客观自动的复原结果评价方法，主要有两类，一类是基于三维人脸模型的相似度评价，另一类是基于照片的相似度评价。本节主要讨论基于照片的相似度评价方法(Huang et al. 2011)。

### 9.5.1  人脸识别领域的相关方法

对颅骨复原出来三维人脸进行识别，本质是一个由 3D 人脸到 2D 人脸的一个识别过程。人脸识别领域能够比较 3D 人脸与 2D 人脸相似度的算法主要有：

(1)基于 Blanz 等(2007,1999)的三维形变模型(3D morphable model，3DMM)方法。该方法通过对训练库的三维人脸的形状和纹理信息分别做 PCA 处理，建立了形变人脸(morphable face)模型，将人脸进行参数化，通过比较参数即可比较人脸相似度。这种方法是一种很有潜力的方法。目前已有研究，可以由单张照片、单个纹理、带纹理的 3D 模型来建立形变模型，从而可以比较它们两两之间的相似度。但是，目前还无法将不带纹理的 3D 模型用形变模型表示，所以还无法直接用于比较复原的颅面与人脸照片的相似度。

(2)基于子空间的方法。基于子空间的方法类似于二维人脸识别，是用统计的基于子空间的方法对三维人脸模型比较。这类方法有 Yang 的 CCA 的方法(Yang et al. 2008, Huang et al. 2010)和 Rama 等(2006)的 P$^2$CA (partial principal component analysis)方法等。与上面相似，这两种方法处理的三维人脸模型也要求必须带有纹理信息。

(3)基于几何特征的方法。Riccio 等(2007)提出一种基于 16 个几何不变量的 2D-3D 人脸识别。这种方法目前还没有实现自动地控制点的精确定位。另外，由于人脸都具有一定的比例特征，所以对特征点的精确定位要求会较高，因此需要提出更加精确的人脸特征点提取算法。

值得注意的是，颅骨复原出来的人脸模型只有几何信息、没有纹理信息，而且复原出来的人脸没有毛发。因此一些适合于传统人脸识别的方法，对于颅骨复原出来的人脸，并不完全适用；一些适合描述一般人脸的特征点，对于颅骨复原出来的人脸，未必完全适合。因此，上述的几种方法，用于颅面复原人脸与二维人脸照片的相似度评价仍需要一定的改进。

### 9.5.2  基于照片的相似度评价算法

由于基于照片的复原颅面的相似度评价是基于颅骨身份自动认证的框架的，因此，在介绍基于照片的复原颅面的相似度评价之前，有必要先介绍一下

*颅面形态信息学*

颅骨身份自动认证的方法。而且实际操作中，基于单个照片人脸的相似度评价，结果不可靠，往往通过复原算法在失踪人口库中整体的识别率进行评价。

基于颅骨复原的自动颅骨身份认证方法的基本流程如图 9-10 所示。图中识别的对象是颅面复原技术复原出来的三维人脸，识别的结果是照片库中的人脸照片。

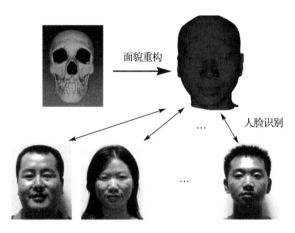

图 9-10　从无名颅骨识别照片基本过程

前面已经介绍，颅面复原技术是通过研究面部软组织厚度与颅骨的关系，从颅骨复原出人的生前面貌。这种方法有着悠久的历史。传统的颅骨复原技术是法医根据自己的解剖学知识和经验，利用泥塑来完成颅骨面貌复原的工作。这种方法有很大的主观性，而且不容易重复。借助计算机自动的颅骨面貌复原，可以很好地解决这个问题。

由颅骨得到复原后的颅面并没有完成任务，在刑侦上，还需要与失踪人口照片库进行比较，以确定死者的身份。这一步往往需要专家参与，而且往往带有很大的主观性。研究表明，与死者熟悉的人往往能达到较好的识别率。但是，随着失踪人口库的规模越来越大，这个条件并不容易满足。

与此同时，利用计算机进行人脸识别在过去的十多年中一直是研究热点，有大量的算法提出。因此，可以考虑借助人脸识别技术对复原的人脸结果进行自动识别。这种识别算法的好处主要在于自动化地识别，从而避免了人工识别的繁重工作和主观不确定性。

1. 算法框架

基于颅骨复原的自动颅骨身份认证，Tu 等(2007)提出了一个完整的框架，只需要输入一个颅骨，就可以自动识别出人脸照片。其框架可以用图 9-11 表示。

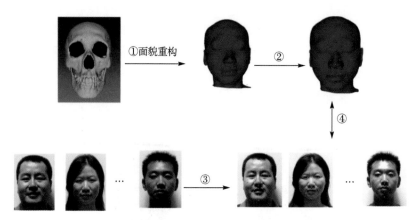

图 9-11　颅骨识别的算法框架

这个框架主要利用颅骨复原技术，实现颅骨到颅面的复原。

(1)由颅骨得到三维人脸：这里主要使用颅骨面貌复原技术，完成人脸模型的重建。

(2)提取三维人脸的特征点：通过颅面配准技术，得到每个点都对应的结构一致的颅面模型。这样，在参考人脸上指定特征点，就可以得到所有三维人脸的特征点。

(3)提取二维人脸照片的特征点：这里使用 AAM 算法自动提取二维照片的特征点。关于 AAM 算法，主要是通过大量标定的人脸训练样本，利用人脸不同特征点的位置特征和周围的灰度的特征，实现自动地提取人脸照片的特征点。

(4)利用 2D-3D 特征点对进行识别：这部分的基本原理就是将三维点投影到二维，然后计算重投影误差。

借助这个算法框架，我们就可以通过复原颅面后的人脸识别率来评价一个复原算法的好坏。这种评价方法将评价与实际应用效果结合起来，具有实用价值。一个好的颅面复原算法应该保证复原后得到的人脸应该能够尽可能准确地从照片中识别出真实照片。

## 2. 特征点定义

定义特征点主要要考虑两个因素：①特征比较明显，容易标定；②比较稳定，不会随表情、年龄、体重的变化。软组织厚度比较薄的地方，往往更容易满足第二个要求。如眼角特征就比较明显，而嘴唇点则容易受表情变化的影响。

AAM 算法定义了描述人脸的一系列的特征点。对于正常的人脸这些特征点是很好的。但是，颅面复原三维人脸与一般的人脸不一样，这种不一致主要有以下三个方面：

(1)没有毛发；

颅面形态信息学

(2)没有肤色；

(3)眼睛往往是闭上的。由于复原出来的人脸没有毛发，所以选择眉毛上的点就没有意义了。

下面是相关研究者做实验时采用的特征点，主要结合法医人类学的经验和人脸识别经验来确定。在选定特征点时，主要考虑两方面的因素，一个是特征明显，容易标定(如眼角、嘴角、鼻尖等)；另一个是比较稳定，不随表情、体重、年龄等变化很大，如 13 号点、眉心点，以及 11、12 号点颧骨点，作为人脸颊最突出的点。

图 9-12 中，(a)图是文献(Tu et al. 2007)采用的特征点，标圆圈的是用户根据经验选择的特征点，共 10 个，得到较好的分类效果。另外，Tu 还用搜索的方法，从{0,1,19,17,18,45,3,16,7,13,41,43}这 12 个点中，得到 6 个点{0,19,18,45,3,16}，从而得到更好一些的分类效果。(b)图是我们实验所采用的人脸特征点，它包括了文献(Tu et al. 2007)实验阶段所考虑的所有的分类效果较好的特征点。(c)图是三维人脸上对应标定的特征点。

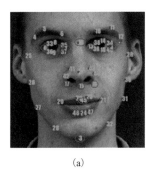 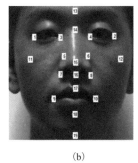 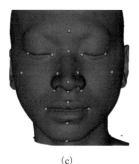

(a)　　　　　　　　(b)　　　　　　　　(c)

图 9-12　人脸特征点

3. 3D-2D 人脸的相似性度量

定义完特征点之后，我们就可以直接将三维点投影到二维照片，然后计算与照片上特征点的距离，以此度量人脸的相似度。

假设 2D 人脸图像的关键点坐标集为 $\boldsymbol{x} = \left\{(x_i, y_i, 1)^{\mathrm{T}} \mid i = 1, 2, \cdots, n\right\}$，三维人脸模型上的关键点坐标集为 $\boldsymbol{X} = \left\{(X_i, Y_i, Z_i, 1)^{\mathrm{T}} \mid i = 1, 2, \cdots, n\right\}$。根据摄像机模型，我们知道给定一个摄像机矩阵 $\boldsymbol{P}_{3\times4}$，可以将三维点集 $\boldsymbol{X}$ 投影到二维平面，即

$$\boldsymbol{x}_{3\times n} = \boldsymbol{P}_{3\times 4} \cdot \boldsymbol{X}_{4\times n} \tag{9-22}$$

给定足够的 2D-3D 点对，就可以估计出 $\boldsymbol{P}$ 矩阵。这是一个最优化问题，优化的目标函数是使重投影误差最小：

$$\text{RMS}^2 = \frac{1}{n} \sum_{i=1}^{n} \| \boldsymbol{x}_i - \boldsymbol{PX}_i \|_2^2 \tag{9-23}$$

通过最小二乘法，就可以求解上述最优化问题，而求得的目标函数的最优值，则被定义为三维人脸模型与二维照片的差异值，这个值越小，说明二者的相似度越大。

### 9.5.3 基于特征点质量的相似性度量

在 9.5.2 节算法的基础上，还可以通过引入特征点的识别质量分析，对不同的特征点的重投影误差进行加权，从而得到更加准确的相似性度量。

当给定一组样本时，可以通过分析样本来度量特征点的分类质量。

度量一个特征点的质量，主要考虑两方面的因素：①稳定性，就是这个点要对同一个人的模型与照片契合度比较高；②分类能力，就是这个特征点对于不同人所在的位置应该不同，以便于很好地将这些人区分开。一个高质量的特征点，应该同时满足上述两个条件。

通过定义的公式，可以对特征点的质量进行定量分析。

设当前的 3D-2D 人脸对的样本数为 $m$ 个，每个人脸的特征点数为 $n$ 个。将 3D 与 2D 人脸，按同样的顺序分别编号为 $1, 2, \cdots, m$，相同编号的 3D 与 2D 人脸是同一个人。设 $P_{kl}$ 是将第 $k$ 个 3D 人脸的特征点序列投影到第 $l$ 个 2D 人脸对应的特征点时，得到的重投影误差最小的摄像机矩阵。$X_{ij}$ 是第 $i$ 个 3D 人脸的第 $j$ 个特征点，$x_{ij}$ 是第 $i$ 个 2D 人脸的第 $j$ 个特征点。

1）稳定性（Reliability）

第 $k$ 个特征点的稳定性计算公式为

$$R_k = \sum_{i=1}^{m} \| \boldsymbol{x}_{ik} - \boldsymbol{P}_{ii}' \boldsymbol{X}_{ik} \|_2^2, \quad k = 1, 2, \cdots, n \tag{9-24}$$

显然，特征点的 $R$ 值越小，说明最优投影的条件下，特征点的重投影误差越小，点的稳定性越好。

2）分类能力（Discrimination）

第 $k$ 个特征点的分类能力计算公式为

$$D_k = \sum_{i=1}^{m} \sum_{j=1, i \neq j}^{m} \| \boldsymbol{x}_{jk} - \boldsymbol{P}_{ij}' \boldsymbol{X}_{ik} \|_2^2, \quad k = 1, 2, \cdots, n \tag{9-25}$$

与 $R$ 值相反，$D$ 值越大，说明特征点的分类能力越好，特征点的质量越高。

3）特征点的质量

从上面分析可知，特征点的质量与 $R$ 成反比，与 $D$ 成正比。将这两个指标

颅面形态信息学

合并一下，可以得到特征点的质量指标为

$$Q_k = \frac{D_k}{R_k} = \frac{\sum\limits_{i=1}^{m} \sum\limits_{j=1, i \neq j}^{m} \| \boldsymbol{x}_{jk} - \boldsymbol{P}'_{ij} \boldsymbol{X}_{ik} \|_2^2}{\sum\limits_{i=1}^{m} \| \boldsymbol{x}_{ik} - \boldsymbol{P}'_{ii} \boldsymbol{X}_{ik} \|_2^2}, \quad k = 1, 2, \cdots, n \tag{9-26}$$

可以期望，$Q$ 值反映了特征点的质量，$Q$ 值越大，说明点的分类效果越好。

有了上面的特征点质量的定量度量，我们有理由相信，不同特征点的重投影误差，对于最后的分类结果应该有不同权重的影响。显然，分类效果好的点，权重应该大一点，而分类效果差的点，权重应该小一点。

因此，我们可以对 9.4.2 节中的人脸距离度量进行加权改进。改进后的计算流程如下：

(1) 求得每个特征点的 $R$ 值、$D$ 值，从而得到该特征点的 $Q$ 值。

(2) 将待识别的三维人脸的特征点分别投影到所有待确定的失踪人口的照片上。求得用 $Q$ 值加权后的重投影误差。

对 3D-2D 人脸的相似度计算，先用 9.5.2 节的方法，求得最优化的投影矩阵 $\boldsymbol{P}$，然后最终的误差为

$$\text{Distance} = \frac{1}{n} \sum_{i=1}^{n} Q_i \| \boldsymbol{x}_i - \boldsymbol{P} \boldsymbol{X}_i \|_2^2 \tag{9-27}$$

Distance 的值越小，说明 3D-2D 人脸的相似度越大。

(3) 从上述的所有候选人脸中，取 Distance 最小的人脸照片，作为未知颅骨的身份识别结果。

另外，并不一定采用所有的特征点进行识别，就可以得到最好的识别率。事实上，采取部分特征点进行识别，反而有可能得到更好的识别结果。

对 41 组 3D/2D 人脸对使用手工标定的方法，得到了二维和三维人脸特征点，然后进行如下实验：

通过训练样本求每个特征点的 $R$ 值、$D$ 值，从而得到该特征点的 $Q$ 值。图 9-13 是可视化后的实验结果，其中红色数值为特征点对应属性值，绿色数字为特征点按该属性值的排名序号。

从图 9-13 中可看出，这些点的分类质量有着很大的不同。由于眼角比较容易标定得很准，四个眼角的质量较好，嘴角标定误差角较大两个嘴角的质量就相对差点。

另外，值得注意的是，特征点的 $R$ 值大小变化相对比较均匀，最大的值(1)比最小的值(0.14842)，相差不到 10 倍。但是特征点的 $D$ 值则差距很大。

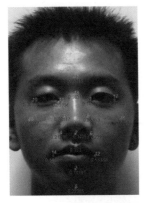
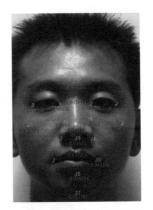

(a) 特征点的 $R$ 值排名(从小到大)　　　　(b) 特征点的 $D$ 值排名(从大到小)

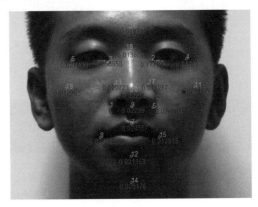

(c) 特征点的 $Q$ 值排名(从大到小)

图 9-13　特征点排名

具体做实验时,可以比较以下四种方法:

(1)采用所有定义的特征点,不考虑特征点质量加权。

(2)采用优化搜索后的特征点子集,不考虑特征点质量加权。

(3)采用所有定义的特征点,考虑特征点质量加权。

(4)采用优化搜索后的特征点子集,考虑特征点质量加权。

表 9-9　实验中采用的四种方法

| 方法 | 是否使用最优特征点子集 | 是否加权 | 平均排名(Rank) |
|---|---|---|---|
| Method 1 | N | N | 12.34146 |
| Method 2 | Y | N | 10.34146 |
| Method 3 | N | Y | 10.41463 |
| Method 4 | Y | Y | 10.02439 |

从表 9-9 中可以看出,Method 1~4 的平均排名(Rank)值为 12.34146341,

10.34146341，10.4163415 和 10.02439024。因此，从这个角度考虑，Method4 >
Method2 > Method3 > Method1。方法 4 比完全未考虑特征点质量的 Method1 的
平均排名提高了约 18.78%。

最终得到了以上四种方法的 CMC 图，如图 9-14 所示。

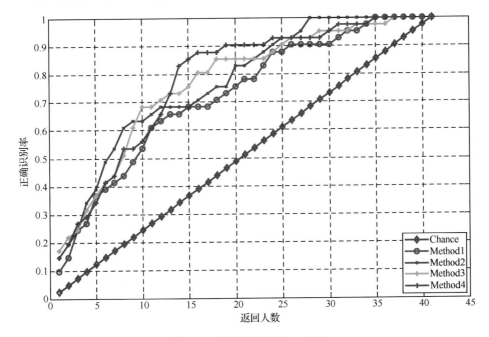

图 9-14　四种方法的 CMC 图

从图 9-14 中可看出，无论是单独采用搜索最优分类子集(Method 2)，用特
征点质量加权(Method 3)，还是两者同时采用(Method 4)，得到的效果对于任
意数量的返回人数，几乎都优于不采用任何改进的算法(Method 1)，除 Method3
的返回人数在 35、36 两个点略低于 Method 1。而考虑特征点质量后的三种方
法，对于不同数量的识别结果返回人数，有不同效果。Method 2 在返回人数
为 5～9 时，效果更好，而 Method 3 在 10～13 时表现好，Method4 在 13～25
时表现最好。

我们对四种方法进行了比较，具体的实验结果数据见表 9-10，表格按特征
点的 $Q$ 值从大到小对各个特征点进行排列。表格的第 $i$ 行各列分别代表 $Q$ 值排
名，该排名对应的特征点编号(1～19)，该特征点的 $R$、$D$、$Q$ 值，以及最后两
列分别是加权与不加权时，选择 $Q$ 值最大的前 $i$ 个特征点得到平均排名，即平
均的正确识别的人脸所在检索结果中的排名(总人数为 41 人)。其中用与图 9-14
中对应的线条表示上面图中四种方法所对应的平均排名。

表 9-10　识别结果

| 排名 | 特征点编号 | R 值 | D 值 | Q 值 | 平均 Rank(未加权) | 平均 Rank(加权) |
|---|---|---|---|---|---|---|
| 1 | 7 | 0.212852 | 1 | 1 | 0 | 0 |
| 2 | 4 | 0.148425 | 0.542458 | 0.777926 | 0 | 0 |
| 3 | 3 | 0.393937 | 0.104859 | 0.056658 | 23.26829268 | 22.90243902 |
| 4 | 2 | 0.775259 | 0.155122 | 0.04259 | 21.80487805 | 21.75609756 |
| 5 | 8 | 0.239004 | 0.032522 | 0.028964 | 20 | 19.19512195 |
| 6 | 1 | 0.383031 | 0.049366 | 0.027433 | 21.53658537 | 21.43902439 |
| 7 | 17 | 0.322997 | 0.037264 | 0.024557 | 18.2195122 | 18.87804878 |
| 8 | 9 | 0.564052 | 0.062562 | 0.023609 | 14.14634146 | 14.43902439 |
| 9 | 16 | 0.149526 | 0.01615 | 0.02299 | 12.43902439 | 13.41463415 |
| 10 | 15 | 1 | 0.107021 | 0.02278 | 11.04878049 | 12.92682927 |
| 11 | 12 | 0.606698 | 0.061926 | 0.021726 | 11.82926829 | 13.02439024 |
| 12 | 18 | 0.18197 | 0.018084 | 0.021153 | 11.17073171 | 12.87804878 |
| 13 | 5 | 0.281467 | 0.0274 | 0.020721 | 10.58536585 | 12.12195122 |
| 14 | 19 | 0.22985 | 0.021787 | 0.020176 | 10.87804878 | 11.65853659 |
| 15 | 10 | 0.53388 | 0.047192 | 0.018815 | 10.34146341 | 10.46341463 |
| 16 | 13 | 0.5345 | 0.035885 | 0.01429 | 11.07317073 | 11.12195122 |
| 17 | 6 | 0.353525 | 0.02368 | 0.014257 | 11.58536585 | 10.63414634 |
| 18 | 14 | 0.983102 | 0.063833 | 0.013821 | 12.36585366 | 10.02439024 |
| 19 | 11 | 0.69372 | 0.039972 | 0.012265 | 12.34146341 | 10.41463415 |

## 9.5.4　与三维模型的复原评价方法比较

与基于三维人脸模型的相似度评价方法相比，基于照片的相似度评价的缺点是精度不及前一种方法。由于照片能保留的信息毕竟有限，远不及三维模型多，而颅骨复原出来的面貌又往往都是三维人脸模型，所以，当前各种基于照片的重构面貌的相似度评价方法，精确度应该是没有基于三维人脸模型的相似度评价高。

但是，基于照片的相似度评价方法也有以下几个无可替代的优势：

(1)照片要比三维人脸模型更常见。在日常生活中，含人脸的照片往往比三维人脸模型要常见得多。而且人脸照片无论从获取速度，还是仪器成本，都是远远低于三维人脸模型。这也是为什么公安部门会有全国的失踪人口照片库，而没有全国的失踪人口人脸模型库，这主要受限制于获取的便利性和获取的成本。

(2)基于照片的相似度评价更符合实际刑侦破案的需要。颅骨复原的一个重要应用领域就是刑侦破案。公安机关有一个全国的失踪人口照片库。在刑事侦查上，如果发现一个无名颅骨，一般要与现有的失踪人口照片库中照片比较，以确定其身份。复原颅面与照片的相似度的算法，不仅可以应用于复原颅骨与

颅面形态信息学

照片的相似度评价，而且可以应用于对复原得到的颅骨自动识别失踪人口照片库中的照片。因此，这种评价方法，结合了实际应用需求，可以很好地为颅骨复原技术的发展指明方向。

(3) 现有的人脸识别相关研究成果可以借鉴使用。过去的十多年间，计算机自动人脸识别技术一直是研究热点，有大量的研究成果出现。随着研究的深入和软硬件技术的发展，人脸识别研究重点已经从传统的二维人脸识别转向三维人脸识别。二维人脸照片与三维人脸混合的人脸识别也有不少成果出现。这些算法和研究思路，都可以为基于照片的重构面貌相似度评价借鉴和使用。

总之，基于照片的重构面貌的相似度评价方法的核心是二维人脸照片和三维人脸模型的相似性度量，它不仅可以用于评价颅骨复原算法，更重要的是，它结合了实际刑侦上的应用背景。因此评价结果对实际应用具有重要的指导意义。

## 9.6　本章小结

本章介绍了三种三维面貌的相似度评价方法，即基于面貌特征点的相似度评价方法、基于面貌轮廓曲线特征的相似度评价方法和基于测地距离的相似度评价方法；还介绍了一种三维面貌和照片的相似度评价方法，即基于照片的重构面貌的相似度评价方法，从基于三维面貌和基于照片两方面进行分析，进而做出合理的定性与定量的相似度评价，使得相似度评价可以从多个角度进行。与其他方法相比，我们提出的基于测地距离的相似度评价方法(Li et al. 2011)，是对 Berretti 等(2003)中的两个实体之间的 3DWW 的方法的改进，改进之处在于将两个曲面实体之间的空间分布关系由 Berretti 等(2003)中的微分计算转化为离散统计。这样算法在保证效果的前提下效率得到很大的提高。在此基础上，还采用测地距离进行分割面貌区域，实现了基于等测地带的局部五官相似度评价，从而在针对面貌进行整体全局相似度评价的基础上，还可以进行细致精确的局部相似度评价。在基于照片的重构面貌的相似度评价方面，我们针对只有几何信息、没有纹理信息的人脸模型这种特殊情况，提出了一种通过量化地分析三维人脸和二维照片上面部标记的特征点并考虑特征点质量的方法，进行基于照片的重构面貌的相似度评价(Huang et al. 2011)。

## 参考文献

Berretti S, Bimbo D S. 2008. Analysis and retrieval of 3D facial models using ISO-Geodesic stripes. 2008 International Workshop on Content-Based Multimedia Indexing（CBMI 2008）: 257-264.

Berretti S, Bimbo D A, Pala P. 2006. Description and retrieval of 3D face models using iso-geodesic stripes. Proceedings of the 8th ACM International Workshop on Multimedia Information Retrieval: 13-22.

Berretti S, Bimbo D A, Vicario E. 2003. Weighted walkthroughs between extended entities for retrieval by spatial arrangement. IEEE Transactions on Multimedia, 5(1): 52-70.

Blanz V, Scherbaum K, Seidel H P. 2007. Fitting a morphable model to 3D scans of faces. IEEE 11th International Conference on Computer Vision: 1-8.

Blanz V, Vetter T A. 1999. Morphable model for the synthesis of 3D faces. Proceedings of the 26th Annual Conference on Computer Graphics and Interactive Techniques: 187-194.

Bronstein A M, Bronstein M M, Kimmel R. 2005. Three-dimensional face recognition. IJCV, 64(1): 5-30.

Huang D, Ardabilian M, Wang Y, et al. 2010. Automatic asymmetric 3D-2D face recognition. IEEE 2010 20th International Conference on Pattern Recognition (ICPR): 1225-1228.

Huang J B, Zhou M Q, Duan F Q. 2011. The weighted landmark-based algorithm for skull identification. 14th International Conference on Computer Analysis of Images and Patterns, Seville, Spain, Part II: 42-48.

Li C, Barreto A, Zhai J, et al. 2005. Exploring face recognition by combining 3D profiles and contours. IEEE SoutheastCon.: 576-579.

Li H, Wu Z, Zhou M. 2011. A Iso-Geodesic Stripes based similarity measuremethod for 3D face. Proceedings of the 4th IEEE International Conference on Biomedical Engineering and Informatics (BMEI '11), 4: 2114-2118.

Quatrehomme G, Balaguer T, Staccini P, et al. 2007. Assessment of the accuracy of three-dimensional manual face reconstruction: a series of 25 controlled cases. International Journal of Legal Medicine, 121(6): 469-475.

Rama A, Tarres F, Onofrio D, et al. Mixed 2D-3D Information for pose estimation and face recognition. International Conference on Acoustics, Speech and Signal Processing: 2.

Riccio D, Dugelay J L. 2007. Geometric invariants for 2D/3D face recognition. Pattern Recognition Letters, 28(14): 1907-1914.

Samir C, Srivastava A. Daoudi M. 2006. Three-dimensional face recognition using shapes of facial curves. TPAMI, 28(11): 1858-1863.

Stephan C N, Arthur R S. 2006. Assessing facial approximation accuracy: how do resemblance ratings of disparate faces compare to recognition tests. Forensic Science International, 159: S159-S163.

ter Haar F B, Veltkamp R C. 2008a. A 3D face matching framework. Proceedings of the IEEE International Conference on Shape Modeling and Applications (SMI '08), Stony Brook, NY, USA: 103-110.

*颜面形态信息学*

ter Haar F B, Veltkamp R C. 2008b. SHREC'08 entry: 3D face recognition using facial contour curves. Proceedings of the IEEE International Conference on Shape Modeling and Applications (SMI '08), Stony Brook, NY, USA: 259-260.

Thomas C, David L. 2005. Three-dimensional quantification of facial shape// Clement J G, Marks M K. Computer-Graphic Facial Reconstruction. London: Elsevier Academic Press.

Tu P, Book R, Liu X, et al. 2007. Automatic face recognition from skeletal remains. IEEE Conference on Computer Vision and Pattern Recognition: 1-7.

Wang S, Wang Y, Jin M, et al. 2006. 3D surface matching and recognition using conformal geometry. Proceedings of Conference on Computer Vision and Pattern Recognition, New York, NY-2: 2453-2460.

Yang W, Yi D, Lei Z, et al. 2008. 2D-3D face matching using CCA//8th IEEE International Conference on Automatic Face & Gesture Recognition: 1-6.

Zhao W, Chellappa R, Phillips P J, et al. 2003. Face recognition: A literature survey. ACM Computing Survey, 35(4): 399-458.

# 第 10 章

## 颅 像 重 合

颅像重合是针对失踪人二维人脸照片，将颅骨按相同位姿、相同成像参数进行二维成像，在二维平面上通过分析人脸与颅骨在解剖关系上的一致性来判定两者是否属同一人的排除性身源认定刑侦技术。相对于颅面复原，颅像重合被广泛地认为可靠性更高(Stephan 2014)。1935 年，英国人首次将颅像重合技术成功地应用于刑事案件侦查(Glaister et al. 1937)。由此，颅像重合引起了各国科学家的重视。本章主要介绍颅像重合的基本原理和相关技术。

## 10.1 颅像重合的原理与发展

### 10.1.1 颅像重合的原理

颅像重合是指对失踪人留下的一张头部正面照片与一个身源不明的颅骨，根据人类头部颜面与颅骨的法医人类学解剖投影关系所确立的一系列科学的鉴定指标而进行的影像重叠检验。

颅像重合的原理(兰玉文 1999)在于，人的头、面部是由肌肤、毛发包裹着的颅骨组成的，颜面的形态特征基本上由颅骨的形态特征所决定。由于每个人的颅骨形态的差异性决定着颜面形态的个体特定性，人像照片就是这个特定性的客观反映。所以，同一人的颅骨及其生前人像照片的影像在相同的成像条件下通过特殊装置、按正确的解剖位置重合，会显现出颜面形态特征和颅骨形态特征的一致性。如果不是出自同一人的颅骨和人像照片，即使还原了人像照片的成像条件，也不可能使颅骨的影像和人像照片的影像按正确的解剖位置全部重合。

颅面复原是指根据颅骨和颜面软组织的解剖关系的实测值，直接用石膏、黏土、塑泥等可塑性物质，填塑出近似于该人的相貌。颅骨面貌复原后的认定，是一种同一性认证，不能作为司法鉴定的依据，仅作为认定的线索，为查明无名颅骨的身份提供参考。而颅像重合的结果不仅仅在于辨认的参考，它还能准确无疑地鉴定颅骨的身份，因此比前者更具法律效力，在实际案件的破获中有重大价值。

与指纹和牙齿检验一样，颅像重合法的检验鉴定在法庭科学实践中亦具有直接判定个体的功能，是法医人类学个体识别的一项重要手段。应用颅像重合法鉴定无名颅骨身源，可以快速地为侦破案件提供线索，为司法审判提供科学证据。颅像重合技术是一项应用颅骨与照片比对以确定无名尸身源的法医与刑事图像技术的交叉科学，隶属于法医人类学，在焚尸、碎尸、白骨等类型重大杀人案件的侦破及重大灾害事故处理中有很高的应用价值。

## 10.1.2　颅像重合的发展

颅像重合最初是为了检验历史名人的肖像是否真实而产生的，因为在 19 世纪 80 年代，人们怀疑许多历史名人的肖像可能因画家为取悦名人而不够真实，因而要求解剖学家根据名人的颅骨和其肖像画进行对比，以确认其真实性。在当时的条件下人们只能使用画像、半身塑像、或尸体面膜与颅骨进行比对鉴别，尽管这一时期在设备、精度、检测方法等方面还很不完善，但学者们积累的许多检验判定身源的数据指标仍成为现代颅面鉴定研究的基础。

颅像重合主要包括颅骨与人脸照片在二维影像平面的重叠配准、判别决策两个关键步骤。早期甚至目前正在使用的颅像重合技术是在一个特殊的装置上通过人工的不断尝试将颅骨和人脸照片的影像按相同的成像参数相互叠加在一起，根据专家经验来判定重叠的颅骨和人脸能否达到解剖关系上的一致，从而确定颅骨与照片是否出自同一人，图 10-1 所示为利用照相机进行颅像重合鉴定的设备。这种方法操控复杂，鉴定一张照片往往需要一天的时间，完全依赖专家对人脸软组织和颅面形态的理解。随着计算机数字化技术和图形图像技术的迅猛发展，计算机辅助的颅像重合技术逐渐成为一个非常活跃的研究热点。

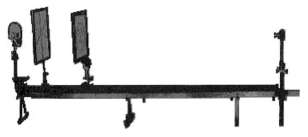

图 10-1　照相重合设备

早期计算机辅助的方法在颅骨和照片重叠配准的过程中一般都需要根据人脸照片中一些特征点的分布粗略估计照相时人脸姿态、物距等，然后以人工试错的方式不断调整三维颅骨的姿态对颅骨摄像来匹配二维人脸的姿态和大小（Al-Amad et al. 2006, Indriati 2009），或者借助一些计算机软件如 Photoshop 或 Corel Draw 对人脸图像进行旋转、平移、缩放、增加透明度等处理，以达到最佳的配准效果（Al-Amad et al. 2006, Bilge et al. 2003），图 10-2 所示为 Bilge 等（2003）提出的利用 Photoshop 软件进行颅像重叠配准的过程。在判别决策过程中，通过人工方式在二维平面上标定颅骨上的某些解剖特征点和人脸上对应的测量特征点，利用这些解剖特征点软组织厚度的相关知识来制定解剖一致性规则，并用计算机程序来实现决策，或者设计图像处理算法提取颅骨和人脸的某些轮廓线，并根据轮廓线形态的一致性进行决策。比如，张志刚等（2008），Yoshino 等（1995）通过对二维重合像中颅骨和人脸的下颌轮廓线进行相似性和相关性分析进行判别决策。我国最早研究颅像重合的学者兰玉文带领其研究团队制定了中国男性和女性颅像重合标准。在重叠配准阶段，他们通过手工测量人脸照片上一些特征点、线间的距离，利用回归方程自动估计人脸成像时相机的拍摄角度，并按估计出的拍摄角度手工调整三维颅骨的姿态进行拍照成像；在决策阶段，以人机交互方式在颅骨和人脸的重叠影像上标定 24 个标志点、8 个标志线、7 条轮廓曲线、13 个软组织厚度，根据这些点和线在颅骨和人脸上的距离、形态以及软组织厚度得出了中国成年男性颅像重合的四项 36 个指标和中国成年女性的 52 个指标，并开发了当时在国际上较为先进的颅像重合设备（兰玉文 1999）。

　　近几年来，随着 CT、三维扫描等三维数字化技术的快速发展和数码相机的普及，颅骨的三维数字化变得比较容易，颅像重合的主流方法也已经逐步转向利用计算机视觉和人工智能算法实现其中的关键步骤。尤其是重叠配准阶段，不再需要以人工试错的方式调整三维颅骨的姿态进行拍照摄像，而是利用颅骨上软组织厚度很小的一组标志点及其在人脸上的对应点直接确定颅骨二维影像或三维模型到人脸照片的射影变换。比如，Ghosh 和 Sinha（2005）利用自适应对称性感知网络能够学习同一张脸的两幅近似正面影像间存在的射影对称性的特点，分别利用颅骨正面投影上位于不同部位的两组特征点以及它们在人脸图像上对应的模糊特征来独立训练两个不同的神经网络，然后利用这两个神经网络学习到的颅骨和人脸照片间的射影变换对输入的颅骨正面影像进行校正，以实现颅骨和人脸的正面影像的最优配准。然而，这种方法需要手工标定特征点，并且假设每个对称性感知网络输入的特征点是位于同一平面。事实上，这一假设并不一定严格成立，因此这两个神经网络训练的结果往往不一致。其他的一些研究都是将颅像重叠配准看作是摄像机标定问题，例如，Ballerini 等（2007），Ibáñez 等（2009）利用眼角外缘点、眉心点和鼻下点等四个颅面标志点在三维颅骨模型和二维人脸照片上形成的对应，采用实值编码遗传算法估计三维颅骨到二维照片的摄像机投影矩阵，并用模糊逻辑对标志点定位过程进行建模以处理标志点定位的不精确。Ibáñez 等（2012）根据启发性策略设定摄像机投影矩阵的 12 个参数的取值范围，设计了一个分散搜索遗传算法在参数空间寻找次优解。

*颅面形态信息学*

为避免摄像机标定过程中空间四个特征点共面所造成的退化情况，Campomanes等(2014)利用一组模糊测量标志点，即包含该标志点的小区域，进行摄像机投影矩阵估计，采用模糊距离来评价标志点的配准结果。

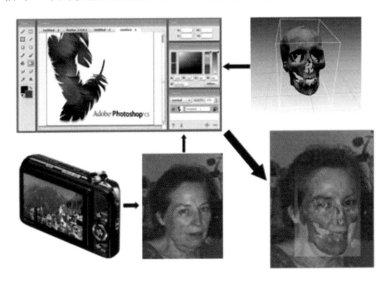

图 10-2　使用 Photoshop 软件进行非自动颅骨、人像的叠加

　　国内对于这一领域的研究虽起步较晚，但已取得了飞速的发展：铁岭市公安局 213 研究所的才东升(1988)在"鉴定颅骨身源新技术"的研究中首次提出了一套应用颜面解剖投影的平面数据指标对重合像进行比较测量，依据数据而不只以对标志点线的观察来评价重合鉴定的结果，他们研制的图像重合鉴定处理系统采用交互式方法对重合像进行设点、画线和数字化测量，再辅以其他设备和工具完成鉴定的操作。中国科学院上海分院孙炳荣等(1994)开发了颅像重合计算机分析处理的软件包，主要功能包括图像预处理和对重合像中的轮廓曲线进行拟合，继而采用相关系数法进行相似性的度量。

　　上述方法主要是以二维的人像或颅骨图像作为处理对象，利用计算机的数值分析和计算功能对标志点、线的匹配度进行计算和鉴别。随着三维数据获取技术的发展，三维颅骨数据的数字化已经非常简单，图10-3为三维颅骨与二维照片的颅像重合鉴定系统流程。

　　综上所述，与传统的操作方式相比，计算机辅助颅像重合有很大的优势：

　　(1)缩减了鉴定操作的时间和成本；

　　(2)提高了结果的可靠性，降低了主观因素的干扰；

　　(3)颅骨和人像数字化后可在计算机上存储和传输，克服了传统方式对实物进行鉴定操作所带来的诸多不便。

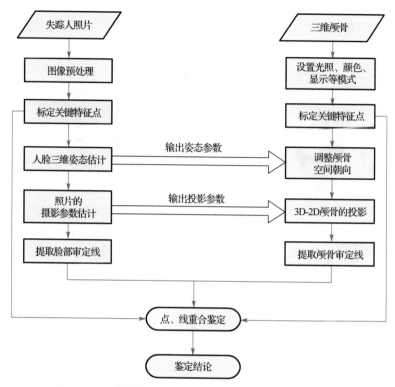

图 10-3　三维颅骨与二维照片的颅像重合鉴定系统流程

# 10.2　颅像重叠配准

在颅像重合中，颅骨的位置是否与二维照片的位置一致，即重叠配准是颅像重合的前提条件。颅骨位置的调整包括人像的水平、垂直偏转角度、拍摄人像时的摄影物距。

## 10.2.1　人像水平偏转指数与俯仰指数

如何从人像照片上得到其拍摄角度，一直是颅像重合技术的一个难题。石桥宏(1975)指出，如果人像照片与颅骨的拍摄角度差超过 10 度，那么重合的一致性就显著下降，相应的可信性也就大大降低。因此，为了使人像照片与颅骨的拍摄角度尽量一致，很多学者提出对颅骨进行每隔 10 度或者 5 度进行拍照，然后选用一张与人像照片角度最近的一张进行颅像重合。但是这种方法缺乏科学、量化的标准，容易出现误差。

1981 年，才东升等提出了用水平偏转指数和俯仰指数来推算人像照片的拍摄角度，较好地解决了这个问题。

1. 水平偏转指数和水平偏转角度

水平偏转指数(horizontal deflection index, HDI)是根据在透视成像条件下线段长短的比值和角度偏转的回归关系来推断偏转角度。在这里，假定人脸是左右完全对称的，那么两外眼点 $L_e$ 和 $R_e$ 到其中点 $o$(或正中线)的距离应该相等。设 $L_e$ 和 $R_e$ 之间的连线为一条水平线，当人脸正对镜头时，其水平偏转角度为 $0°$，这时 $L_eo$ 和 $R_eo$ 的长度相等。当水平偏转角度不等于 $0°$ 时，根据透视投影的规律，离镜头近的一侧线段成像后的长度会大于离镜头远的一侧。我们称离镜头远的一侧为偏转侧，离镜头近的一侧为偏转对侧，那么水平偏转指数的计算公式如下：

$$HDI = L_eo/R_eo \tag{10-1}$$

大量试验表明，人像水平偏转指数 $X$ 与水平偏转角度 $Y$ 成反比直线关系，其回归方程如表 10-1 所示。其中男女不同。

2. 俯仰指数和俯仰角度

同采用水平偏转指数的原理一样，用俯仰指数(pitch index, PI)来推算俯仰角度。设眉间点 $G$，鼻下点 $N_d$，颏下点 $C_d$，那么俯仰指数的计算公式如下：

$$PI=GN_d/N_dC_d \tag{10-2}$$

试验表明，俯仰指数 $X$ 与俯仰角度 $Y$ 也成反比直线关系，其回归方程如表 10-1 所示。其中男女不同。

表 10-1　人像水平、俯仰指数与角度的关系

| 性别 | 水平偏转/俯仰指数 | 角度指数与角度的关系 | 误差/mm |
|---|---|---|---|
| 男 | 水平 | $Y=91.33-89.09X$ | $S_{yx}=1.83$ |
| | 俯仰 | $Y=95.54-98.70X$ | $S_{yx}=1.38$ |
| 女 | 水平 | $Y=92.81-90.948X$ | $S_{yx}=1.332$ |
| | 俯仰 | $Y=122.251-121.885X$ | $S_{yx}=0.664$ |

注：其中 $X$ 为指数，$Y$ 为估计角度，误差是由 $X$ 推算 $Y$ 而引起的。

在实际操作中，根据表 10-1 中水平偏转指数与角度的关系推算出的水平偏转角度相对比较准确。但是，由于被用于审定人头面部俯仰摄影角度的眉心线至鼻下线、鼻下线至颏下线的比例关系个体差异较大，很难用某一个假定的平均值在误差很小的范围内加以概括，得出的俯仰角度往往偏差太大。要想求得每一被检测人像的实际俯仰角度，或者比较准确的俯仰角度，必须对其个体差异进行校正。校正方法如下：

首先对被检测的颅骨眉间线至鼻下线与鼻下线至颏下线的距离进行测量，按式(10-3)计算俯仰指数。

$$X = W - A'/B' + A/B \qquad (10-3)$$

其中，$X$ 为被检人像实际的俯仰摄影指数；$W$ 为俯仰指数 0° 的平均值；$A'/B'$ 为被检测颅骨俯仰指数的实测值；$A/B$ 为被检测人像照片上的俯仰指数的实测值。

然后根据公式 $Y=A+BX$ 推算出人像的俯仰角度，再将被检颅骨同样调整该俯仰角度，这样颅骨的投影便可与人像重合。

## 10.2.2 摄影物距估算方法

### 1)焦距对成像的影响

照相物镜的视角和视场是由焦距决定的：焦距长、视角窄、视场小，成像比例大；反之，焦距短、视角宽、视场大，成像比例小。因此，使用不同焦距的镜头在同一物距条件下拍照，所获得的影像的景深范围和成像比例也不同。因此，若重合成像时使用的是不同的焦距，则会影响重合像的准确度。所幸的是这种影响仅仅是相片大小的不同，没有透视成像几何比例的变化，因此只要将两幅图像按照同一标准尺寸放大，便可获得比例一致的重合像。

在比例缩放时，由于两外眼点以及鼻下点的定位比较准确，我们采用两外眼点之间的距离以及鼻下点到鼻根点(两外眼点中点)的距离来进行缩放：设颅骨的左右外眼点及鼻下点的坐标分别为 $L_s$、$R_s$ 和 $N_s$；人脸照片中左右外眼点及鼻下点坐标分别为 $L_p$、$R_p$ 和 $N_p$。则以颅骨大小为基准，照片的缩放比例为

$$\text{Ratio} = (\text{Ratio1} + \text{Ratio2})/2$$

其中，

$$\text{Ratio1} = \frac{|L_s - R_s|}{|L_p - R_p|}, \quad \text{Ratio2} = \frac{\left|\dfrac{L_s + R_s}{2} - N_s\right|}{\left|\dfrac{L_p + R_p}{2} - N_p\right|}$$

即缩放比为纵、横缩放比的平均值，这样能减少由标定误差所带来的畸变。

### 2)距离深度差的影响

同一物体分别在前后两个物点拍照，会引起中心透视成像几何比例关系之间的差异，这种差异与物镜系统和镜头焦距无关，完全是由两次摄影物点间距深度造成的(即距离深度差)。如图 10-4 所示，其中原物和像平面在镜头同侧。

*颅面形态信息学*

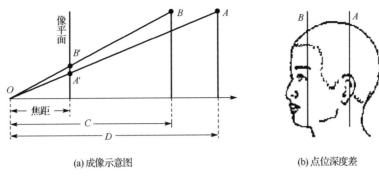

(a) 成像示意图　　　　　　　　(b) 点位深度差

图 10-4　成像比例示意图

图 10-4 中，$B$ 表示垂直于物镜主轴，位于两侧外眼点之间连线的垂直线；$A$ 表示在 $B$ 后面的两侧耳屏点间连线的垂直线；$C$ 和 $D$ 分别表示线段 $B$ 和 $A$ 距 $O$ 的摄影距离；$B'$ 和 $A'$ 分别表示 $B$ 和 $A$ 的像高。

容易得出，若 $A$ 与 $B$ 的高度相同，则

$$B'/A' = D/C \tag{10-4}$$

在式(10-4)中假设摄影距离 $C$ 保持不变，那么 $D-C$ 的变化将引起成像比例 $B'/A'$ 的变化；同样若摄影距离 $C$ 发生变化，也将引起成像比值的变化，其变化规律如下：

(1) 摄距差越大，比值差也越大；反之越小。

(2) 摄距越近，透视效果越强，物与像的差越大。

(3) 摄距越远，透视效果越弱，物与像的差越小。

当人脸正面对着物镜摄影时，通常对焦点定在两侧外眼点间的连线上，即对焦平面，而其后的两侧耳屏点处与焦平面的距离(如图 10-4(b)中所示 $A$ 与 $B$ 的距离，也称点位深度差)，会引起中心透视的变异。若以人像的原始摄距拍摄颅骨像，便不会构成对重合像的影响，否则就会引起成像几何比值的变化。如图 10-5 所示，其中 $D$ 表示摄影距离，$\gamma$ 表示外眼点连线长度与耳屏点连线长度之比。

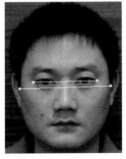
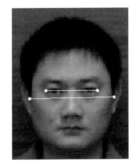

　　$D$=1m　　$\gamma$ =0.6941　　　　　　　$D$=3m　　$\gamma$ =0.6054

图 10-5　距离深度差对成像比例的影响

### 1. 基于最佳物距的方法

对于估算摄影物距这一关键技术，由于从单幅人像中准确计算其原始的摄影物距比较困难，为了避免这一过程，一些学者提出对于正面人像可以不考虑物距的影响，而只使用与物镜主轴垂直的面部平面上的标志点进行鉴定。显然，如果人像不是严格正面照，或标志点不共面都无法适用，因此上述条件是比较苛刻的，且会降低检测结论的可靠性。

另一种常用的方法是利用最佳物距的概念对摄距范围进行假设。最佳物距是为将因中心透视引起的比值关系的变化限制在允许范围内而选定的颅骨摄影距离，显然如何确定这个距离是关键所在。文献(兰玉文 1999)通过对一定数量的样本进行实测，统计出头部的相关数据，再代入到上述几何投影公式(10-4)中，计算出不同摄影物距下的成像比值关系，最后得出理论上 1m 是最佳物距的结论，其推导过程如表 10-2 所示。

表 10-2　不同摄距的成像比例及尺寸　　　　　　　　　(单位：mm)

| 物距 $C$ | 500 | 600 | 700 | 800 | 900 | 1000 | 1500 | 2000 | 3000 | 4000 | 5000 | 10000 |
|---|---|---|---|---|---|---|---|---|---|---|---|---|
| 成像比值 $\gamma$ | 0.86 | 0.88 | 0.89 | 0.91 | 0.92 | 0.93 | 0.95 | 0.96 | 0.97 | 0.98 | 0.984 | 0.992 |
| 成像尺寸 $A'$ | 51.6 | 52.8 | 53.8 | 54.6 | 55.2 | 55.8 | 57.0 | 57.2 | 58.2 | 58.8 | 59.0 | 59.2 |
| 缩小尺寸 | 8.4 | 7.2 | 6.6 | 5.4 | 4.8 | 4.2 | 3.0 | 2.4 | 1.8 | 1.2 | 1.0 | 0.8 |
| 误差值 | 4.2 | 3.0 | 2.4 | 1.2 | 0.6 | 0 | 1.2 | 1.8 | 2.4 | 3.0 | 3.2 | 3.4 |

表 10-2 中第一行是物距 $C$；第二行是相应的成像比值 $\gamma = C/(C+80)$；第三行是成像尺寸 $A' = \gamma \times 60$；第四行是缩小尺寸 $(60-A')$；最后的误差值是以 1m 为摄距所得像高与不同摄距下所得像高之差，即 $|55.8 - A'|$。由表可见以 1m 为最佳物距所成的像，与在 0.6～4.0m 的范围内所成像相比，其成像尺寸差均在 3mm 以内。

这类方法的不足是仍然没有直接去估算人像的原始摄影物距，而是对其进行合理地假设，认为人像的摄距均在某个固定的范围内。但是由于无法通过对人像的估算来判断其摄距是否在这一适用的范围内，因而这类方法也就具有一定的局限性。

### 2. 基于主动视觉的方法

摄影距离的估算问题，在计算机视觉等其他一些领域也被作为研究的重点。图 10-6 为应用于智能交通管理中的利用单目机器视觉进行车辆距离的测量。

这一类方法中由于是采用主动机器视觉的模式进行物距估算的，因此很多辅助信息或条件都是预设的，如摄像机的各种参数是已知的或者是可以标定的，且图像中的特征非常明显，很容易提取。

*颅面形态信息学*

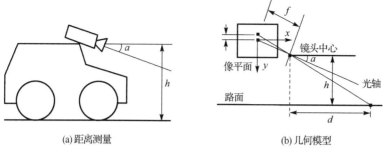

(a)距离测量                    (b)几何模型

图 10-6    基于主动机器视觉的距离估算

另外，Moghaddam 等(2003)利用同一个人的多幅照片或视频序列计算出人脸的三维坐标，其计算和设备开销都相对较大。利用面貌特征进行人脸空间位置与距离的重建与分析，是近年来出现的一种方法：即根据面部的特征点分布规律，通过空间几何来计算出人脸的空间距离或姿态，但这种方法一般只涉及人脸在空间的三维旋转角度，且要求一定的预设条件：如(Shinn-Ying et al. 1998)利用外眼点和嘴角点建立模型，再通过空间几何方法计算人脸空间位置，但是要求必须先得到两个外眼点的空间距离等，如图 10-7 所示。

### 3. 基于单目视图的物距估算

基于单目视图的物距估算方法主要思路是：结合人类面貌的结构特征和测量统计知识，在人脸的相对平面区域内确定由几个关键特征点组成的特征模型，再根据空间眼角的连线与像平面上的对应点之间的投影关系，以及人面部眼睛特征的统计知识估算出摄影的物距。图 10-8 所示为根据人面部特征所建立的模型及其空间坐标。

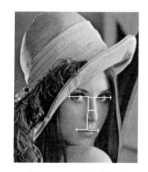

图 10-7    面部模型

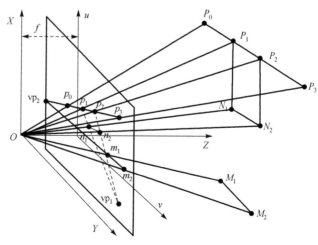

图 10-8    空间坐标系

图 10-8 中，$O$ 为摄影的焦点，也是空间坐标系 $O$-$XYZ$ 的原点，以视线的方向作为 $Z$ 轴，$Z$ 轴与相机光轴重合。像平面坐标系为 $u$-$v$，其原点为光轴与像平面的交点且与像平面的中心点重合。$f$ 是焦距，$P_0$、$P_1$、$P_2$、$P_3$ 依次代表了空间中人脸上的四个眼角点，$N_1$、$N_2$ 代表两个鼻翼点，$M_1$、$M_2$ 则为两个口角点，它们在像平面上的投影点分别对应为 $p_0$、$p_1$、$p_2$、$p_3$、$n_1$、$n_2$、$m_1$、$m_2$。这里将空间中面部眼角点 $P_0$ 在 $Z$ 轴上的坐标作为所求摄影物距。

由上一节的知识可得到：脸部的眼角点在空间上连成一条直线，且平行于两个口角点的连线；两条内眼角点和鼻翼点的连线（左右各一条）相互平行，且垂直于口角点连线和双外眼角点的连线；另外两个眼睛的长度相等。若定义空间中眼角点连线的单位方向向量为 $M = \{i, j, k\}$，那么这四个眼角点的坐标就可分别表示为

$$
\begin{aligned}
P_0 &= (X_0, Y_0, Z_0) \\
P_1 &= (X_0 + it_1, Y_0 + jt_1, Z_0 + kt_1) \\
P_2 &= (X_0 + it_2, Y_0 + jt_2, Z_0 + kt_2) \\
P_3 &= (X_0 + it_3, Y_0 + jt_3, Z_0 + kt_3)
\end{aligned}
\tag{10-5}
$$

由交比不变性原理，四个眼角点及其在像平面上的投影点满足如下的关系式：

$$
\frac{|P_0 P_1| \times |P_2 P_3|}{|P_0 P_2| \times |P_1 P_3|} = \frac{|p_0 p_1| \times |p_2 p_3|}{|p_0 p_2| \times |p_1 p_3|}
\tag{10-6}
$$

式中，$|\cdot|$ 表示两点间的有向距离，等式右边的值通过计算人像上的四个眼角间的实测距离便可求得，记为 $r$；等式左边可将 $P_0 \sim P_3$ 的坐标带入，再考虑到两个眼睛的长度相等，可得式 (10-7)、式 (10-8) 和式 (10-9)：

$$
\frac{t_1 \times (t_3 - t_2)}{t_2 \times (t_3 - t_1)} = \left(\frac{t_1}{t_2}\right)^2 = r
\tag{10-7}
$$

$$
t_2 = \frac{t_1}{\sqrt{r}}
\tag{10-8}
$$

$$
t_3 = t_1 \left(\frac{1}{\sqrt{r}} + 1\right)
\tag{10-9}
$$

说明可以通过人像来获得空间上单只眼睛长度与眼睛间（两个内眼角）长度的比值。接着再由 $P_0 \sim P_3$ 的空间坐标求得它们在像平面上的投影点坐标：

$$
\begin{aligned}
p_0 &= (f(X_0 / Z_0), f(Y_0 / Z_0), f) \\
p_1 &= (f(X_0 + it_1 / Z_0 + kt_1), f(Y_0 + jt_1 / Z_0 + kt_1), f) \\
p_2 &= (f(X_0 + it_2 / Z_0 + kt_2), f(Y_0 + jt_2 / Z_0 + kt_2), f) \\
p_3 &= (f(X_0 + it_3 / Z_0 + kt_3), f(Y_0 + jt_3 / Z_0 + kt_3), f)
\end{aligned}
$$

颅面形态信息学

由这些点坐标可得到像平面上任两个眼角点 $p_u$ 和 $p_v$ 间的距离公式(其中 $0 \leqslant (u,v) \leqslant 3$):

$$|p_u p_v| = \frac{f(t_v - t_u)\sqrt{(Z_0 j - Y_0 k)^2 + (Z_0 i - X_0 k)^2}}{(Z_0 + kt_u)(Z_0 + kt_v)} \tag{10-10}$$

如果设 $|p_3 p_2|$ 与 $|p_2 p_1|$ 的比率为 $A$,利用式(10-10)可以求得像平面上这两段长度的比率:

$$A = \frac{|p_3 p_2|}{|p_2 p_1|} = \frac{(t_3 - t_2)(Z_0 + kt_1)}{(t_2 - t_1)(Z_0 + kt_3)} \tag{10-11}$$

再将式(10-8)、式(10-9)代入式(10-11),经整理可得

$$Z_0 = \left[ \frac{1 - A\left(\frac{1}{\sqrt{r}} + 1\right)\left(\frac{1}{\sqrt{r}} - 1\right)}{A\left(\frac{1}{\sqrt{r}} - 1\right) - 1} \right] kt_1 = \alpha kt_1 \tag{10-12}$$

上式中 $A$、$r$ 均是已知量,可从人像中测量计算得到,将中括号中的这部分记为系数 $\alpha$。因此剩下的就是 $kt_1$ 的计算。显然,$kt_1$ 的几何意义为 $k$ 是空间眼角连线的单位向量 $M$ 在 $Z$ 轴上的分量,$t_1$ 是空间中的眼睛的长度,因此 $kt_1$ 就表示空间中眼睛的长度在 $Z$ 轴上的投影长度。

为了求得 $k$,要利用面部平面中另一对平行线:内眼角点与鼻翼点的连线,即图 10-8 中 $P_1 N_1$ 与 $P_2 N_2$,定义该对直线的单位方向向量为 $N = \{m,n,l\}$,前述眼角点连线的单位方向向量为 $M = \{i,j,k\}$。设向量 $N$ 在像平面上的灭点(即 $p_1 n_1$ 与 $p_2 n_2$ 的交点)为 $vp_1(x,y,z)$;$M$ 在像平面上的灭点(即 $p_0 p_3$ 与 $m_1 m_2$ 的交点)为 $vp_2(x',y',z')$;再由 $M$ 垂直于 $N$,可推导出

$$\begin{bmatrix} x \\ y \\ f \end{bmatrix}^{\mathrm{T}} \times \begin{bmatrix} x' \\ y' \\ f \end{bmatrix} = 0 \tag{10-13}$$

由式(10-13)可得出

$$k = \sqrt{\frac{-(xx' + yy')}{x'^2 + y'^2 - (xx' + yy')}} \tag{10-14}$$

关于眼睛长度 $t_1$,由于在重合鉴定这种应用环境中,一般仅存一张失踪人留下的照片,没有其他的线索,因此无法获得照片的放大率,而且即使知道了放大率也由于脸部姿态的变化不可能得到其准确的长度值。这里借助于对人体测量统计的结果,得到汉族男性的外眼角间距为 97.5mm±1.4mm,女性为

90.78mm±1.2mm。利用该值可得到眼睛的平均长度，再连同已经求出的 $k$ 一起代入到式(10-12)中便可求得 $Z_0$ ，也就是摄影的物距。

从理论上讲，在式(10-12)中 $Z_0$ 与 $kt_1$ 均是定值，其比值系数 $\alpha$ 也应是一常数，所以，在像平面上选定不同的眼角点，虽然其线段长度的比例是不一样的，但都可以得到与式(10-12)类似的结果，且据此而得的 $Z_0$ 与 $kt_1$ 的比值系数也应相同，但由于特征点标定误差的影响，选择不同的线段可能会产生不同的比值系数。例如若设

$$B = \frac{|p_3 p_2|}{|p_2 p_0|} = \frac{Z_0(t_3 - t_2)}{(Z_0 + kt_3)t_2} \tag{10-15}$$

则利用式(10-10)可得 $Z_0$ 与 $kt_1$ 的关系式为

$$Z_0 = \left[ \frac{B\left(\dfrac{1}{\sqrt{r}} + 1\right)}{\sqrt{r} - B} \right] kt_1 = \beta kt_1 \tag{10-16}$$

其中的 $\beta$ 和式(10-12)中的 $\alpha$ 可能不同，对此在具体应用时，可多组合几种不同的线段，分别求得其比值系数，然后取其平均值以降低测量误差的影响。

4. 实验结果与分析

在不同的摄影距离下拍照的一组人脸照片作为实验的对象，图10-9所示为使用本方法求得的摄距和实际摄影距离所做的对比。

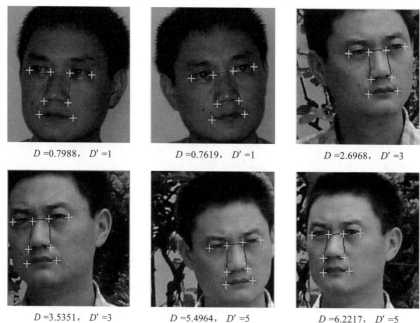

$D = 0.7988，\ D' = 1$     $D = 0.7619，\ D' = 1$     $D = 2.6968，\ D' = 3$

$D = 3.5351，\ D' = 3$     $D = 5.4964，\ D' = 5$     $D = 6.2217，\ D' = 5$

图10-9　实验结果

图 10-9 中 $D$ 与 $D'$ 分别代表估计值与实际值(单位：m)。从实验结果可以看出，本方法的计算结果与实际值比较接近。考虑到本算法是建立在面部特征模型的基础上，而面部特征点位置的准确与否对面部模型有着直接的影响，故从特征定位的偏移因素来考察算法的稳定性。假设特征点的位置偏移不超过 3 个像素，在此范围内将每个特征点朝各个方向进行扰动，再计算出扰动后所得的摄影物距与原始计算所得摄距的平均偏差，如图 10-10 所示。

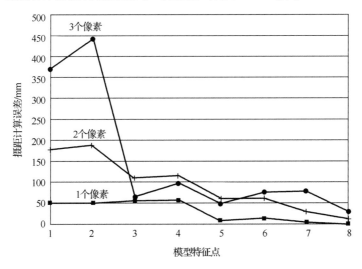

图 10-10　误差统计结果

图 10-10 表示特征点位置的偏移与计算结果的偏差之间的关系，三条线分别代表偏移 1~3 个像素的情况。其中初始估算所得摄距是 2.7m，横坐标代表面部 8 个特征点，纵坐标表示像素偏移后计算的结果与原始结果的平均差异。由图可得测量误差引起的偏差基本保持在一个较小的范围内，但是需要指出的是，颅像重合鉴定对检测精度有着极高的要求，而且本方法的实验对象仅限于小样本的范围内，因此在实际应用中对测量引起的误差还是要慎重处理。

本方法对于只有一张照片的应用环境提供了一种估计摄影距离的途径，其主要的不足之处有以下几个方面：

(1)眼睛的长度来源于统计值，其受样本的数量、种族、年龄、个体差异等因素影响很大，造成计算结果的不稳定。

(2)实验所使用的图片中人脸均有不同程度的偏转，这是理想的情况，若人脸在三维空间中其四个眼角的连线，或眼角与鼻翼的连线与像平面平行，则因无法确定灭点位置而不能计算其摄影物距。

(3)在空间中人脸的四个眼角点不能严格保证共线，对计算结果会造成误差。

(4)照片质量差、残缺、表情等因素也会降低特征定位的准确度，从而影响到计算结果。

### 10.2.3　基于单幅图像的人脸三维姿态估计

要使无名颅骨和失踪人照片人像达到准确的重合，以满足法医学个人识别鉴定的必备条件，必须使照片和颅骨保持摄影时空间三维姿态的一致，否则难以保证重合影像的准确性，如图 10-11 所示。

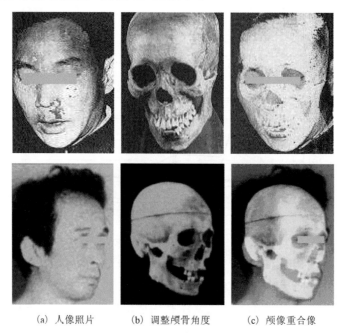

(a) 人像照片　　(b) 调整颅骨角度　　(c) 颅像重合像

图 10-11　颅像摄影角度重合示意图

#### 1. 人脸姿态的近似估计方法

针对这个问题，国内外学者提出了一些具有一定应用价值的方法：日本专家西谷彻采用照相机对被检颅骨变换各种角度进行拍照，然后选出一张同失踪人照片角度相近的与之重合；为了解决拍摄时角度的控制问题，石桥宏研制了一种电动移动颅骨的拍照装置，使得拍照颅骨像的角度便于控制；酒井贤一郎发明了一种可从各个角度连续拍摄颅骨像的装置：将颅骨固定在一个能上、下、左、右移动与旋转的云台上、用电动控制颅骨云台，每隔 5° 拍摄一张。此类方法每次需要拍摄至少十张不同角度的颅骨负片，才能获得一张与失踪人照片角度相近的照片，操作繁琐、成本高，且缺乏科学、量化的标准，容易出现误差。

颅面形态信息学

1980 年，苏州市公安局曾利用几何作图法确定失踪人照片的偏转角度，即通过鼻尖、上门牙的中心齿缝，下颌中点作直线，称中心线；再通过下颌中心点作直线垂直于照片的底边，以虚线表示两线的夹角及偏转角度，测量夹角即可知道角度的大小。另有一些方法采用对称性原理，或两个眼睛中心连线与水平轴的夹角来计算偏转角度，此类方法都只是推算了头部在像平面内的旋转，并未涉及空间的旋转角度。

由于人脸识别相关技术的迅速发展，目前该领域也产生了很多关于人脸三维姿态的估计算法，大体可以分为基于人脸特征和基于模型两类。

2. 基于人脸特征的姿态估计方法

基于人脸特征的方法认为：特定的人脸，由姿态不同而造成的照片差异之间存在着因果关系，利用这种关系对人脸照片进行分析进而估计出摄影时的人脸姿势。文献(Darrell et al. 1996)对每个人脸的各种姿势照片进行处理，形成一个本征脸的集合，对待识别人的照片，计算出本征后在集合中选择一个最相似的照片，作为实际姿态的一种估计。利用人脸颜色、灯光、轮廓等信息，应用神经网络、主成分分析法等方法，此类方法在生成特征集合时需要众多的训练数据，受灯光、照片尺度等环境的影响很大，同时其理论基础尚未得到证明。

3. 基于模型的姿态估计方法

基于模型的方法首先通过选择人脸特征建立起三维人脸模型，再通过二维与三维人脸模型特征之间的对应关系实现人脸姿态的估计。

文献(Wang et al. 2001)中提出了一种利用灭点进行姿态估计的方法，即认为在人的面部特征中，嘴角连线、两个内(外)眼角的连线，这三条直线是平行的，因此这三条直线在人像平面上的投影线将会聚为一灭点，如图 10-12 所示。

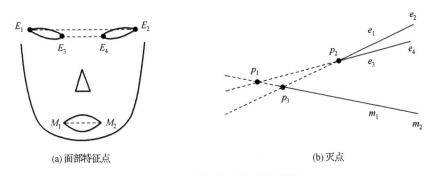

(a)面部特征点          (b)灭点

图 10-12    面部特征分布示意图

图 10-12 中，$E_1$、$E_2$、$E_3$、$E_4$、$M_1$、$M_2$ 分别表示空间中四个眼角点和

两个嘴角点，由于受到图像噪声等的影响，为求上述三条直线在投影面上的灭点，可分别求出 $(e_3e_4, m_1m_2)$、$(e_1e_2, e_3e_4)$ 和 $(e_1e_2, m_1m_2)$ 这三对直线的交点，即图 10-8(b) 中的 $p_1$、$p_2$、和 $p_3$ 点，然后按最小二乘法求出最优的点。设求出的灭点坐标规范化为 $P(u_\infty, v_\infty)$（$z_\infty = 1$），眼角点的空间坐标分别为 $E_1(X_1, Y_1, Z_1)$ 和 $E_2(X_2, Y_2, Z_2)$，其在像平面上对应的规范化坐标为 $e_1(x_1, y_1, 1)$ 和 $e_2(x_2, y_2, 1)$，$\left[d_x, d_y, d_z\right]^T$ 表示直线 $E_1E_2$ 的三维单位方向向量，则可得到以下的关系式 (10-17)：

$$X_i = x_i Z_i, \qquad Y_i = y_i Z_i, \qquad i = 1, 2$$

$$\begin{bmatrix} d_x \\ d_y \\ d_z \end{bmatrix} = \frac{1}{\sqrt{u_\infty^2 + v_\infty^2 + 1}} \begin{bmatrix} u_\infty \\ v_\infty \\ 1 \end{bmatrix} \tag{10-17}$$

联合上述两等式经推导可得 $E_1E_2$ 的三维向量为

$$\begin{bmatrix} \dfrac{x_2 y_1 - x_1 y_2}{y_1 - y_2 + \dfrac{v_\infty}{u_\infty}(x_2 - x_1)} \\[4ex] \dfrac{\dfrac{v_\infty}{u_\infty}(x_2 y_1 - x_1 y_2)}{y_1 - y_2 + \dfrac{v_\infty}{u_\infty}(x_2 - x_1)} \\[4ex] 1 \end{bmatrix}$$

这样可得出双眼连线向量的空间旋转姿态，但这是以知道像平面上特征点的规范化坐标为前提的。

文献 (Yilmaz et al. 2002) 使用两个外眉点和嘴中心点形成一个 T 形模板，再利用视频流序列进行姿态估计，需要同等状态下的人脸正视参照图作为辅助信息；文献 (Gee et al. 1994) 使用外眼角、鼻尖和嘴角构造面部模型，并假设已知四个特征点间的距离比值，且这些比值不受表情影响；文献 (Horprasert et al. 1996) 根据四个眼角点和鼻尖点构造一个三角形，再根据人脸照片中这个三角形的变化寻找对应的空间姿态；文献 (Qiang 2002) 使用一个椭圆来表示人脸的轮廓，通过对照片上人脸进行定位，绘制出这个椭圆，再通过对椭圆的扭曲程度进行计算，得出人脸的旋转角度。以上这类方法的特点是：它们要求事先满足一定的条件，如参考正视图或已知面部特征点间的空间距离、比值、相机焦距等；另外，其计算结果依赖于特征定位的准确与否，而这既与标定者的经验有关，更与特征点的可辨程度有关，如鼻尖点、眉间点特征不明显，且易受光照影响不易准确定位。

还有一类方法(Lee et al. 2003，朱长仁等 2003)，采用某种变形技术生成单视图的多姿态图像样本库，再将待测照片与各种姿态图像进行匹配，选出相似度最大的作为人脸姿态，此类方法的结果误差较大，且很大程度上依赖于样本的数量，在姿态估计前需要花费很大的精力来建立模型，计算开销很大。

4. 基于统计的姿态估计方法

在估算偏转角度问题上比较有影响的是 Sekharan(1971)提出的方法：他对人头运动的三个方向与摄影角度的关系进行了分析，认为人像照片中的方位角度取决于头部的俯仰、左右和水平偏转三个因素，尤其以俯仰最为关键，并据此对照片的俯仰角度进行了测定：当头部呈直立状态时，设在眼、耳部有两个平面，一个穿过外眼角点用 $ab$ 表示；一个穿过耳道中心用 $xy$ 表示，两个平面的间距为 $d$，如图 10-13 所示。

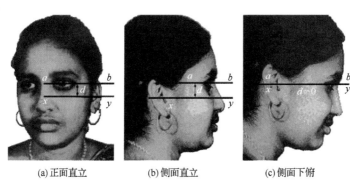

(a)正面直立      (b)侧面直立      (c)侧面下俯

图 10-13　头部俯仰姿态与耳眼平面的变化

随着头部的下俯，两平面间距 $d$ 越来越小，当下俯到一定位置时，外耳道直线和外眼角直线处于同一平面，$ab$ 与 $xy$ 重合，此时 $d$ 为 0；如果头部继续下俯，线 $ab$ 降到线 $xy$ 以下，$d$ 为负数；反之当人头上仰时，线 $xy$ 会随上仰程度的增加而向上与 $ab$ 线接近，$d$ 值也会随之发生规律性变化。该方法利用专门配置的测量仪器精确地测量 $d$ 的变化距离，通过距离和角度的对应关系得到照片上人像的摄影角度。这类方法的难点在于照片中距离的测量与投影变形和照片尺寸相关，即必须将照片放大至人头原尺寸后才能操作，结果受人脸个体间差异影响较大，另外操作繁琐，不易准确定位，局限性较大。

上述这些方法对于人脸空间旋转姿态的估计都具有一定的可取之处，但主要的问题是需要前提条件、辅助设备与信息，或凭经验判断导致误差大。而在计算机辅助的颅像重合中，通常是除了一张失踪人留下的照片，没有任何信息可以利用，因此这些方法在实用中还有一些问题。

5. 基于单幅图像的人脸三维姿态估计

1)特征点选取及面部模型

首先建立面部特征模型，人脸姿态的变化有六个自由度，即沿 $X$、$Y$、$Z$ 轴的平移和绕 $X$、$Y$、$Z$ 轴的旋转，如图 10-14 所示。

对沿 $X$、$Y$ 轴的平移，在图像上表现为人脸位置的变化，对沿 $Z$ 轴的平移，则表现为比例的变化，这些可通过适当的方法进行处理，因此所谓姿态的变化主要就是由绕 $X$、$Y$、$Z$ 轴的旋转组成。根据人脸测量统计的知识，在人面部存在着一个相对的平面区域，这个部分由发际点、眼角点、口角点和颌下点连线而构成平面，如图 10-15 中白色区域所示。

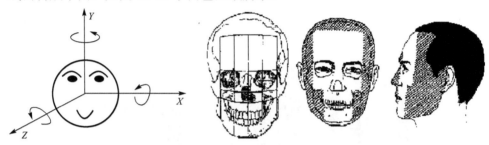

图 10-14　人脸姿态变化示意图　　　　　图 10-15　人脸部的平面区域

脸部相对平面区域内的特征器官基本处在一个刚性的平面上，且在正视状态下该平面与 $Z$ 轴垂直，两个外眼角点的连线与 $X$ 轴平行，因此人脸的姿态估计也就转化成为求该人脸平面的旋转角度问题。

在人脸平面上确定两组平行线：采用两个外眼角点、两个内眼角点、两个鼻翼点和两个口角点作为面部模型的特征点，如图 10-16 所示。

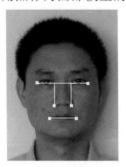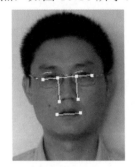

图 10-16　面部模型特征点

应用这些面部模型的特征点进行姿态估计时，可利用以下的面貌形态特征：

(1)脸部的眼角点在空间上连成一条直线，并且当人脸处于正视状态时，此直线平行于 $X$ 轴。

(2) 在空间上, 两个口角点的连线与两个外眼角点的连线平行。

(3) 两条内眼角点和鼻翼点的连线(左右各一条)相互平行, 且垂直于口角点连线和双外眼角点的连线。

(4) 以上四条直线在一个平面上。

以上这些特征点在可视状态下都具有相当显著的特征, 因此相比于鼻尖点等特征点更容易精确地定位, 而且它们具有很好的表情无关性和稳定性, 即便有人脸模式(如发型、眼镜)的干扰, 也还是容易被分辨出来。

2) 姿态计算

如图 10-17 所示为面部模型所在的空间坐标系。其中 $O$ 为摄影的焦点, 也是空间坐标系 $O\text{-}XYZ$ 的原点, 以视线的方向作为 $Z$ 轴, $Z$ 轴与相机光轴重合。像平面坐标系为 $u\text{-}v$, 其原点为光轴与像平面的交点且与像平面的中心点重合。$f$ 是焦距。$E_1$、$E_2$、$E_3$、$E_4$ 分别代表了空间中人脸上的两个外眼角点和两个内眼角点, $N_1$、$N_2$ 是两个鼻翼点, $M_1$、$M_2$ 是口角点, 它们在像平面上投影点分别对应为 $e_1$、$e_2$、$e_3$、$e_4$、$n_1$、$n_2$、$m_1$、$m_2$。

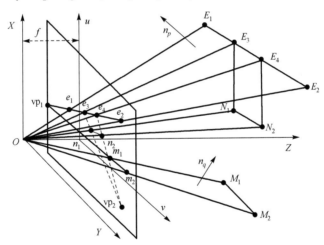

图 10-17　空间坐标系与人脸模型

由于 $E_1$、$E_2$ 的连线与 $M_1$、$M_2$ 的连线平行, 因此这两条直线若与像平面不平行, 则它们在像平面上的投影线 $e_1e_2$ 和 $m_1m_2$ 将汇聚为一点, 即图 10-17 中的 $\text{vp}_1$。设向量 $M = \{i, j, k\}$ 代表 $E_1$、$E_2$ 连线的方向向量, 则平面 $OE_1E_2$ 与像平面的交线 $e_1e_2$ 可通过式(10-18)联立求得

$$\begin{cases} [x, y, z] \cdot n_p = 0 \\ n_p = \overrightarrow{Oe_1} \times [i, j, k] \\ z = f \end{cases} \tag{10-18}$$

其中，$n_p$ 为平面 $OE_1E_2$ 的法线向量。同理 $OM_1M_2$ 与像平面的交线 $m_1m_2$ 可通过式 (10-19) 求得

$$\begin{cases} [x,y,z] \cdot n_q = 0 \\ n_q = \overrightarrow{Om_1} \times [i,j,k] \\ z = f \end{cases} \tag{10-19}$$

其中，$n_q$ 为平面 $OM_1M_2$ 的法线向量。联合式 (10-18) 和式 (10-19)，经过求解可得灭点 $\mathrm{vp}_1(x,y,z)$ 的坐标为

$$\begin{bmatrix} x \\ y \\ z \end{bmatrix} = \begin{bmatrix} f \times \dfrac{i}{k} \\ f \times \dfrac{j}{k} \\ f \end{bmatrix} \tag{10-20}$$

再由式 (10-20) 可得

$$M = \left\{ \frac{x \times k}{f}, \frac{y \times k}{f}, k \right\} \tag{10-21}$$

式 (10-21) 说明根据灭点的像平面坐标和焦距，就可以求出空间一组平行线的方向向量。同理内眼角点和鼻翼点的连线 $E_3N_1$ 与 $E_4N_2$ 相互平行，若它们不平行于像平面，也会在像平面上产生一个灭点，即图 10-17 中的 $\mathrm{vp}_2$ 点。设向量 $N = \{m,n,l\}$ 代表 $E_3N_1$ 连线的方向向量，则与上述方法类似可求得灭点 $\mathrm{vp}_2(x',y',z')$ 的坐标和方向向量为

$$\begin{bmatrix} x' \\ y' \\ z' \end{bmatrix} = \begin{bmatrix} f \times \dfrac{m}{l} \\ f \times \dfrac{n}{l} \\ f \end{bmatrix} \tag{10-22}$$

$$N = \left\{ \frac{x' \times l}{f}, \frac{y' \times l}{f}, l \right\} \tag{10-23}$$

由于 $E_1$、$E_2$、$E_3$、$E_4$、$N_1$、$N_2$、$M_1$、$M_2$ 都在一个平面上，若记该人脸平面的法线向量为 $F$，可得

$$F = M \times N \tag{10-24}$$

即

$$F = \left\{ y - y', x' - x, \frac{xy' - x'y}{f} \right\} \tag{10-25}$$

*颜面形态信息学*

又根据 $M$ 垂直于 $N$，故二者内积为 0，即

$$\begin{bmatrix} x \\ y \\ f \end{bmatrix}^{\mathrm{T}} \times \begin{bmatrix} x' \\ y' \\ f \end{bmatrix} = 0 \tag{10-26}$$

综合式(10-24)与式(10-25)得

$$F = \left\{ y - y', x' - x, \frac{xy' - x'y}{\sqrt{-(xx' + yy')}} \right\} \tag{10-27}$$

上式只与两个灭点的坐标有关，这样就可以求出人脸平面法线的方向向量，从而确定三维旋转姿态。具体而言，设 $\alpha$、$\beta$、$\gamma$ 分别代表人脸相对 $X$、$Y$、$Z$ 轴的旋转角度，则它们可通过下式计算得到

$$\begin{cases} \alpha = \arctan\left[ \dfrac{(x' - x) \times \sqrt{-(xx' + yy')}}{xy' - x'y} \right] \\[4mm] \beta = \arctan\left[ \dfrac{(y - y') \times \sqrt{-(xx' + yy')}}{xy' - x'y} \right] \\[4mm] \gamma = \arctan[K(e_1 e_2)] \end{cases} \tag{10-28}$$

其中，$K(e_1 e_2)$ 表示外眼角连线在像平面上的投影线的斜率，即关于 $Z$ 轴的旋转角度就是外眼角连线与水平轴的夹角。

3)实验结果与分析

测试图片包括各个方向不同程度偏转的姿态，考虑到具体的应用环境，人脸偏转角度都在[-90°，90°]之间。图 10-18 所示为使用本方法进行姿态估计的结果，其中 $\alpha$、$\beta$、$\gamma$ 分别代表人脸相对 $X$、$Y$、$Z$ 轴的旋转角度，意义与式(10-28)相同。

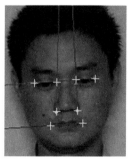

$\alpha = -22.6979°$  $\alpha' = -19.1531°$
$\beta = 3.0025°$  $\beta' = 4.8129°$
$\gamma = 0.0753°$  $\gamma' = 0.0753°$

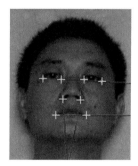

$\alpha = 32.3322°$  $\alpha' = 28.1488°$
$\beta = -2.8052°$  $\beta' = -3.0420°$
$\gamma = -0.0530°$  $\gamma' = -0.0530°$

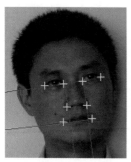

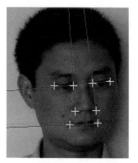

$\alpha = 12.5106°$  $\alpha' = 9.1801°$  　  $\alpha = -8.8389°$  $\alpha' = -10.6785°$

$\beta = 7.2751°$  $\beta' = 7.6328°$  　  $\beta = 5.0343°$  $\beta' = 7.2316°$

$\gamma = 0.1538°$  $\gamma' = 0.1538°$  　  $\gamma = 0.0973°$  $\gamma' = 0.0973°$

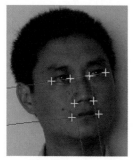

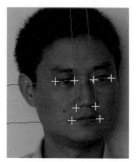

$\alpha = 12.0639°$  $\alpha' = 8.4802°$  　  $\alpha = -6.3923°$  $\alpha' = -7.6160°$

$\beta = 24.9121°$  $\beta' = 22.9673°$  　  $\beta = 3.0146°$  $\beta' = 8.9350°$

$\gamma = 0.1587°$  $\gamma' = 0.1587°$  　  $\gamma = 0.0786°$  $\gamma' = 0.0786°$

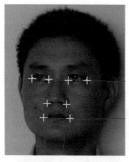

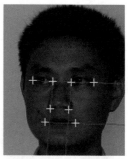

$\alpha = 13.1382°$  $\alpha' = 11.3125°$  　  $\alpha = 13.0659°$  $\alpha' = 8.7209°$

$\beta = -19.6987°$  $\beta' = -17.4478°$  　  $\beta = -15.4964°$  $\beta' = -16.1044$

$\gamma = -0.0317°$  $\gamma' = -0.0317°$  　  $\gamma = -0.0287°$  $\gamma' = -0.0287°$

图 10-18　姿态估计实验结果

实验结果表明估计的角度近似于实际的偏转角度。再将本算法与其他算法进行比较，由于(兰玉文 1999)亦是根据单幅照片去估计面部的姿态，无需其他预设条件，故将二者进行了对比，实验结果如图 10-18 所示，图中 $\alpha'$、$\beta'$、$\gamma'$ 是采用文献(兰玉文 1999)计算出的人脸分别相对 $X$、$Y$、$Z$ 轴的旋转角度，可

　　　　　　　　　　　　　　　　　　　　*颅面形态信息学*

以看出二者的计算结果比较接近。从方法原理上分析，文献(兰玉文 1999)所提的操作方法简便，对特征点定位的稳定性较强，但易受表情(如张嘴)的影响，有些特征点不易准确标出；本算法的特征模型为面部的两对平行线，相对比较稳定，故受表情变化的影响较小，可与其他算法互补使用。另外需要指出的是本方法仅适用于人像自然小角度的偏转，当人脸姿态变化较大时，由于面部模型中所需的部分特征点变得不可见，则无法进行计算，而这也是此类方法共同的不足之处。

对本算法的误差进行分析，可总结为以下几个方面：

(1)图像噪声、脸上的遮盖物等都可能使某些计算所需的特征点定位不准，这样只能估计特征点的位置，从而造成误差。

(2)特征点标定者本身技术的娴熟程度也影响到计算的结果。

(3)面部特征可能受到表情的影响而产生误差，眼角连线和鼻翼眼角连线是相对比较稳定的特征点、线，而嘴角可能会因为不对称的歪斜，或笑容等而发生变化。

(4)由于没有其他的参考信息，无法对相机进行定标，因此本算法中假设相机光轴通过像平面中心且与之垂直，只是一种理想的状况，相机本身的畸变也会产生误差。

(5)若照片残缺，或经过剪裁、合成，如从合影照中分离而来，则因无法确定其原像的中心位置而无法估计。

可以看出，由于本方法是一种基于面部特征测量的方法，因此测量引起的误差是影响检测精度的重要影响因素。在对测量误差进行实验时，考虑到本算法中的模型特征点都具有比较显著的特征，易于标注，故假设测量的偏差为 1至 2 个像素。将每个特征点分别在半径为 1 和 2 的范围内朝各个方向进行扰动，并计算出扰动后所估算出的姿态旋转角度的平均偏差，其结果如图 10-19 所示。

图 10-19 表示了测量误差与角度偏差关系，其中原始的俯仰角度为 23°，水平角度为 6°。图中横坐标代表面部 8 个特征点，纵坐标表示像素偏移后所计算的结果与原始结果的差异，其中图 10-19(a)表示每个特征点偏移一个像素的情况，图 10-19(b)表示每个特征点偏移 2 个像素。从实验结果可以得到：

(1)测量误差引起的姿态估计的偏差基本保持在一个较小的范围内。

(2)随着像素偏移的增大，计算结果的偏差也在增大。

(3)每个特征点的偏移对误差的影响基本是相同的。

尽管如此，测量引起的误差还是不可忽视的，尤其是在对精确程度要求较高的应用背景下。因此如何建立更合理、更稳定的面部模型，以适用于更大角度的偏转姿态计算，以及通过对图像的处理，使特征点更加明显、易于标注，提高检测的自动化程度，将是未来的研究重点。

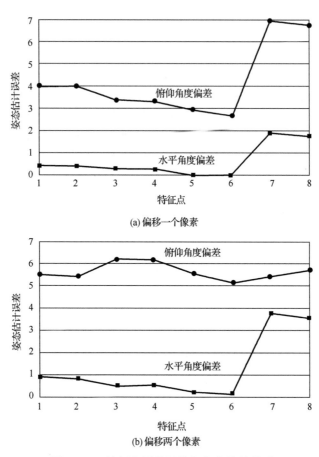

(a) 偏移一个像素

(b) 偏移两个像素

图 10-19  特征点测量误差与角度偏差关系

# 10.3  颅像重合判别鉴别

## 10.3.1  鉴定指标

鉴定标准是一切颅像重合法的基础，有了鉴定标准，才使得颅像重合有矩可循。鉴定标准不是随意而定的，而是在法医人类学和解剖学的基础上，提出的一系列可以鉴别颅骨或人脸特异性的指标。

颅像重合的鉴定指标一共有四项 55 个，其中标志点 16 个，审定线 19 条（包括标志线 10 条，轮廓线 9 条），软组织厚度 13 个，指数指标 7 个。

### 1. 标志点

标志点是通过对重合像(人像、颅骨像)上的两个相应标志点间的检测距离，

颅面形态信息学

对面部各点间重合的正确与否进行判断的一项距离计测指标。图 10-20 为人头面部标志点解剖示意图。

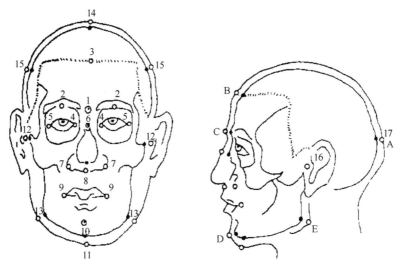

1．眉间点　2．眉心点　3．发际点　4．内眼点　5．外眼点　6．鼻根点　7．鼻翼点　8．鼻下点　9．口角点　10．颏下点　11．颌下点　12．颧弓点　13．下颌角点　14．颅顶点　15．侧头点　16．耳屏中点　17．后头点　A．后头点　B．发际点　C．眉心点　D．颏下点　E．颌角点

图 10-20　人头面部标志点解剖图

下面是各点的准确位置。

眉间点：鼻骨上方额骨眉间隆起的中央点，即两眉头之间的中心点。

眉心点：在眉毛的中心处，相当于瞳孔中心上方眶上缘的位置。

发际点：眉间点正上方，额头上的发根处。

内眼点：眼裂内角，上下眼睑交合点。

外眼点：眼裂外角，上下眼睑交合点。

鼻根点：鼻骨上凹下去的地方，相当于左右内眼点的中心点。

鼻翼点：两侧鼻翼的最外缘突出点。

鼻下点：鼻中隔下缘和上唇皮肤移行部所构成的交角点。

口角点：口角两侧，上下唇交合处。

颏下点：下颌骨下缘于正中矢状面相交之点。

颌下点：颌颏部最下方正中点。

颧弓点：脸颊上凸起的地方。

下颌角点：下颌体下缘与下颌支后缘相交处的最向下、向后、向外突出的点，如下颌角呈弧形弯曲，则依下颌角的下缘于后缘形成夹角的平分线和下颌角区边缘相交点来确定。

颅顶点：头像最高点。

侧头点：头侧部最向外突出的点，发际点偏下。

耳屏中点：对耳屏的中心点。

后头点：头后部最突出的点。

其中耳屏中点和后头点由于只能在侧面照片上看到，因此，在只能得到失踪人生前正面照片的情况下，一般个使用这两个标志点。

2. 审定线

审定线包括标志线和轮廓线。其中标志线需要进行重合鉴定，轮廓线目前只能采用目测经验值来给出相似或近似结论。

1) 标志线

标志线(10 条)包括：外眼点线、正中线、眉心线、鼻下线、口角线、颌下线、内眼点垂线(左右)、外眼点垂线(左右)。

图 10-21 为人头面部标志线解剖示意图,图 10-22 为人像标志线与颅骨标志线间的对应关系，表 10-3 为各标志线的名称及其用途。

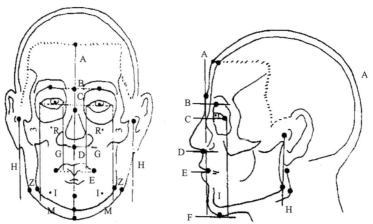

A. 正中线　B. 眉心线　C. 外眼点线　D. 鼻下线　E. 口角线

F. 颌下线　G. 内眼点垂线　H. 耳屏点线　I. 颏孔点　M. 外眼点线

R. 眶下孔点(左右)　　　　　Z. 下颌角点(左右)

图 10-21　人头面部标志线解剖图

| 人像 | | 颅骨像 |
|---|---|---|
| 眉心线 | ⟷ | 眼上缘切线 |
| 正中线 | ⟷ | 正中线 |
| 颏下线 | ⟷ | 下颌骨颏缘切线 |
| 外眼点线 | ⟷ | 双眶外节点连线 |
| 鼻下线 | ⟷ | 梨状孔下缘切线 |
| 口角线 | ⟷ | 口裂线 |
| 内眼点垂线 | ⟷ | 与尖牙点关系 |
| 轮廓曲线 | ⟷ | 相应各部形态 |

图 10-22　颅像重合的人像与相应颅骨像标志线

*颅面形态信息学*

表 10-3 标志线名称及其用途

| 标志线 | 起止部位 | 用途 |
|---|---|---|
| 外眼点线<br>(左右) | 两侧外眼点间的连线 | 用以标定重合检验的水平关系 |
| 正中线 | 起于眉间点、垂直穿过外眼点线，止于颌下点 | 用以标定重合检验的垂直关系 |
| 眉心线 | 两侧眉心点的连线，平行于外眼点线，垂直于正中线 | 用以标定眉心点与眼上沿的切线关系 |
| 鼻下线 | 位于鼻下，垂直于正中线 | 用以标定鼻下点与梨状孔下沿的重合关系 |
| 口角线 | 两侧口角的连线，垂直于正中线 | 用以标定口角点与上颌牙的重合关系 |
| 颌下线 | 位于颌下点，垂直于正中线 | 用以标定颌下外沿的软组织与颅骨颏下沿的重合关系 |
| 内眼点垂线<br>(左右) | 起于两侧内眼点，平行于正中线，垂直于口角线 | 用以标定内眼点与尖牙的重合关系 |

2) 轮廓线

人头部的外貌形态是由颅骨形态决定的，因此，头部轮廓曲线在颅像重合同一认定上有重要意义。头部轮廓曲线一致是指在重合像上，人脸照片和颅骨像外缘轮廓相应部位的形态及弯曲程度相同。

轮廓曲线 (9条) 包括：头穹隆线、眉弓曲线、鼻曲线、下颌曲线、下颌角曲线、后头曲线、前额曲线、颌前曲线、颧曲线。

其中头穹隆线在有头发的时候不能准确检测出，后头曲线、前额曲线、颌前曲线和颧曲线需要在侧头相上才能看到，因而，在不能得到失踪人生前侧头相的情况下不能采用，只采用颧曲线、下颌曲线、下颌角曲线。

3. 软组织厚度

软组织厚度是指对重合像上的软组织厚度外缘与颅骨外缘相应点距离的计测指标，用以判断头面部软组织与骨组织是否正确重合。

需要测量软组织厚度的点为：头顶点、侧头点、颧弓点、耳屏点、下颌角点、颌下点、后头点、发际点、眉间点、鼻根点、鼻背点、鼻下点、颏前点。

4. 指数指标

指数指标是重合像上的同一相关部位的人像与颅骨的两个检测距离的比值。用以评价该部位的重合关系是否正确。

内眼点指数 = 内眼点距眶上缘切线距离 / 眶高

外眼点指数 = 外眼点距眶上缘切线距离 / 眶高

内眼点间距指数 = 双内眼点间距 / 双眶结点间距

外眼点间距指数 = 双外眼点间距 / 双眶结点间距

口裂指数 =上齿槽前缘点与口裂线距离 /下齿槽前缘点与口裂线距离

下颌角间距指数 = 左右下颌角点间距 / 左右外眼点间距

口角点间距指数 = 左右口角点间距 / 左右下颌角点间距

### 10.3.2  决策方法

一旦颅像重叠，便可进入决策阶段，进行相似性鉴别。最直接的方法莫过于测量颅、像上每对相应的标志点的距离。然而，当图像的尺寸在校正时，往往会引起错误，所以推荐用比例代替距离，并且考虑标志点的数量越多越好。

文献(兰玉文 1999)提出了 52 个不同的重合鉴定指标，这些指标是基于对中国成年人的头影标志点的测量，用标志点的距离和比例等作为准则做出鉴定结论的。

文献(刘晓宁 2003，王晓强 2004)对主要基于特征点和审定线，采用图像配准方法进行颅像相似性鉴定。

文献(刘敏 2004)对重合像中下颌轮廓线的相似性和相关性两个方面进行分析，利用曲线的固有性质(曲率、曲率半径等)，以相似曲线的判定理论为基础，定性和定量地分析重合像中曲线的相似性。

文献(Yoshino et al. 1997)利用数字图像处理方法首先提取出颅骨和人像中对应的轮廓曲线，接着用高阶多项式进行拟合，并以手工方式调整曲线的相对位置使其达到最佳重合，再通过对应点之间的距离及对曲线的观察来评价其匹配程度，另外再将曲线展开为傅里叶级数，通过比较对应项的三角函数系数考察其相近程度，但这类方法同样面临着两条曲线的离散点对应问题，曲线的相对位置的调整定位受操作者的经验技术影响很大，难以提高结论的可靠性。

Delfino 等(1986,1993)应用 $K$ 阶多项式方程和傅里叶调和分析来估算颅、像轮廓曲线的匹配度。使用多项式函数可以平滑或弯曲轮廓线。均方差的平方根用于估算多项式拟合后轮廓曲线的距离。傅里叶分析将轮廓曲线转换为不定周期的正弦函数，低次谐波表示基本的轮廓形状，高次谐波则对应于细节。这种方法仅用于有一定倾斜的照片，且要求手工定位颅骨。

Bajnoczky 等(1995)使用颅骨、面部照片上解剖学或者人体测量学所定义点的坐标值的不同来评价匹配程度。利用 8～12 对标志点作为像素单位，建立了最终矩阵，再通过数学的方法估算颅、像之间的匹配度。虽然由该方法获得的结果是客观的，并且容易被外行人解读，但是还需由法医检察官来评估一下人体测量学和解剖学的一致性。这种方法缺乏合适的信息，他们的模型假设矩阵中的所有数据是独立的，并且遵循相同方差的正态分布，方差是 $\sigma^2$，表示测量误差的平方。此外，该方法也需要较多的人工干预。

在颅像重合鉴定技术中，为了取代先前的范围估计和主观判断方法，利用

*颅面形态信息学*

轮廓曲线的特异性能快速地进行筛选否定，对于提高鉴定的效率和准确率都有非常重要的作用。曲线相似性度量研究目前主要有基于参数变换和基于几何特征的方法。

对于参数变换方法，Loncaric(1998)通过傅里叶变换后的系数作为特征向量来描述曲线的形状，方法简单但识别度低；文献(高隽等 1999)等提出基于 Hough变换的方法，在 Hough 空间提取曲线形状的特征向量，但具有局限性，只能识别由直线、圆弧等规则曲线段构成的曲线；文献(Zhang et al. 2000)等采用自回归模型解决该问题，以时间序列模型的参数作为曲线的特征向量，为该问题提出了新的解决思路，然而当曲线变化复杂时，模型参数不足以描述复杂的形状。

基于几何特征的方法通常只适合于规则曲线的识别，文献(Zhou et al. 1997)通过线性逼近比较两相似曲线；Arkin 等(1991)对重合像中下颌轮廓线的相似性和相关性两个方向进行分析，利用曲线的固有性质(曲率、曲率半径等)，以相似曲线的判定理论为基础，定性和定量地分析重合像中曲线的相似性，其主要的理论依据是相似曲线及其曲线的性质(张智广等 1998)，但是该方法需要采用三次多项式对采集点进行拟合，这样可能会忽略曲线的微观特征，从而降低曲线的特异性功能；王俊艳等(2004)提出利用下颌轮廓线进行人脸分类，所不同的是对待测曲线分别按照抛物线和折线模型进行拟合，然后根据实际曲线与对应拟合曲线的均方差确定所属类别，从而进行相似性鉴别。张志刚(2007)提出基于多尺度策略的曲线相似性鉴别方法，从多尺度的角度对下颌曲线进行考察，兼顾曲线的主要形态和微观的特异性，增强了鉴定结果的准确性，但是算法效率较低、结果存在一定的误差。

有关重叠像相似性鉴别这一领域的工作仍然需要进一步深入地研究，其准确性受到多个因素的影响，主要包括解剖位置的准确定位、个体解剖结构的变异、图像的清晰度、软组织厚度的差异、轮廓曲线的特性、曲线的提取方法、模拟图像转向数字图像的精度误差等。尽管利用计算机进行轮廓曲线的自动鉴别可降低因主观因素所带来的误差，但有些误差却无法避免。

### 10.3.3　基于尺度空间的轮廓曲线相似性算法

该方法是由张志刚(2007)提出：先提取重叠颅像的轮廓曲线，然后对轮廓线进行相似性鉴别。人头部的外貌形态是由颅骨形态决定的，因此轮廓曲线具有很强的特异性。实验表明，在对多个重合像进行鉴定时，利用头部轮廓曲线往往能快速地进行筛选否定，对于提高鉴定的效率和准确率都具有非常重要的意义。

轮廓曲线的相似性评判方法：使用迭代最近点(iterative closest point，ICP)方法自动定位曲线间的对应点，达到最佳重合位置。在此基础上从轮廓对应离散点之间的距离和尺度空间中整条曲线曲率函数的相关性两个方面对曲线的相似性进行定量的分析。

1. 确定轮廓曲线的对应点

设 $P=\{p_1,p_2,\cdots,p_n\}$ 和 $Q=\{q_1,q_2,\cdots,q_m\}$ 为两条曲线上两个有序的二维点列，分别代表重合像中颅骨和人像的下颌曲线上的离散点列，不失一般性，假设两个点列的点数不同$(m\neq n)$，这里设 $m\geqslant n$。

(1) $K=0$。

(2) 计算集合 $Q$ 对应于集合 $P_K$（$K=0,1,\cdots|P_0=P$）中每个点的最近距离点，由此形成一个与 $P_K$ 中的点一一对应的点集 $Q'=\{q_{S_1},q_{S_2},\cdots,q_{S_n}\}$，其中 $q_{S_i}$ 是 $p_i$ 的对应点，满足 $\left|p_i q_{S_i}\right|=\min\limits_{q_j\in Q}\left|p_i q_j\right|$，且 $Q'\subseteq Q$。

(3) 对 $P_K$ 中的每个点进行相似性变换 $T(\cdot)$，使函数（10-29）值最小：

$$f(T)=\sum_{i=1}^{n}\left\|T(p_i)-q_{S_i}\right\|^2 \tag{10-29}$$

设相似性变换 $T(\cdot)$ 由向量 $\begin{bmatrix} u & v & t_x & t_y \end{bmatrix}^{\mathrm{T}}$ 表示，其中 $t_x,t_y$ 为位移参数，$u,v$ 决定了伸缩参数 $\rho$（即满足 $u^2+v^2=\rho^2$）和旋转参数 $\theta$（$\theta=\arctan\left(\dfrac{v}{u}\right)$）。

求式（10-29）的最小二乘解可得相似变换参数向量为

$$\begin{bmatrix} u & v & t_x & t_y \end{bmatrix}^{\mathrm{T}}=\begin{bmatrix} A^{\mathrm{T}}A \end{bmatrix}^{-1}A^{\mathrm{T}}B \tag{10-30}$$

其中 $A=\begin{bmatrix} x_1 & y_1 & 1 & 0 \\ \vdots & \vdots & \vdots & \vdots \\ x_n & y_n & 1 & 0 \\ y_1 & -x_1 & 0 & 1 \\ \vdots & \vdots & \vdots & \vdots \\ y_n & -x_n & 0 & 1 \end{bmatrix}$，$B=\begin{bmatrix} x'_{S1} \\ \vdots \\ x'_{Sn} \\ y'_{S1} \\ \vdots \\ y'_{Sn} \end{bmatrix}$，$(x_i,y_i)$，$(x'_{Si},y'_{Si})$ 分别代表 $p_i$ 和 $q_{S_i}$ 的坐标。

(4) 按照上面求出的最优相似变换参数对 $P_K$ 进行变换，得到一个新的集合：

$$P_{K+1}=T(P_K) \tag{10-31}$$

若 $P_{K+1}$ 与 $Q'=\{q_{S_1},q_{S_2},\cdots,q_{S_n}\}$ 的均方差低于给定的阈值，则迭代停止，否则令 $K=K+1$，再转到步骤(2)进行。

(5) 最后得到的 $P_K$ 即是与 $Q$ 最佳的重合位置。对 $P_K$ 中的每个点沿轮廓线在该点的法线方向与折线 $q_1,q_2,\cdots,q_m$ 求交点，得到一组有序的点列 $C=\{c_1,c_2,\cdots,c_n\}$，即为所求 $Q$ 上与 $P$ 对应的点。

颜面形态信息学

将最终的 $P_K = \{p_1, p_2, \cdots, p_n\}$ 与对应的 $C = \{c_1, c_2, \cdots, c_n\}$ 间的均方差作为衡量两条曲线匹配度的指标之一，即

$$\varepsilon = \frac{1}{n} \sum_{i=1}^{n} \|p_i - c_i\|^2 \qquad (10\text{-}32)$$

上式是从对应离散点间的相对位置关系来评价曲线的匹配度。

### 2. 曲率函数及曲线表示

由于曲率具有位移不变、旋转不变和缩放的相关特性，是曲线的几何不变量，这些性质在形似图形的线性匹配方面具有重要的意义。如曲线 $r = (x(t), y(t))$ 的曲率函数为

$$k(t) = \frac{\left| x'(t)y''(t) - x''(t)y'(t) \right|}{\left[ x'(t)^2 + y'(t)^2 \right]^{\frac{3}{2}}} \qquad (10\text{-}33)$$

采用分段的三次多项式函数来描述离散曲线为

$$P_i(t) = a_i t^3 + b_i t^2 + c_i t + d_i, \qquad 0 \leqslant t \leqslant 1 \qquad (10\text{-}34)$$

式 (10-34) 表示有序点集 $P = \{p_1, p_2, \cdots, p_n\}$ 中 $P_i$ 到 $P_{i+1}$ 之间的参数三次函数，其中 $[a_i, b_i, c_i, d_i]$ 为待解系数，由相邻曲线段具有公共的边界点，且在此公共点有相同的一阶和二阶导数，再加上两个边界约束条件便可确定全部 $4(n-1)$ 个系数。

### 3. 尺度空间函数

由于受到噪声、测量方法等因素的制约，曲率函数的波形受其影响很大，若仅从原始的曲率函数来判定曲线的相似程度往往得不到准确的结果，所以应考虑多个尺度的因素，使波形的细节反映到不同层次的尺度空间。常用的尺度空间函数有：高斯 (Gaussian) 尺度空间、小波尺度空间和形态尺度空间等，其中高斯核是唯一的线性核，具有良好的保留本征特征点的特性，当尺度增加时，那些曲线的本征特征点依然存在。下式为高斯函数：

$$g(t, \sigma) = \frac{1}{\sqrt{2\pi}\sigma} e^{-\frac{t^2}{2\sigma^2}} \qquad (10\text{-}35)$$

其中，尺度系数 $K = \sqrt{2}\sigma$，图 10-23 显示了不同尺度系数的波形。

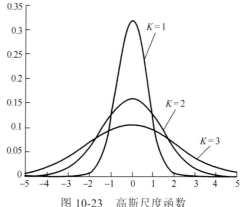

图 10-23 高斯尺度函数

## 4. 相似性鉴别算法

假设已得到两条曲线的曲率函数，分别为 $R_1 = R_1(t)$ 和 $R_2 = R_2(t)$，将它们分别与高斯尺度函数做卷积积分，从而得到一组新的函数：$R_1(t,K)$ 和 $R_2(t,K)$，定义为

$$R_1(t,K) = R_1(t) * g(t,K) = \int_{-\infty}^{+\infty} R_1(\tau) \frac{1}{\sqrt{\pi}K} e^{-\frac{(t-\tau)^2}{K^2}} d\tau$$

$$R_2(t,K) = R_2(t) * g(t,K) = \int_{-\infty}^{+\infty} R_2(\tau) \frac{1}{\sqrt{\pi}K} e^{-\frac{(t-\tau)^2}{K^2}} d\tau \qquad (10\text{-}36)$$

式中，$K$ 为尺度系数，$\frac{1}{\sqrt{\pi}K} e^{-\frac{(t-\tau)^2}{K^2}}$ 为权值，将积分离散化后 $d\tau$ 为步长，由前述可知曲率函数为连续的曲线。对应一组尺度系数 $(K_1, K_2, \cdots, K_i, \cdots,)$，由上式可计算出相应的两组曲线：$R_1(t,K_i)$，$R_2(t,K_i)$，对同一 $K_i$ 下的两条曲率线，其相似性用互相关性测度来定义：

$$\rho_{K_i} = \frac{\sum_{t=0}^{n-1} R_1(t,K_i)R_2(t,K_i)}{\left[\sum_{t=0}^{n-1} R_1(t,K_i)^2 \sum_{t=0}^{n-1} R_2(t,K_i)^2\right]^{\frac{1}{2}}} \qquad (10\text{-}37)$$

式中，$R_1(t,K_i) \geqslant 0$，$R_2(t,K_i) \geqslant 0$，$0 \leqslant \rho_{K_i} \leqslant 1$，若两条曲线形态完全相同或缩放比例相差 $r$ 倍，那么 $\rho_K$ 都能取得最大值 1。利用上述方法可以得到不同尺度下的 组相关性系数 $\rho_{K_i}(i = 0,1,2,\cdots)$，其中 $\rho_{K_0}$ 对应的是原始波形的相关性函数值，再用加权平均的方式将它们综合起来就能得到最终的匹配公式：

$$\rho = \sum_{i=0}^{n} \lambda_i \rho_{K_i}$$

这样通过轮廓曲线最佳重合后对应离散点的均方误差 $\varepsilon$，以及不同尺度空间的曲率函数相关性测度 $\rho$，这两项指标便可以对颅、像上轮廓曲线的相近程度做出定量的评价。图 10-24 是该方法的实验结果图，取得了较好的效果。

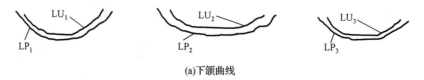

(a)下颌曲线

*颅面形态信息学*

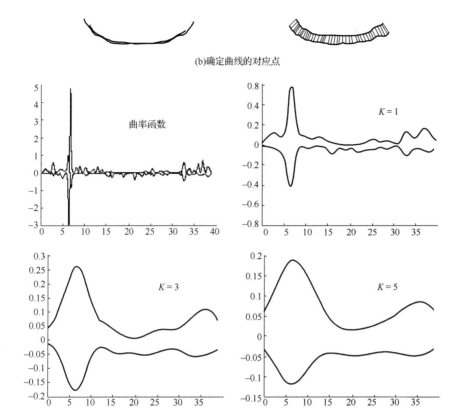

(b)确定曲线的对应点

曲率函数

$K=1$

$K=3$

$K=5$

(c)尺度空间的曲率函数

图 10-24　实验结果图

## 10.3.4　whole-to-part 曲线匹配

whole-to-part 曲线匹配方法由文献（晋武侠 2014）提出，其基本思想是：首先使用 NCCF，找到人脸照片轮廓 whole 曲线中完全嵌入到颅骨下颌曲线 part 的曲线段 Wpart；然后进行普氏分析并修正，计算出 Wpart 和 part 之间达到配准时的最优变换 $T$。

1. NCCF 函数

whole 曲线和 part 曲线的配准可用模板匹配思想解决。虽然曲线跨越的 UCI 间隔与弧长尺度无关，但是采样的曲率仍然与缩放因子相关。NCCF 不受缩放变换的影响，因此使用 NCCF 来衡量两条曲线的相似性。两条曲线的 NCCF 如下：

$$v(u)=\frac{\sum_{i\in\Omega}[f(i)-\bar{f}][t(i-u)-\bar{t}]}{\sqrt{\sum_{i\in\Omega}[f(i)-\bar{f}]^2\sum_{i\in\Omega}[t(i-u)-\bar{t}]^2}}\qquad(10\text{-}38)$$

第 10 章　颅像重合

其中，$f$ 和 $t$ 分别表示 part 和模板(whole)曲线；$\overline{t}$ 和 $\overline{f}$ 分别表示 whole 和 part 曲线的均值；whole 曲线和 part 曲线匹配时的偏移大小为 $u$；$v$ 的阈值为[−1, 1]。在实现过程中，只考虑正相关。$v$ 值越大，表示匹配度越强。给定一个 $v$ 的下限，如果超出下限，则 whole 曲线中不存在与 part 对应的曲线段；否则存在，并且满足 $v$ 最大的 $u$ 值是匹配段的起始偏移量。

### 2. 普氏分析及修正方法

广义正交普氏分析(generalized orthogonal procrustes analysis，GPA)，是比较 $k$ 组点集，使得所有点集对齐单目标点集或者彼此之间相互对齐。普氏分析针对于两组点集，是一种刚性形状理论，分析得出两个形状实现最佳匹配时的变换。

由于使用 UCI 方法参数化曲线，两组曲线匹配段的采样点数相同，因此可以采用普氏分析计算变换矩阵。已知大小相等的集合 $S_1$ 和 $S_2$，普氏分析得到的变换 $T$，能够使变换后的 $S_2$ 与 $S_1$ 的距离 $d = \|T(S_2) - S_1\|$ 最短。考虑到软组织厚度的影响，颅骨下颌线与人脸部的下颌线不可能全部重合，所以辅助使用鼻下点(已经在第 3 章自动标定出)来修正普氏分析变换。详细描述如下：

Step1：计算 $S_1$ 和 $S_2$ 的形状中心：

$$S_1 = (x_1, y_1), (x_2, y_2), \cdots, (x_N, y_N)$$
$$S_2 = (x_1', y_1'), (x_2', y_2'), \cdots, (x_N', y_N')$$

$S_1$ 的形状中心为 $G_1(x_g, y_g)$：

$$x_g = \sum_{i=1}^{N} x_i / N, \quad y_g = \sum_{i=1}^{N} y_i / N$$

同理，可以得到 $S_2$ 的形状中心 $G_2$。

Step2：对 $S_1$ 和 $S_2$ 形心进行平移变换，对齐至坐标原点。变换后的 $S_1$ 和 $S_2$ 为

$$S_1 = S_1 - G_1, \quad S_2 = S_2 - G_2$$

Step3：$S_1$、$S_2$ 的形心对齐后，$S_2$ 到 $S_1$ 的最优变换 $T$ 为 $\begin{pmatrix} a & -b \\ b & a \end{pmatrix}$。其中，

$$\begin{cases} a = \left( \sum_{i=1}^{N} (x_i x_i' + y_i y_i') \right) \Big/ \|S_1\| \\ b = \left( \sum_{i=1}^{N} (x_i y_i' + y_i x_i') \right) \Big/ \|S_1\| \end{cases}$$

Step4：设 skull_p 和 photo_p 是 2D 颅骨和脸部的鼻下点坐标值，对 PA 进行修正，则平移变换是：Trans=photo_p−skull_p。

按照上述计算出的变换矩阵对颅骨进行操作变换。变换后的颅骨和人脸照片刚好达到最佳重合状态。

## 3. 实验结果和分析

图 10-25(a)是活体样本的人脸照片，(b)为投影后的颅骨，(c)显示了人脸的下半部分轮廓线，(d)是颅骨的下颌线。

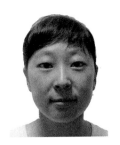 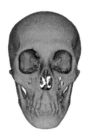 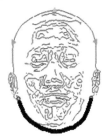 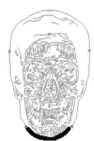

(a)人脸照片　　　　　　(b)颅骨　　　　　(c)人脸部分轮廓线　　　(d)颅骨下颌线

图 10-25　样本数据和自动提取的轮廓线

对应两条曲线的 UCI 参数化结果见图 10-26(a)。使用 NCCF 计算出的最优匹配点位置见图 10-26(b)。找到的人脸与颅骨下颌线相对应的脸部下颌曲线见图 10-26(c)。普氏分析并修正获得最优变换矩阵，将颅骨下颌线进行该变换后的结果见图 10-26(d)。

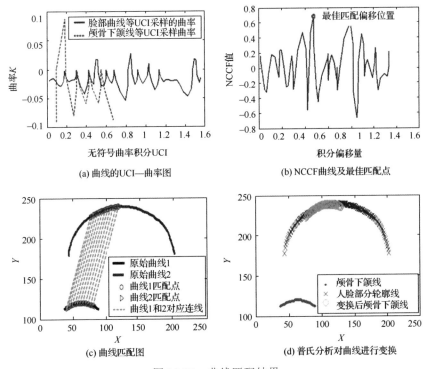

图 10-26　曲线匹配结果

普氏分析求得各个最佳变换参数结果见表 10-4。

表 10-4　最佳变换结果值

| 变换参数 | 表示符号 | 结果值 |
|---|---|---|
| 缩放因子 | $s$ | 1.0237 |
| 旋转角度 | $\theta$ | −13.6624°（顺时针为负） |
| 修正的平移变换 | $T$ | [67.1310 102.6667] |
| 均方误差 | $\delta$ | 0.0069 |

根据表 10-4 中的参数调整颅骨，变换后的颅骨恰好与人脸照片达到最佳叠加状态。叠加效果如图 10-27 所示。

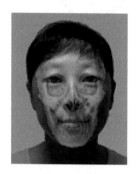 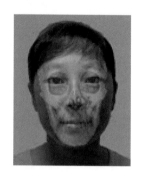

（a）曲线匹配　　　　　　　　　　（b）曲线匹配及点修正

图 10-27　颅像的配准叠加效果

表 10-5 详细列出了本算法中各个模块的耗时情况。

表 10-5　各个模块耗时情况

| 模块 | 调用次数 | 平均运行时间/s | 占时 |
|---|---|---|---|
| UCI 参数化曲线 | 2 | 12.283 | 91.3% |
| NCCF 匹配 | 1 | 0.542 | 4.0% |
| 普氏分析 | 1 | 0.244 | 1.8% |
| 其他 | — | 0.381 | 2.9% |
| 总计 | — | 13.450 | 100% |

由表格可见：本算法程序运行时间平均为 13s 左右。Ibáñez 等（2009）采用迭代的进化算法计算出颅像配准叠加的最优变换，平均花费时间约 15s；该进化算法需要不断迭代收敛至最佳状态，耗时较长。与 Ibáñez 的方法相比较，本方法平均耗时较短，其中的 UCI 参数化耗时最长，约占 91.3%，且该模块 85%时间集中在积分运算部分；若后续对其中的积分算法优化处理，可大幅度降低时间复杂度，在性能上具有很大的提升空间。

颅面形态信息学

在两套活体样本数据上进行试验，分别利用本方法和文献（Ibáñez et al. 2009）的方法进行颅像的配准叠加，最终的叠加效果见图 10-28 和图 10-29。

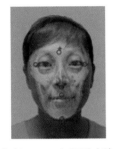 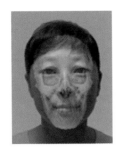 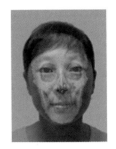

(a)（Ibáñez et al. 2009）方法　　　(b) 曲线匹配方法　　　(c) 曲线匹配及修正方法

图 10-28　A 套数据的叠加效果

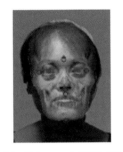 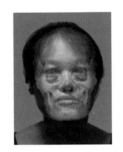 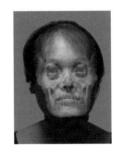

(a)（Ibáñez et al. 2009）方法　　　(b) 曲线匹配方法　　　(c) 曲线匹配及修正方法

图 10-29　B 套数据的叠加效果

总之，这种自动的基于曲线配准的颅像叠加方法，与已有方法相比，在多个方面具有显著的提高：①标志点和轮廓线完全自动提取，不依赖主观因素；②使用 UCI 来参数化曲线，利用曲线的特异性代替传统的标志点进行颅像配准叠加；③考虑到软组织厚度，结合鼻下标志点对普氏分析结果进行修正得到最佳变换；④整个颅像叠加中不需手工介入，平均耗时较短。经过实验表明，基于曲线配准的颅像叠加算法时间复杂度较低，叠加效率较高且效果较好，得到的重叠像为以后的重叠像的相似性度量奠定了基础。

# 10.4　本章小结

颅像重合是排除性认证技术之一。本章就颅像重合涉及的技术进行了详细总结，主要包括颅像重合原理、鉴定指标、颅骨位置校准、摄影物距估算法方法、人脸三维姿态估算以及颅像相似性鉴别方法。

# 参考文献

才东升. 1988. 鉴定颅骨身源的新进展——颅像重合. 中国法医学杂志, 3(3).

高隽, 曹先彬. 1999. 基于 Hough 变换的并行光电形状识别系统. 电子学报, 27(7A): 127-128.

晋武侠. 2014. 计算机辅助颅像重合中颅像叠加方法研究. 西安: 西北大学硕士学位论义.

兰玉文. 1999. 颅像重合法研究与应用. 北京: 群众出版社.

刘敏. 2004. 计算机辅助三维颅面复原及颅像重合鉴定技术的研究. 沈阳: 沈阳航空工业学院硕士学位论文.

刘晓宁. 2003. 计算机辅助颅像重合技术的研究与实现. 西安: 西北大学硕士学位论文.

石桥宏. 1975. スーパーにポーズ法(第八报). 日本法医学杂志, 29(3): 257.

孙炳荣, 赵晨阳. 1994. 颅像重合计算机分析处理系统. 计算机应用与软件, 11(1): 14-19.

王俊艳, 苏光大. 2004. 基于下颌轮廓线的人脸分类方法. 红外与激光工程, 33(2): 159-163.

王晓强. 2004. 计算机辅助颅像重合系统中的关键技术研究. 西安: 西北大学硕士学位论文.

张志刚. 2007. 计算机辅助颅像重合关键技术研究. 西安: 西北大学博士学位论文.

张志刚, 周明全, 耿国华. 2008. 颅像轮廓曲线相似性鉴别方法研究. 小型微型计算机系统, 7: 1304-1307.

张智广, 赵学敏. 1998. 平面曲线相似性初探. 天津师范大学学报, 18(2): 65-72.

朱长仁, 王润生. 2003. 基于单视图的多姿态人脸识别算法. 计算机学报, 26(1): 104-109.

Al-Amad S, McCullough M, Graham J, et al. 2006. Craniofacial identification by computer mediated superimposition. Journal of Forensic Odontostomatology, 24: 47-52.

ArkinM, Chew L P, Huttenlocher D P, et al. 1991. An efficiently computable metric for comparing polygonal shapes. IEEE Transactions on Pattern Analysis and Machine Intelligence, 13(3): 209-215.

Bajnoczky I, Kiralyfalvi L. 1995. A new approach to computer-aided comparison of skull and photograph. International Journal of Legal Medicine, 108(3): 157-161.

Ballerini L, Cordón O, Damas S, et al. 2007. Craniofacial superimposition in forensic identification using genetic algorithms. Proceedings of the IEEE International Workshop on Computational Forensics. Manchester: Springer: 429-434.

Bilge Y, Kedici P, Alakoc Y, K U, et al. 2003. The identification of a dismembered human body: a multidisciplinary approach. Forensic Science International, 137(2-3): 141-146.

Campomanes A B R, Ibáñez O, Navarro F, et al. 2014. Computer vision and soft computing for automatic skull-face overlay in craniofacial superimposition. Forensic Science International, 245: 77-86.

*颅面形态信息学*

Darrell T, Moghaddam B, Pentland A P. 1996. Active face tracking and pose estimation in an interactive room. Proceedings of IEEE Conference on Computer Vision and Pattern Recognition: 67-72.

DelfinoV P, Colonna M, Vacca E, et al. 1986. Computer-aided skull/face superimposition. American Journal of Forensic Medicine and Pathology, 7 (3) : 201-212.

Delfino V P, Vacca E, Potente F, et al. 1993. Shape analytical morphometry in computer-aided skull identication via video superimposition// Iscan M Y, Helmer R. Forensic Analysis of the Skull. New York, USA: Wiley: 131-159.

Gao J, Cao X B, Wang X F. 1999. Parallel optoelectronic shape recognition system based on Hough transform. Aeta Eleetroniea Sinica, 27 (7) : 127-128.

Gee A, Cipolla R. 1994. Estimating gaze from a single view of a face. Proceedings of the 12th International Conference on Pattern Recognition, Jerusalem: 758-760.

GhoshA K, Sinha P. 2005. An unusual case of cranial image recognition. Forensic Science International, 148 (2-3) : 93-100.

Glaister J, Brash J C. 1937. Medico-legal Aspects of the Buck Ruxton Case. Edinburgh: E. and S. Livingston.

Horprasert T, Yacoob T, Davis L. 1996. Computing 3D head orientation from a monocular image sequence. IEEE International Conference on Automatic Face and Gesture Recognition, Vermont: 242-247.

Ibáñez O, Ballerini L, Cordón O, et al. 2009. An experimental study on the applicability of evolutionary algorithms to craniofacial superimposition in forensic identification. Information Sciences, 179 (23) : 3998-4028.

Ibáñez O, Cordón O, Damas S. 2012. An advanced scatter search desigh for skull-face overlay in craniofacial superimposition. Expert Systems with Applications, 39: 1459-1473.

Indriati E. 2009. Historical perspectives on forensic anthropology in Indonesia//Blau S, Ubelaker D H. Handbook of Forensic Anthropology and Archaeology. California: Left Coast Press: 115-125.

Iviagin V N, Ivanov N V, Ivarina N V. 2000. Computer-aided personality identification by skull and life-time photography by POSKID 1.1 method. Sudebno Meditsinskaia Ekspertiza, 43 (5) : 22-29.

Lee M W, Ranganath S. 2003. Pose-invariant face recognition using a 3D deformable model. Pattern Recognition, 36 (8) : 1835-1846.

Loncaric S. 1998. A survey of shape analysis techniques. Pattern Recognition, 31 (8) : 983-1001.

Moghaddam B, Lee J, Pfister H, et al. 2003. Model-based 3D face capture with Shape-from-Silhouettes. Proceedings of IEEE International Workshop on Analysis and Modeling of Faces and Gestures. Nice, France: 20-27.

Qiang J. 2002. 3D Face pose estimation and tracking from a monocular camera. Image and Vision Computing, 20(7): 499-511.

Ricci A, Marella G L, Apostol M A. 2006. A new experimental approach to computer-aided face/skull identification in forensic anthropology. American Journal of Forensic Medicine and Pathology, 27(1): 46-49.

Sekharan C. 1971. A revised superimposition technique for identification of the individual from the skull and photograph. Journal of Criminal Law, Criminology and Police Science, 62(1): 107-113.

Shinn-Ying H, Hui-Ling H. 1998. An analytic solution for the pose determination of human faces from a monocular image. Pattern Recognition Letters, 19: 1045-1054.

Stephan C N. 2014. Facial approximation and craniofacial superimposition. Encyclopedia of Global Archaeology. New York: Springer: 2721-2729.

Tao C.1986. Report on computer programming for model TLGA-1 skull identification. The Fifth Bureau of the National Public Security Department, Beijing, China: 41.

Ubelaker D H, Bubniak E, O'Donnel G.1992. Computer-assisted photographic su-perimposition. Journal of Forensic Sciences, 37(3): 750-762.

Wang J, Sung E. 2001. Pose determination of human faces by using vanishing points. Pattern Recognition, 34(12): 2427-2445.

Yilmaz A, Shah M. 2002. Automatic feature detection and pose recovery for faces. The 5th Asian Conference on Computer Vision, Melbourne: 284-289.

Yoshino M, Imaizumi K, Miyasaka S, et al. 1995. Evaluation of anatomical consistency in craniofacial superimposition images. Forensic Science International, 74: 125-134.

Yoshino M, Matsuda H, Kubota S, et al. 1997. Computer-assisted skull identification system using video superimposition. Forensic Science International, 90(3): 231-244.

Zhang T, Ping X D, Shao M Z. 2000. Application of auto-regressive model in planar curve recognition. Journal of Computer Research and Development, 37(8): 942-947.

Zhou H, Li T, Xing Q J.1997. Identification and segmentation of digital curves. Journal of Dalian University of Technology, 37(5): 576-580.

*颅面形态信息学*

# 第三部分 领 域 应 用

# 第 11 章

## 颅面形态信息处理平台

本章介绍颅面形态信息学研究中的各原型系统或平台。原型系统采用的相关实现原理及方法在前述章节中已经详细描述，本章重点介绍设计结构和功能说明。

颅面形态信息处理平台采用 VC++ 与 OpenGL 图形包、MATLAB 等开发工具，由颅面数据建模及数据库构建、颅面形态分析、颅面复原模型以及复原结果评价四模块构成了颅面形态研究及其应用的科学体系。

## 11.1 中国人颅面三维数据库

利用 CT 影像和扫描设备进行活体颅面样本的数据采集，构建中国人颅面三维数据库，颅面数据库管理平台如图 11-1 所示。数据管理平台分为数据管理和数据库安全管理两个子系统，结合关系型数据库管理系统，对研究中所涉及的各类数据进行组织和管理。主要包含三大功能：数据库链接功能、数据管理功能和数据库安全性管理功能。涉及的数据主要有：原始二维 CT 医学影像数据、预处理后的二维 CT 医学影像数据、三维颅骨模型数据、颅面模型数据、软组织厚度分布、人脸照片数据、五官模型、纹理照片以及样本属性信息数据。

数据库链接功能主要完成前台操作界面和后台数据库的链接及断开操作，实现中涉及登录密码的管理。数据库安全性管理功能主要包括：角色增加、删除、修改；个人信息修改；用户增加、删除、修改；所有用户信息查看；用户权限增加、删除、修改；日志管理。

针对颅面形态信息学研究中颅面几何属性测量和统计、颅骨面貌复原和基于颅面的身份认证等研究方向的需要，通过预处理去除颅面 CT 数据中的金属挡板等冗余数据，并对数据进行校正，完成了基于颅面 CT 数据的高精度点云、三角网格和规格化点云三维模型的录入和管理，建立了目前国内外样本数量最多、数据类型最丰富的中国人三维颅面数据库。

本平台实现大样本数据的采集和数据库管理工作，完成了 2106 套颅面 CT 数据获取以及人类学信息录入，建立了基于关系型数据库的颅面数据管理系统和安全认证系统，数据管理系统数据流图如图 11-2 所示。

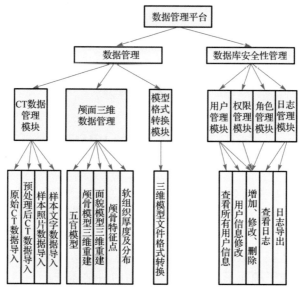

图 11-1　颅面数据库管理平台

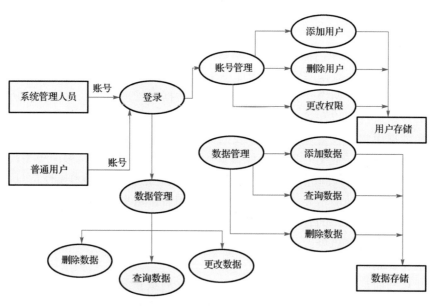

图 11-2　数据库管理数据流图

图 11-3 是数据管理系统 E-R 图，关系模式用数据表设计如图 11-4 所示。数据库管理界面如图 11-5～图 11-7 所示。

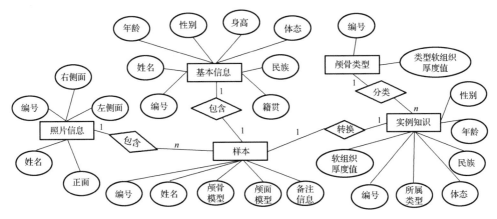

图 11-3  实体-属性 E-R 关系图

样本表

| 样本编号 | 姓名 | 信息编号 | 照片编号 | 三维颅骨模型 | 三维颅面模型 | 备注 |
|---|---|---|---|---|---|---|

基本信息表

| 信息编号 | 样本编号 | 姓名 | 性别 | 年龄 | 身高 | 体态 | 民族 | 籍贯 |
|---|---|---|---|---|---|---|---|---|

颅骨类型表

| 类型编号 | 类型 | 类型软组织厚度值 |
|---|---|---|

照片信息表

| 照片编号 | 姓名 | 正面照片 | 左侧面照片 | 右侧面照片 |
|---|---|---|---|---|

实例表

| 实例编号 | 样本编号 | 所属类型 | 性别 | 年龄 | 民族 | 体态 | 软组织厚度 |
|---|---|---|---|---|---|---|---|

图 11-4  数据库关系表

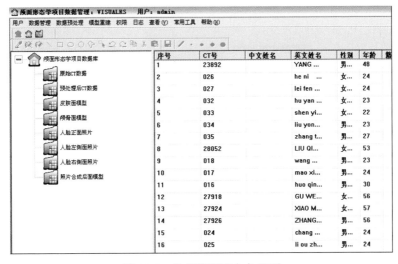

图 11-5  数据管理平台主界面

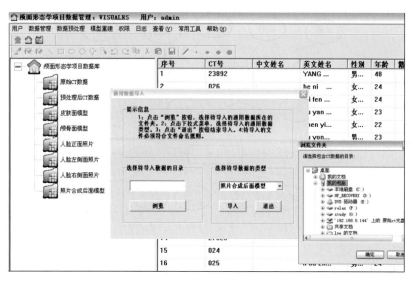

图 11-6　数据导入界面

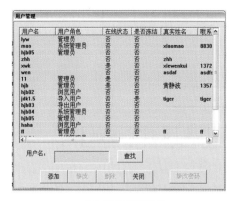

（a）用户管理界面

（b）权限管理界面

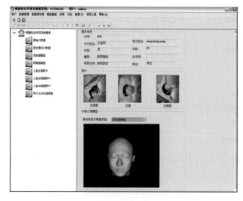

（c）颅面数据库中数据浏览

图 11-7　管理及浏览界面

*颅面形态信息学*

## 11.2　基于颅面数据库的自动化颅骨面貌建模平台

针对 CT、MRI 等医学影像中颅骨和面貌三维模型重建需求，建立了基于颅面数据库的自动化颅骨面貌建模平台(张彦飞 2010，尚鹏 2013，霍青松 2009，王菲等 2010，孙武峰 2010)，实现颅面模型外表面的建模，解决大尺寸颅面模型孔洞修补问题，实现中国人颅面三维模型库中颅骨及面貌三维模型库和五官库的自动构建。平台关键技术包括：

(1)医学影像数据预处理技术；

(2)基于 CT 数据的颅骨及面貌外表面建模技术；

(3)基于深度图像的待复原颅骨建模技术；

(4)颅面模型大尺寸孔洞修补技术；

(5)大数据颅面数据库的构建。

颅面数据建模平台包括活体颅面样本三维模型的建模及待复原颅骨的建模两个模块，平台模块图如图 11-8 所示。其中活体样本的建模主要是利用 CT 数据实现颅骨及面貌模型的外表面建模，其功能分为：

(1)头部 CT 影像数据预处理，包括 CT 数据批量光盘导入，图像格式转换，消除挡板、U 型槽等干扰数据，图像滤波，金属伪影的去处，CT 图像中轴的提取，颅骨及面貌图像外轮廓的分割与跟踪功能。

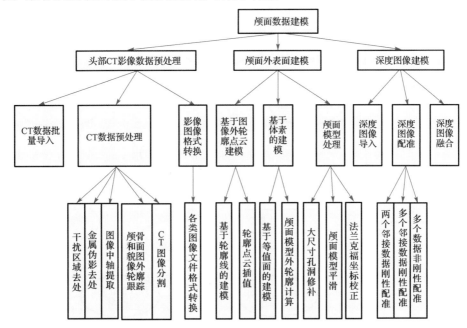

图 11-8　颅面自动建模平台功能图

(2)颅骨及面貌外表面建模,包括基于颅骨和面貌外轮廓点云实现外表面建模、基于体素的等值面建模以及颅面模型处理。颅面模型处理包括大尺寸颅面模型孔洞修补、模型平滑以及符合法医学要求的法兰克福坐标校正功能。

(3)深度图像建模。主要是针对激光扫描得到的深度图像进行建模,其主要功能包括:

① 多视深度图像导入;

② 两个邻接深度图像间的刚性配准;

③ 多个深度图像间的刚性配准;

④ 多个深度图像间的非刚性配准;

⑤ 配准后的深度图像融合完成建模。

CT 图像三维重构出颅骨和面貌是颅面复原的前提和基础。我们分别开发了 CT 数据的预处理模块和 CT 图像三维模型重建模块。其中数据预处理模块的输入文件 CT 图像或图像序列,输出依然为 CT 图像;重建模块的输入为 CT 图像序列,输出为颅骨和人脸三维网格模型,其中颅骨可以为单层模型也可以为双层模型。颅面数据建模数据流图如图 11-9 所示。

CT 图像预处理的流程为:首先对读入 CT 图像进行显示,之后对 CT 图像进行预处理,包括 CT 图像的去噪、校正、缺失图像修复、金属伪影去除等。

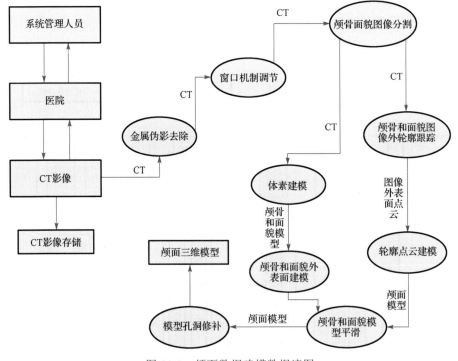

图 11-9　颅面数据建模数据流图

采用 CT 数据的预处理模块对 CT 进行处理后，可利用 CT 图像三维重构模块重建出对应的颅骨和人脸的外表面三维模型。CT 图像三维模型重构流程为：CT 图像序列的读入和显示，CT 图像的外轮廓点云模型提取，外轮廓点云模型的去噪、光顺、网格化和可视化。图 11-10 为 CT 三维重构模块的界面。

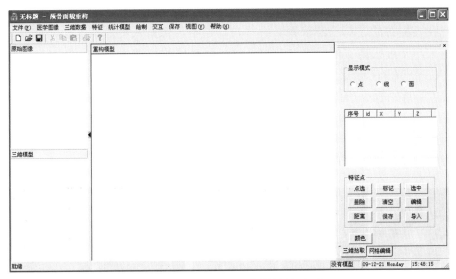

图 11-10　CT 三维重构模块的界面

下面分别介绍 CT 三维重构模块中的主要功能。

1）CT 图像序列的读入和显示

该模块可读入的 CT 数据格式有 DCM、BMP、RAM。借助 VTK 可视化工具包，可对 CT 图像进行显示。有两种显示方式，第一种方式通过鼠标拖动滑块依次浏览 CT 图像序列中的每一张 CT 图像，见图 11-11（a）；第二种方式则可沿冠状面、矢状面和横断面任意选择切换要显示的图像，见图 11-11（b）。

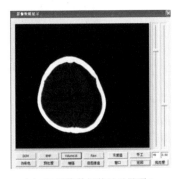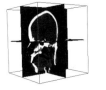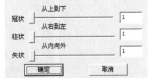

（a）CT 影像数据的显示界面 1　　　　　　　（b）CT 影像数据的显示界面 2

图 11-11　CT 图像的显示界面

2）CT 切片数据预处理

CT 切片数据预处理包括 CT 图像的去噪、校正、缺失图像修复、金属伪影去除等，采用多空间域的平滑滤波方法完成对 CT 图像的去噪，采用复合矩阵变换方法对 CT 图像数据校正。算法基本思想是对图像进行平滑处理的同时对区域边缘进行增强，这样不仅消除了噪声，而且不会导致边缘信息的弱化消失。在滤波过程对滤波算子的权系数进行自动调整，像素灰度值不连续性越小，权值越大，并可根据实际需要调整权系数确保最佳的处理效果。

CT 图像的校正定义为去掉不符合要求的基本数据，系统实现了 CT 排序、去除 CT 直钢板、去除 CT 弯钢板、去除两角杂物、去除肩膀部位冗余信息等功能。

图 11-12 为预处理之前的 CT 数据和处理后的 CT 数据，图 11-13 和图 11-14 是经过预处理后的 CT 数据，能够满足颅面重建过程的需要。

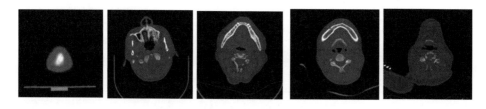

图 11-12　图包含冗余数据的 CT 图像

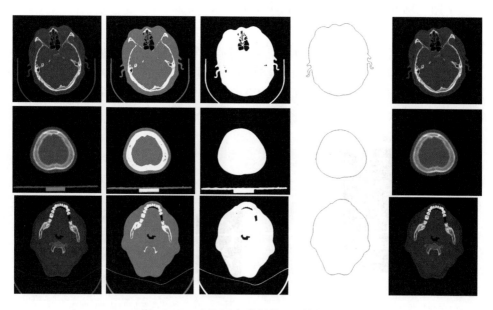

图 11-13　去除冗余数据的 CT 数据图像

颅面形态信息学

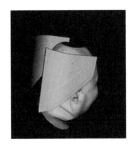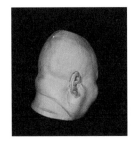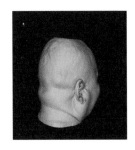

图 11-14　去除冗余数据后的重建结果比对

有些 CT 图像可能存在缺损，需要在预处理中对其缺损部分进行修补。图 11-15 显示了对一张破损的 CT 图像的修复结果，主要根据颅骨和人脸的对称性，采用轮廓对称轴法进行修复。

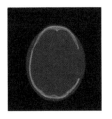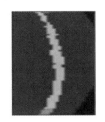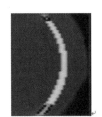

(a) 缺损颅骨图　　　　(b) 直接填充效果　　　　(c) 拟合修复效果

图 11-15　缺损 CT 图像的修复

此外，CT 图像断层扫描图像中还经常存在因金属镶嵌物，如假牙、手术所植入的金属等，产生的金属伪影同样需要在预处理中去除。图 11-16 显示了 CT 数据中金属伪影去除前后的结果对比。

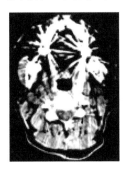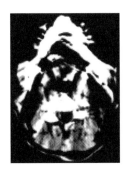

图 11-16　CT 图像金属伪影去除前后

3) 基于 CT 影像的三维建模

采用 Marching Cubes 算法从 CT 中可重构颅骨和人脸的三维网格模型，这样提取的颅骨模型同时包含内外两个表面，如图 11-17 所示(税午阳 2011)。

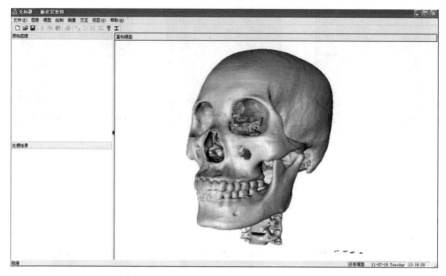

图 11-17　基于 Marching Cubes 的 CT 三维颅骨重构结果

我们还针对 CT 图像，研究骨骼最外层完整轮廓线的轮廓提取方法，再利用基于轮廓线的表面重建方法建立三维颅骨的外表面模型。

外轮廓提取过程中采用了改进的 Snake 算法。首先定义一个与轮廓有关的能量函数，可以交互地在 CT 图像上画出若干条闭合的轮廓线，这些轮廓线会在内能、势能、外能等作用下不断变形，形变趋向于使该能量函数值变小，直至能量函数取最小值，此时轮廓变形停止。用 Snake 算法取得的骨骼轮廓线是若干条封闭的曲线，包括内外两层。为了得到三维颅骨的外表面模型必须对提取到的轮廓线进行简化，取出最外层的骨骼轮廓线，一般采用射线扫射的方法对梯度算子或四邻域法的轮廓线提取结果进行处理即可。

4）点云模型降噪、光顺和网格化

颅骨和人脸三维点云模型含有噪声，另外因数据的离散性，点云模型会表现出不连续性。对此，我们采用了移动最小二乘（moving least squares, MLS）曲面算法对含有噪声的三维点云模型进行光顺处理，该算法在取得很好的光顺效果的同时，较好地保持了原始模型的细节特征。图 11-18 为点云模型的降噪和光顺界面（刘涛 2010）。光顺之后再对点云模型通过 Delaunay 三角剖分，最终重构出颅骨及皮肤单层外表面的三维网格模型，如图 11-19 所示。

5）基于深度图像的颅骨三维建模

三维扫描设备能够同时获得待扫描物体的几何信息以及采集视角下的图像信息，可以利用图像信息和几何信息计算两个或多个深度图像间的变换矩阵，实现基于深度图像的颅骨三维建模。图 11-20 为基于全局特征点配准的多视深度图像建模，图 11-21 为颅骨孔洞修补的结果。

颅面形态信息学

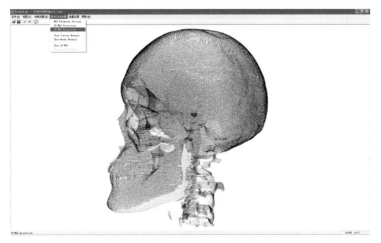

图 11-18　点云模型降噪光顺界面

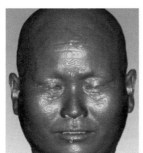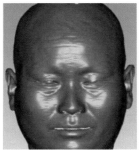

图 11-19　点云光顺前后的网格化结果

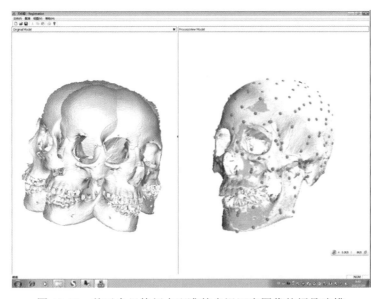

图 11-20　基于全局特征点配准的多视深度图像的颅骨建模

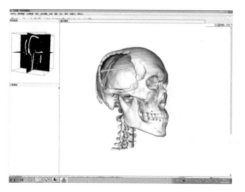
(a) 颅骨孔洞

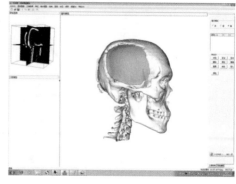
(b) 孔洞内表面修补

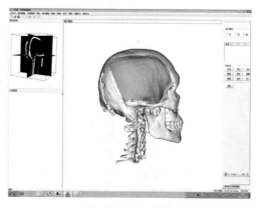
(c) 孔洞外表面修补

图 11-21　颅骨孔洞修补

# 11.3　颅骨面貌复原平台

　　颅骨面貌复原平台(任少平 2013，侣媛辉 2011，田中金 2011，王孟阳 2010)是根据大样本颅面数据三维模型以及分析得到的颅面形态规律，应用颅面形态学知识分析模型和统计学习模型实现给定颅骨的面貌复原,该系统分为三个部分:

　　(1)基于软组织知识分析模型的面貌复原,该部分主要是基于参考面貌的软组织分布实现待复原颅骨的面貌复原，包括参考颅面选择、参考颅骨与待复原颅骨配准、颅骨面貌复原和五官替换功能。

　　(2)基于统计学习模型的面貌复原,包括颅面统计数据规格化、基于全局统计模型的复原、基于分区统计复原和基于回归的统计复原等功能。

　　(3)面貌编辑,包括交互式面貌编辑、面部细节迁移、面貌模型纹理贴图功能。

*颅面形态信息学*

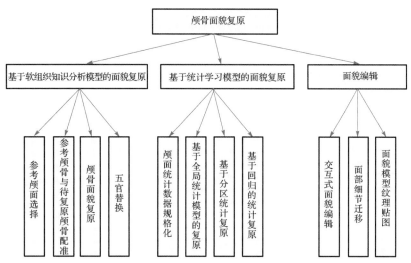

图 11-22　基于颅面数据库的自动化颅骨面貌复原平台模块图

基于颅面数据库的自动化颅骨面貌复原平台模块图如图 11-22 所示。根据从颅骨到对应面貌的细节知识、颅骨特征点上的软组织厚度分布规则，定义了颅骨上 78 个特征点，实现了基于知识分析的颅骨面貌复原方法，数据流图如图 11-23 所示。针对颅骨形态的复杂性以及颅骨细节的多样性，提出基于颅骨边缘点的 CPD 自动配准算法及基于全局和局部变形的颅骨自动非刚性配准算法，有效地解决了传统 TPS 算法的局部错配问题。研究提出了一种新的层次化的形态学颅面统计模型，并实现了基于全局统计模型和局部统计模型的复原方法，数据流图如图 11-24 所示。

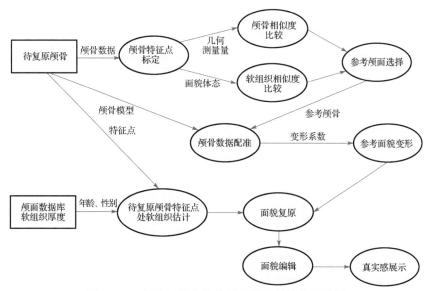

图 11-23　基于知识分析的颅骨面貌复原数据流图

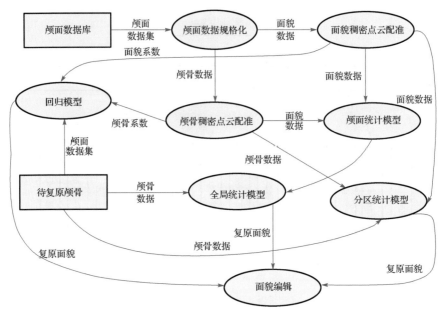

图 11-24 　基于统计的颅骨面貌复原数据流图

## 11.3.1 　基于知识模型的颅面复原原型系统

　　基于知识模型的颅面复原系统的主要功能是已知一套参考颅骨与面貌模型，通过未知颅骨向参考颅骨进行配准，得到变换函数，再将此变换应用到参考面貌模型，从而得到复原面貌。系统模块主要包括：数据读取（参考颅骨、参考面貌模型、未知颅骨、复原面貌）、数据的显示（坐标轴、包围盒、法线、坐标面、缩放、平移、旋转）、面貌复原方法（TPS 变形和 CSRBF 变形）、数据库管理，程序运行界面如图 11-25 所示（邓擎琼 2011）。

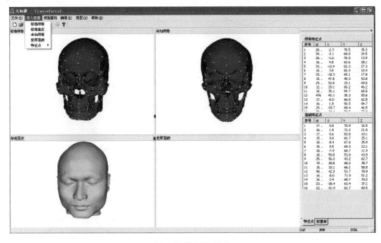

(a) 数据读取模块

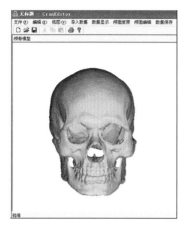

(b) 颅骨稠密配准

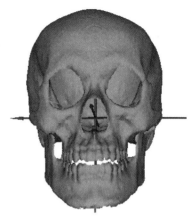

(c) 数据显示模块

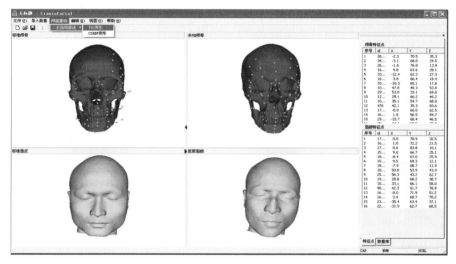

(d) 面貌复原模块

图 11-25　基于知识模型的颅面复原原型系统

## 11.3.2　基于全局和局部统计模型的颅面复原原型系统

偏最小二乘回归重构的第一步是要建立 PCA 子空间。当训练样本固定时，PCA 子空间和回归矩阵也是固定的。因此，在整体回归复原中，一是构建 PCA 子空间，包括导入变换矩阵、回归映射矩阵等，二是实现整体复原。图 11-26 是整体复原的结果。

分区方法：颅骨和面貌的分区是一个三维模型分割的问题。根据前面自动化的特征点标定，将颅骨和面貌数据分成了"眼睛区域"、"鼻子区域"、"嘴巴区域"和"其他部分"四个区域。利用特征点数据，构造出一种简单几何辅助模型区域划分。例如对于嘴巴，将相关特征点构造出一个椭球体，模型上顶点在椭球体内部的则输入嘴巴分区。颅骨和面貌采用同样的分区方法。"眼睛"、"鼻子"、"嘴巴"三个区域的剩余部分作为"其他部分"区域。研究中已应用该模型分割算法成功地对 50 套面貌数据进行区域分割，如图 11-27 所示。

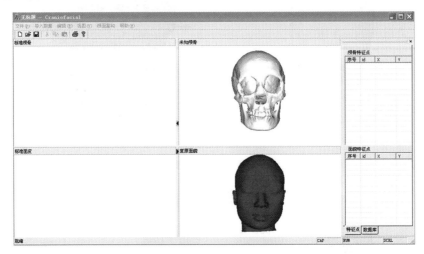

图 11-26　整体复原界面

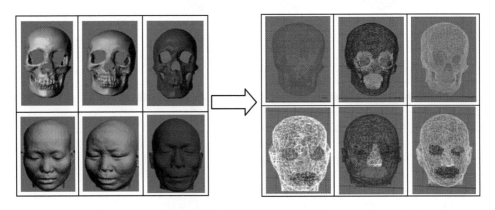

图 11-27　颅骨面皮分割结果

整个复原分为三个步骤。

(1)整体复原：即先使用整体复原统计模型，对面皮进行复原。

(2)局部分区复原：即利用局部统计模型，实现局部分区复原，覆盖整体复原的相应部分。

(3)光滑拼接：从分区统计模型的整体显示上，区域接合处存在不平滑过渡的现象，如图 11-28 所示。

数据拼接过程中，虽然各个分区和复原面貌整体的形态吻合，但由于拼接位置不合适使得嘴巴、鼻子以及眼睛分区在拼接过程中出现拼接不光滑现象，需要采用分区非刚性变换解决上述问题。根据边界处的曲率来调整分区内的每一个顶点，使之达到平滑的拼接结果，具体的算法过程分为如下两步。第一步，调整边界处所有顶点坐标，实现光滑拼接，第二步，调整分区内除了边界外所有顶点，一定程度上保证分区内所有顶点的相对关系，保证分区整体形状不发生大的改变，如图 11-29 所示。面貌复原分区融合系统界面如图 11-30 所示。

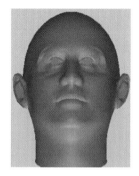 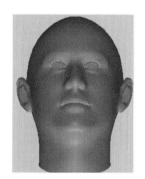

(a) 光滑处理前          (b) 光滑处理后

图 11-28 光滑处理前后比较

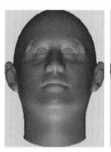 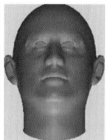 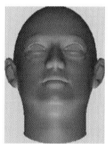 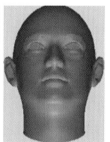

(a) 眼睛平滑前    (b) 眼睛平滑后    (c) 眼睛平滑前    (d) 眼睛平滑后

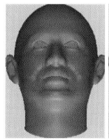 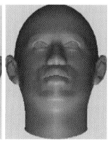 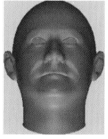 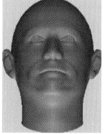

(e) 嘴巴平滑前    (f) 嘴巴平滑后    (g) 嘴巴平滑前    (h) 嘴巴平滑后

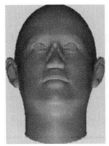 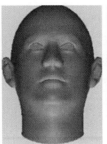 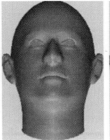 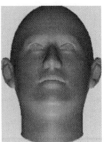

(i) 鼻子平滑前　　　　(j) 鼻子平滑后　　　　(k) 鼻子平滑前　　　　(l) 鼻子平滑后

图 11-29　调整分区重心的平滑效果

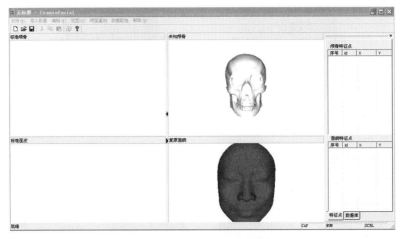

图 11-30　面貌复原分区融合系统界面

### 11.3.3　三维面貌编辑系统

三维面貌编辑系统针对面貌三维网格模型实现基于 B 样条的编辑功能,系统界面如图 11-31 所示(白茹意 2011)。

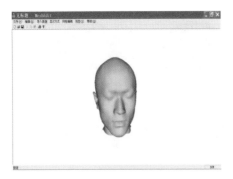 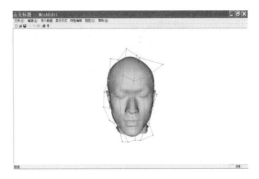

(a) 网格编辑主界面　　　　　　　　(b) 选择变形区域进行 B 样条拟合

颅面形态信息学

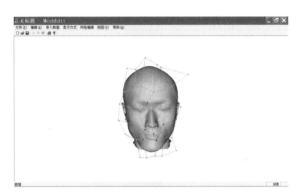

(c) 通过控制点和控制方格对模型进行编辑

图 11-31　三维面貌编辑系统

## 11.3.4　人脸三维纹理映射系统

人脸三维纹理映射系统实现了基于人脸正面、侧面照片的人脸纹理合成和映射系统，解决重构面貌没有纹理信息、真实感低的问题。系统由人脸纹理合成、重构人脸模型参数化、纹理映射和头发建模 4 个模块构成，系统操作流程和界面如图 11-32～图 11-36 所示(谢文魁　2012)。

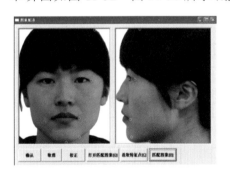

图 11-32　纹理合成界面

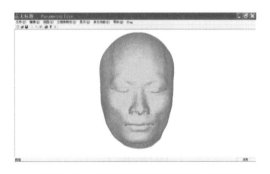

图 11-33　三维颅面参数化平台主界面

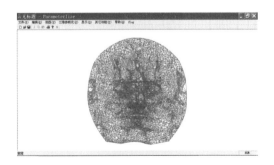

图 11-34　三维颅面数据参数化结果

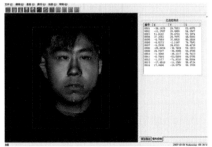

图 11-35　纹理贴图界面

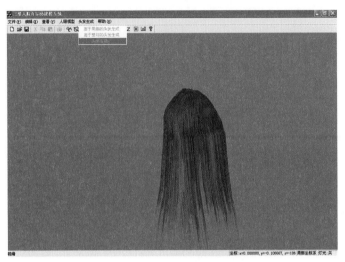

图 11-36　头发模拟生成界面

# 11.4　基于面貌的几何形态相似性认定平台

复原结果的评价平台是将面貌复原结果的可靠性进行度量，按照评价对象的不同可以分为三部分，如图 11-37 所示。

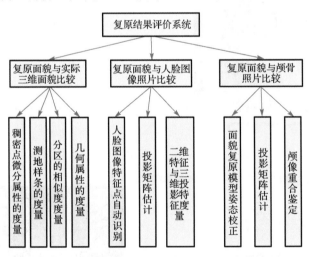

图 11-37　颅骨三维模型的身份认定平台模块图

(1)复原面貌与实际三维面貌模型比较，该功能类似三维人脸识别，直接比较两个三维模型的相似度。

(2)复原面貌与人脸图像照片比较，该功能是通过将复原面貌模型与图像库中的二维人脸照片比较。

*颅面形态信息学*

（3）复原面貌与颅骨照片比较，该功能实质是颅像重合，比较复原面貌照片与颅骨照片。

颅骨三维模型的身份认定流程图如图 11-38 所示。

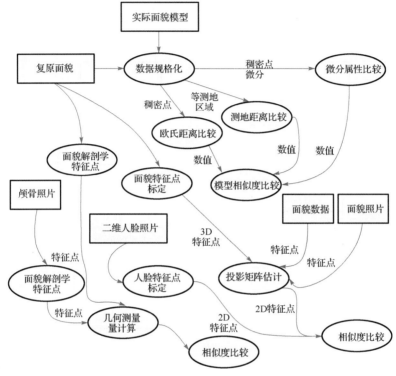

图 11-38　颅骨三维模型的身份认定流程图

## 11.4.1　颅骨面貌形态相似度评价平台

颅骨面貌形态相似度评价平台设计了自动颅像重合身份认定流程，如图 11-39所示，主要分为三个阶段：①人像增强与颅骨重建，包括照片图像处理和待认定颅骨处理两部分，建立待检测颜面图像数据库；利用 CT 或 3D 扫描获得颅骨三维点云数据，通过三维重构、孔洞修补以及位置校正处理后获得颅骨三维模型。②颅骨投影与人像重合，对颅骨和颜面进行特征点标定，利用人像照片估算所获得的摄像物距、姿态信息调整待认定颅骨的物距和姿态，使人脸和颅骨保持摄影空间三维姿态一致后投影成像，依据两者对应特定特征点配准颅骨、颜面重合像。③重合像形态学判定，根据人类头部颜面与颅骨的法医人类学解剖投影关系所确立的一系列鉴定指标，通过重合像的特征点、审定线、软组织厚度鉴定和轮廓曲线相似度计算，来判定颅骨与照片是否可能属于同一人，输出候选照片集及相关个人信息的判定结果。主要流程包括：

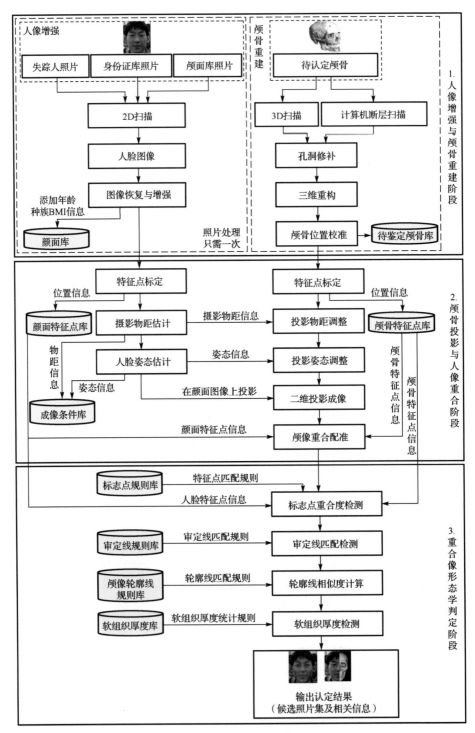

图 11-39　颅像重合技术路线

*颜面形态信息学*

(1)建立颜面库：颜面照片主要来自失踪人员的日常照片、源自身份证库的正面照片以及科研团队已有的样本构成的中国人颅面数据库照片，利用 2D 扫描和基于空域的图像增强处理可获得相应的图像。为照片添加年龄、种族、地域和 BMI 等个人信息，建立重合判定所需的颜面库。

(2)颅骨重建与校准：颅骨采集和三维重建分为 CT 或 3D 扫描两种方式：①CT 方式，利用改进的 Snake 算法提取颅骨 CT 断层扫描图像中的闭合轮廓线，再利用射线法去除杂质获得最外层轮廓线，基于轮廓线经重构算法完成颅骨三维模型的重建；②3D 扫描方式，采用可保留几何特征的散乱点云简化方法简化 3D 扫描获取的点云数据。针对颅骨模型孔洞问题，采用基于孔洞边界点约束所确定隐式曲面的方法实现小面积孔洞修补，对于大孔洞修补采用基于模板的配准算法进行修补。将颅骨模型置于法兰克福平面进行位置校正，为投影变换前颅骨姿态和摄像物距的调整确立基准位置。为所有经重建、修补和位置校正等处理的颅骨建立待认定颅骨数据库。

(3)基于贝叶斯形状模型(BSM)的人脸特征点自动标定：对于颜面库中所有人像照片，采用基于 BSM 的自动特征点标定方法进行标定。首先根据颅像重合认定标准建立由 16 个特征点和部分人脸边缘点组成的人脸特征点网格，利用 BSM 算法将人脸特征点网格与颜面图像库中人脸轮廓和特征位置进行匹配，分别对人脸轮廓网格和内部特征网格进行变形，有效提高特征点的标定准确性。将标定结果保存在对应的颜面特征点库中，在颅骨认定过程中反复使用。

(4)基于多尺度几何特征的颅骨特征点自动标定：为已有颅骨建立多曲率尺度空间表示，对每一种曲率尺度表示的颅骨采用相对角直方图(relative angle-context distribution，RACD)算法提取特征点，获得满足一定分布的特征点候选集$\{P\}$，交互式地从候选点集选取特征点集$\{P_1\}$，$\{P_2\}=\{P\}-\{P_1\}$表示库颅骨特征点候选集中非特征点集，提取$\{P_1\}$和$\{P_2\}$的曲率和法向量信息作为 SVM 训练数据，使 SVM 获得将特征点候选集分类为特征点集和非特征点集的能力，并对$\{P_1\}$统计获得特征点的空间分布模型。对待标定的颅骨，以特征点空间分布模型为指导，基于 RACD 算法获得相应曲率尺度空间序列下的特征点候选集，利用经过训练的 SVM 对特征点候选集分类，获得不同曲率尺度空间下的最优特征点，采用加权求均值的方法实现特征点精确定位。

(5)摄影物距自动估算：对于已标定特征点的人脸图像，采用基于单幅照片的自动摄像物距计算方法，结合人类面貌的结构特征和测量统计知识，在人脸的相对平面区域内确定由几个关键特征点组成的特征模型，再根据空间眼角的连线与像平面上的对应点之间的投影关系以及人面部眼睛特征的统计知识，估算人像照片的摄影物距，并将计算结果保存于与颜面图像对应的成像条件库中。

(6)基于单张照片的人脸姿态估计：对于已标定特征点的人脸图像，采用基于人脸特征点空间分布统计规律的自动人脸姿态估计算法，即利用已标定的人脸特征点中的两个外眼角点、两个内眼角点、两个鼻翼点和两个口角点的连线构成姿态估计模型，再根据估计模型与像平面形成的夹角计算人脸的偏转和俯仰姿态角度。

(7)特定视角颅骨投影与人像的配准：根据成像条件库中记录的颜面照片摄像物距和人脸姿态，对三维颅骨模型进行变换，使颅骨模型与人脸姿态一致，从而获得与人脸照片摄影空间一致的颅骨投影图像，以人脸和颅骨对应位置特定特征点作为针对投影图像和颜面图像两者间的图像配准依据，采用基于薄板样条(TPS)或迭代最近点(ICP)的图像配准算法进行配准，为颜面和颅骨生理形态相关性度量奠定基础。

(8)重合像形态学相似性比较：采用参数化形态相似度度量方法，并为不同标志点、审定线、软组织厚度和指数指标四个不同判定标准设置不同的权值，提高重合颅像形态相似性鉴定的客观性。针对轮廓线的相似性比较，采用基于等形曲线的相似度度量方法，根据平面曲线等形的严格定义，利用曲线的相似变换定义形状距离公式，通过等形变换将形状距离的计算转化为形状差异泛函的极值问题，求解该泛函极值并以此定量曲线相似度。

## 11.4.2　三维颅面身份认定原型系统

三维颅面身份认定原型系统可检验颅骨复原效果，首先从颅面复原系统的颅骨库中取出一个颅骨进行复原，得出复原后的面貌模型，再与面貌库中真实面貌模型进行比较，计算出两个模型之间的差异，即可评价颅骨复原效果。从几何特征角度出发来评价真实面貌模型 orig_model 和复原模型 recons_model 的相似性，评价结果符合人类认知学原理，以下从面貌特征点、面貌曲线、面貌曲面三个功能模块来介绍评价系统(董建民 2008，朱新懿 2012，李红艳 2012)。系统界面如图 11-40 所示依次导入数据：真实面貌模型(窗口左部)、复原面貌模型(窗口中部)、活体面貌特征点(右上部)、复原面貌特征点(右下部)。

本系统包括三个功能模块以不同的特征提取方式做出评价，下面依次介绍不同功能模块的输出结果。

### 1. 基于面貌特征点的相似度评价模块

选取鼻尖、眼角、嘴角等 13 个面貌特征点，然后提取特征点间有意义的距离(欧氏距离、测地距离)关系，将面貌模型抽象为一组向量，通过向量之间的相似度度量(均方误差、Camberra 距离、Minkowsky 距离)做出评价。真实面貌

*颜面形态信息学*

和复原面貌分别基于欧氏距离和测地距离的相似度评价结果分别参考图 11-41、图 11-42。基于欧氏距离的评价方法提取了 78 维的特征向量，并分别给出了均方误差、Camberra 距离、Minkowsky 距离三种度量方式对应的结果。基于测地距离的评价结果，首先给出两个面貌模型的顶点数以及面片数，给出一个基于鼻尖点的 12 维测地距离，同理依次给出了均方误差、Camberra 距离、Minkowsky 距离三种度量方式对应的评价结果。

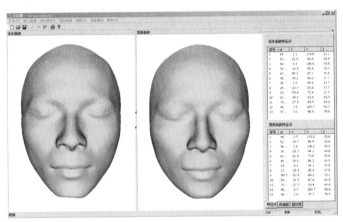

图 11-40  数据导入后系统界面

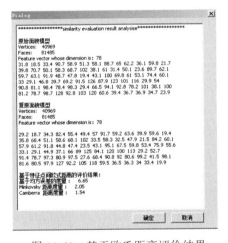

图 11-41  基于欧氏距离评价结果

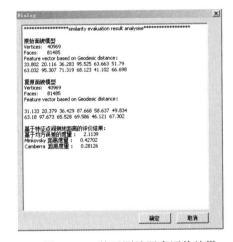

图 11-42  基于测地距离评价结果

### 2. 基于轮廓曲线(ISO-Geodesic stripes)的相似度评价模块

面貌的正面轮廓曲线和侧面轮廓曲线具有一定特征，提取有代表性的面貌曲线比较其相似性，在实验中分别提取了等测地样条，通过计算等测地样条间的分布矩阵相关性向量做出评价，如图 11-43 所示。

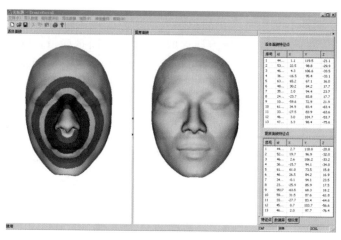

图 11-43　等测地样条分布图

　　根据距离鼻尖点的测地距离将面貌模型简化为一系列测地样条，任意两个测地样条之间的空间分布关系用一个 12 维的分布向量表征，最后整个面貌模型表征为 $M_{12\times10}$ 的分布矩阵，计算分布矩阵之间的相似性来衡量两个面貌之间的相似度，结果参考图 11-44。

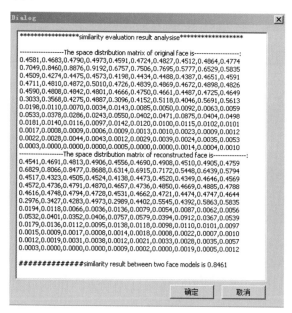

图 11-44　基于分布矩阵的相似度结果

### 3. 基于面貌曲面的相似度评价模块

　　相对于简化模型，基于面貌曲面的相似度评价方法针对模型的每一个顶点

颅面形态信息学

进行比较分析。实验中选取 orig_model 和 recons_model 两个模型的几何属性(空间距离、曲率等),最终根据统计分布结果以颜色图的方式给出直观的显示结果。图 11-45 是根据面貌模型顶点的坐标差异以颜色图显示的结果。图 11-46 是对坐标差异进行统计分析的结果。

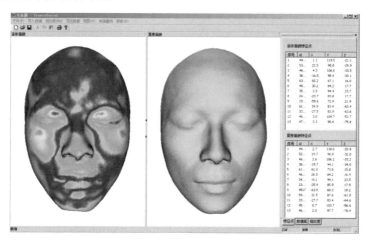

图 11-45　基于顶点坐标差异的彩色图

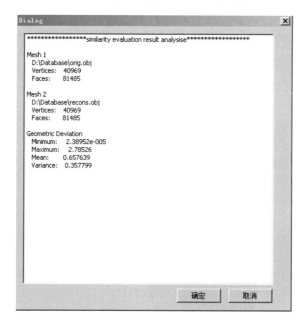

图 11-46　基于顶点坐标差异的统计评价结果

**4. 基于照片的颅面复原相似度评价**

基于照片的颅面复原相似度评价模块功能主要包括两方面:

(1) 基于颅面复原技术的颅骨身份认证;

(2) 基于识别率的复原算法精度评价。

两者的核心算法是一致的,都是计算三维人脸模型与二维人脸照片的相似度。不同的是,前者以复原的颅面为标准,对二维照片进行人脸识别;而后者则以二维照片为标准,来评价颅面复原算法的精度。

系统中的三维人脸模型与二维人脸照片的相似度评价主要使用基于特征点的方法进行相似度度量。结合 VTK 可视化工具包、Visual Studio 2003.NET 分别开发了三维人脸模型特征点提取与标定系统。然后,使用 MATLAB 编写了基于 AAM(active appearance model)的二维人脸照片特征点自动提取与标定算法。提取到三维人脸模型的特征点和二维人脸照片的特征点后,通过计算使重投影误差最小时的重投影矩阵,通过重投影误差对三维人脸模型与二维人脸照片的相似度进行度量。

下面分别介绍这三个模块的主要功能(胡永利 2010,黄静波 2013):

1) 三维人脸模型的特征点提取与标定

该模块可读取三维人脸模型(obj 格式),可以用不同模式显示三维人脸模型,如点云模式、线框模式和三角面片模式。选出恰当的显示模式后,就可以进行特征点标定。还可以对其进行编辑、调整,标定的三维人脸特征点会自动显示在三维人脸模型上。最终,得到的就是三维人脸模型上的三维特征点的坐标值。系统界面如图 11-47 所示,左边的视图框用于显示三维人脸模型与特征点位置,右边的浮动面板用于存放、显示特征点坐标,并提供了关于特征点标定的诸多操作。

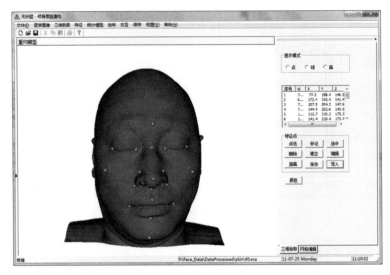

图 11-47　三维人脸模型的特征点提取与标定

　　　　　　　　　　　　　　　　　　*颅面形态信息学*

2)二维人脸照片的特征点提取与标定

本部分系统主要是为了自动提取二维人脸照片的特征点,并允许手动修正。其核心算法是 AAM 算法,用以实现二维人脸照片的特征点的自动提取功能。对于新导入的人脸照片,可以自动标定人脸的特征点,也可以对人脸特征点进行手动标定。

对于 AAM 算法,首先要定义人脸特征点的模板,自动标定需要的特征点。为了便于标定人脸的特征点,系统提供了添加特征点、移动特征点、放大图片、移动图片等功能。可以方便准确地标定人脸特征点。标定人脸特征点的模板的界面如图 11-48 所示。

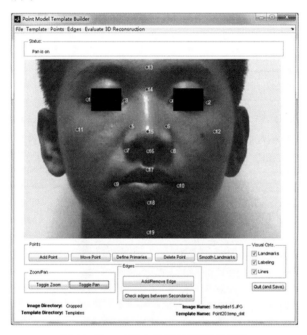

图 11-48　二维人脸照片特征点提取

标定好模板以后,对于每个人脸照片,系统会自动给定初始的特征点位置,然后可以参照模板,对人脸图像进行单独编辑。为了便于编辑,这部分也提供了移动特征点、放大图片、拖动图片以及切换显示特征点标号等功能。系统界面如图 11-49 所示。

3)基于特征点加权算法进行人脸识别

通过前面两个模块的功能,我们可以得到三维人脸模型和二维人脸照片的特征点。通过估计重投影误差最小时的重投影矩阵,可以得到最优的重投影矩阵。再通过最优重投影矩阵下的重投影误差,可以对三维人脸模型与二维人脸照片的相似度进行度量。

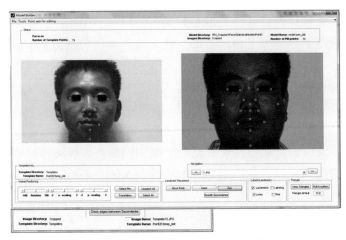

图 11-49 二维人脸照片特征点标定系统界面

这部分提供的功能主要有：单独查看某个人的三维特征点投影与二维特征点的位置关系，自动地计算复原颅面的识别率。

单独查看某个三维人脸模型在二维人脸图像上的特征点投影，如图 11-50 所示，圆圈表示原来人脸上标定的特征点位置，"×"号表示三维人脸模型上的特征点在二维人脸照片上的重投影。

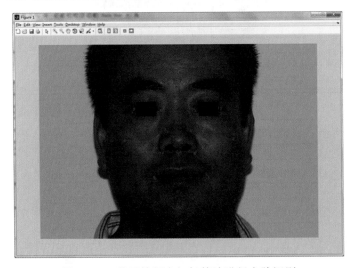

图 11-50 基于特征点加权算法进行人脸识别

## 11.5 颅面三维模型的测量统计平台

颅面的三维模型测量统计平台的功能是根据颅面模型的大样本数据，通过测量、统计及分析方法发现颅骨及面貌间本质规律，主要功能包括：

*颅面形态信息学*

（1）颅骨和面貌特征点的标定，为满足不同需要提供手工、半自动、自动方法实现特征点的标定功能。

（2）模型几何测量的计算，提供距离、角度、测地距离、表面积计算的功能。

（3）提供基于几何测量的性别判断功能。

（4）面貌软组织厚度测量及分析，分析不同年龄、性别面貌软组织分布规律，实现面貌体态分类。

测量和统计平台系统结构图如图 11-51 所示。

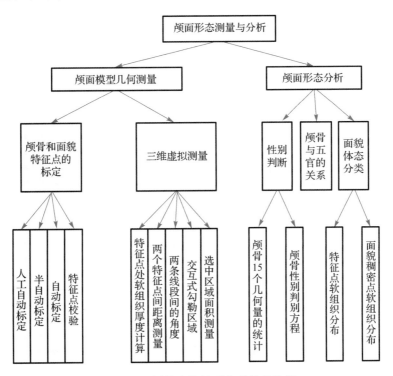

图 11-51　测量和统计平台系统结构图

## 11.5.1　颅骨面貌测量与统计技术框架

针对刑侦、颅面复原和人类学研究需要，研究基于颅面网格模型的三维特征点标注方法，颅骨、面皮特征点间欧氏距离测量方法，任意特征点间表面距离测量方法，特征区域角度测量方法和区域面积测量方法，形成了以 CT 图像 2D 测量、颅面距离、角度和面积测量颅面参数化、颅面软组织厚度测量，批量测量统计为基本框架的颅骨面貌测量与统计系统，系统技术框架如图 11-52 所示。

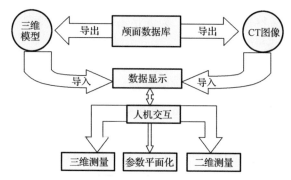

图 11-52 颅骨面貌测量与统计技术框架

颅骨面貌测量与统计系统数据流图如图 11-53 所示。

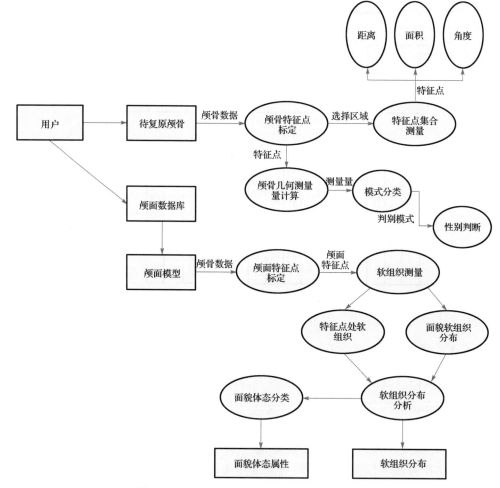

图 11-53 颅骨面貌测量与统计系统数据流图

### 11.5.2 颅骨面貌测量与统计原型系统

颅骨面貌测量和统计系统 FaceMea 1.0 系统(董建军 2006，毛小林 2010)主要以实现各项测量任务为目标，主要功能包括如下几点。

数据输入：系统可读取得多种文件格式，二维图像格式有 dcm、bmp 等，三维文件格式有 obj、stl、vtk、3ds、off 等。

模型显示：可以对三维模型文件进行多种效果的显示，可调整模型色彩、背景色彩、光照亮度、光线方向，可调整场景摄像机位置、反射光强度、漫射光、高光等性质，可对体模型的透明度、体素色彩进行设置。

人机交互技术：系统支持用户在空间中对模型平移、旋转、放大、缩小功能。

模板法特征标定：用户选取代表性的颅骨或者面貌模型，系统提供三维点拾取技术来标定模型上的特征点，同时可将特征点保存为各种格式的数据文件。系统读取模板文件后可以用于后期批量数据的标定工作。

三维测量：系统在对颅骨和面貌模型的测量上提供特征点间欧氏距离测量、表面距离测量、角度测量、区域表面积测量。

软组织测量：系统在实现软组织测量上具有基于二维图像的测量方法和三维空间软组织测量法。

参数平面化：输入面貌模型或者封闭的颅骨表面模型，系统可以根据用户设置的参数将模型展开成参数平面。

功能模块如图 11-54 所示。

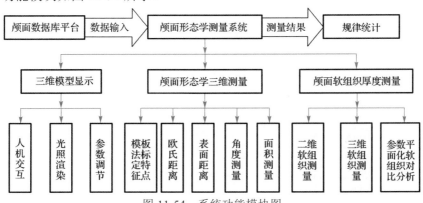

图 11-54　系统功能模块图

系统使用微软 Visual C++ 6.0 工具开发完成，采用 MFC 单文档框架结构，结合窗口拆分技术，并借助两个可视化动态链接库 VTK 和 OpenGL 完成三维模型显示和交互操作功能。OpenGL 是一个性能优越的图形底层 API，在网格距离计算、点云数据计算、曲线积分上都有很大优势。系统与颅面数据库的接口采用 ADO 技术。图 11-55～图 11-58 展示系统运行的部分结果。

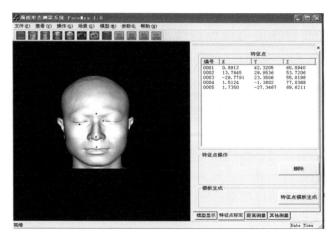

图 11-55　特征点标定

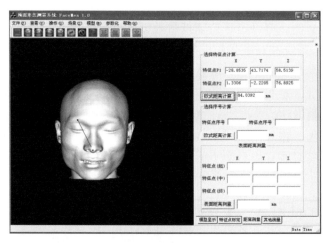

图 11-56　欧氏距离计算

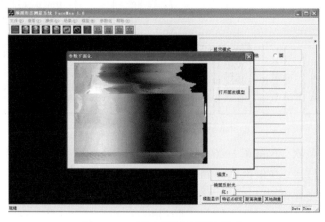

图 11-57　面皮模型平面参数化

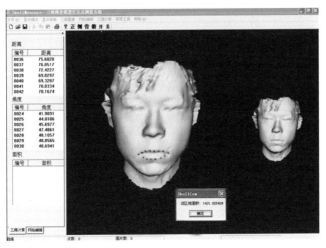

图 11-58　人脸器官面积测量

# 11.6　本章小结

本章主要展示了通过多年对颅面形态信息学研究，形成的原型系统或平台的设计与功能。包括中国人颅面三维数据库、颅骨面貌建模平台、颅骨面貌复原平台、基于面貌的几何形态相似性认定平台、颅面三维模型的测量统计平台，首次在国内形成了围绕颅面形态信息学研究成果的应用新体系。

# 参考文献

白茹意. 2011. 基于颅骨配准的三维颅面复原与变形研究. 北京: 北京师范大学硕士学位论文.

董建军. 2006. 基于颅面的三维测量方法的研究与应用. 西安: 西北大学硕士学位论文.

董建民. 2008. 颅骨面貌形态学的几何分析. 西安: 西北大学博士学位论文.

邓擎琼. 2011. 颅面形态学和颅面复原研究. 北京: 北京师范大学博士后出站报告.

胡永利. 2010. 基于统计变形模型的颅面复原方法研究. 北京: 北京师范大学博士后出站报告.

霍青松. 2009. 颅骨面貌真实感处理关键技术研究. 西安: 西北大学硕士学位论文.

黄静波. 2013. 基于照片的颅骨身份识别与颅面复原效果评价. 北京: 北京师范大学硕士学位论文.

刘涛. 2010. 颅骨面貌复原中的点云光顺和三维重构. 北京: 北京师范大学硕士学位论文.

李红艳. 2012. 三维面貌相似度评价方法研究. 北京: 北京师范大学硕士学位论文.

毛小林. 2010. 颅面测量技术研究与系统实现. 西安: 西北大学硕士学位论文.

欧小哲. 2009. 基于统计模型的颅面复原技术研究. 西安: 西北大学硕士学位论文.

任少平. 2013. 基于分区融合的三维颅面复原算法研究与实现. 西安: 西北大学硕士学位论文.

尚鹏. 2013. 单层闭合颅面三维模型重建及其特征点标定算法研究. 西安: 西北大学硕士学位论文.

尚鹏, 李康, 王克刚, 等. 2012. 基于曲线演化的 CT 颅骨外轮廓提取. 计算机应用研究, 29(8): 3163-3165.

侣媛辉. 2011. 基于分区的统计可变形颅面复原方法的研究. 西安: 西北大学硕士学位论文.

孙绪江. 2009. 虚拟手术中几何建模及虚拟切割等相关技术研究. 西安: 西北大学硕士学位论文.

孙绪江, 周明全, 耿国华. 2009. 医学图像三维表面模型切割算法, 计算机工程, 2009, 16: 214-215, 218.

孙武峰. 2010. 基于网格人脸模型的局部器官真实感建模方法研究与实现. 西安: 西北大学硕士学位论文.

孙武峰, 周明全, 耿国华, 等. 2010. 基于动态超螺旋线的三维头发建模, 计算机应用研究, 2010,01: 396-398.

税午阳. 2011. 颅面形态研究及应用. 北京: 北京师范大学博士学位论文.

田中金. 2011. 基于分区变形颅面复原算法的研究与实现. 西安: 西北大学硕士学位论文.

王菲, 耿国华, 冯筠. 2010. 基于改进 Snake 模型的颅面重建算法研究. 计算机工程, 2011,02: 207-209.

王孟阳. 2010. 基于知识库的分区插值颅面复原方法研究与实现. 西安: 西北大学硕士学位论文.

谢文魁. 2012. 基于 LSCM 的颅面参数化及其在颅面复原中的应用. 北京: 北京师范大学硕士学位论文.

张彦飞. 2010. 基于分区的统计颅面重建算法研究与实现. 西安: 西北大学硕士学位论文.

朱新懿. 2012. 三维颅面相似度比较的研究. 西安: 西北大学硕士学位论文.

*颅面形态信息学*

# 第 12 章

## 颅面形态信息学应用实例

目前，颅面形态信息学的技术和方法主要应用于公安刑侦领域基于颅骨的身份认证、面貌复原，古代历史名人的面貌复原，医学颌面整容手术计划，人种的鉴定和溯源等多个领域，取得了系列应用成果。本章主要介绍颅面形态信息学在法医学、考古学、医学中的应用。

## 12.1　颅面形态信息学应用概述

颅面形态信息学的技术和方法主要应用于公安刑侦领域的尸源鉴定、古代历史名人的面貌复原、古代猿人的面貌复原、基于颅骨的身份识别等领域，并可以进一步推广应用于医学颌面整容手术计划、人种的鉴定和溯源等领域。

1)公安刑侦领域的尸源鉴定

在很多情况下，刑侦现场仅留存受害人的颅骨，其生前面貌早已由于环境腐蚀、人为破坏等原因而损坏。虽然指纹、DNA 等生物特征已经被广泛地作为法庭证据，然而很多情况下，上述有效信息无法采集或有效比对，仅能依靠颅骨进行尸源鉴定。基于颅骨的面貌复原结果可以为公安刑侦专家提供破案线索，指导侦破方向。

2)古代名人的面貌复原

面貌复原方法起源于对名人的颅骨面貌复原。1895 年，经过解剖学家和雕塑家的合作，根据测量得到的软组织厚度，著名音乐家巴赫的生前面貌得以复原，这是颅骨面貌复原最早的成功案例。随后，众多国内外学者开展古人面貌复原研究。目前，国内已经实现了对明王妃、马王堆汉墓女尸辛追夫人、明代文学家吴承恩、楼兰美女、埃及法老和唐代公主等古人面貌复原。

3)古代猿人的面貌复原

古代猿人的面貌复原与古人面貌复原的技术类似，但由于缺少古代猿人的面部软组织平均数据，在进行面貌复原时，更多采用了雕塑方法来实现复原。吴新智和王存义复原了马贝人的塑像，该颅骨由长阳人的上颌骨、马贝人的头骨以及巴勒斯坦出土的尼安德特人下颌骨拼接形成；北京自然博物馆邀请张建军和周国兴进行了北京人复原；陕西蓝田猿人由王存义在吴汝康的指导下，将出土的破碎头骨化石拼接，复原头盖骨，并选用另外出土的下颌骨拼接在一起，并由锡常喜和王存义共同完成了面貌复原；张建军复原了陕西大荔人的面貌。

4) 基于颅骨的身份识别

颅骨具有生理位置的隐蔽性和解剖结构的相对稳定性，不容易被改变。在仅有待认定人的二维照片集合的情况下，将无身源颅骨和失踪人照片按相同倾斜、俯仰角度和物距互相重叠，根据面貌测量特征点与颅骨解剖特征点所形成的解剖一致性对应关系，确定颅骨与照片是否为同一身源，属于排除性认证，基础数据要求低、设备要求简单，在刑侦、灾难调查、战乱失踪人员遗骸身源鉴定等方面应用需求迫切。

## 12.2 颅面形态信息学在考古领域中的应用

### 12.2.1 李倕的面貌复原

2001 年 11 月至 2003 年 6 月，考古人员在西安市发现了一个重要的墓址，根据发掘的墓志铭记载，墓主人是唐高祖李渊第五代孙女李倕之墓，在唐玄宗开元二十四年病逝，时年只有 25 岁。至今已有 1200 多年。棺木已朽，尸骨尚存，考古专家在其中发现了一件完整的头冠，这顶头冠在头颅遗骸上，头冠虽已散乱，可金玉翡翠、珍珠玛瑙应有尽有，行内人士认为这套头饰几乎用尽了唐代可能用到的所有装饰材料(图 12-1)。据称是目前发现的最为完整的公主头冠。

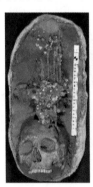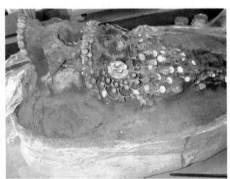

图 12-1　出土的李倕颅骨和冠饰

我们对李倕的面貌和冠饰分别进行了虚拟复原。对于公主面貌的复原，我们以现代人颅骨和面貌三维几何数据为基础，对颅骨和面貌的外观形态规律、生长变化规律以及颅骨和面貌之间本质关系进行了研究，并利用这些规律和关系对给定颅骨的未知面貌进行预测和重构。经过多次针对活人面貌的测试实验，证实了我们的颅面复原系统的有效性和准确性。整个过程主要遵循归纳—演绎—应用的思维模式。采用虚拟工程技术复原公主凤冠和头饰，该项工作是中-德文物保护科技合作项目的成果之一（Zhou et al. 2004）。

李倕面貌的复原过程具体包括如下步骤：①李倕颅骨的数字化；②李倕颅骨的虚拟修补；③颅骨和面貌形态学规律的获取；④李倕面貌的复原；⑤后期真实感处理。

### 1. 李倕颅骨的数字化

我们通过多层螺旋 CT 扫描仪对李倕的颅骨进行了 CT 扫描，然后对 CT 扫描图像进行滤波等预处理操作。采用改进的 Snake 算法和射线法相结合的方法提取单层颅骨外轮廓模型，获得颅骨的三维点云模型，并对点云进行去噪和光顺，以及三角化处理获得颅骨的三维网格模型，如图 12-2 所示。

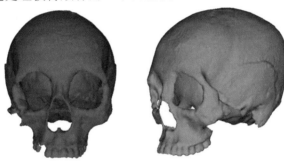

图 12-2　李倕的三维数字化颅骨模型

### 2. 李倕颅骨的虚拟修补

由于年代久远，李倕的颅骨并不完整，存在多处缺失，如下巴。为此，我们在对其面貌进行复原前，先对其颅骨进行了修复。首先从我们构建的颅面数据库中挑选和李倕颅骨形态相似的颅骨模型，并获得它们的平均模型作为标准颅骨模型，然后利用模型配准方法将标准颅骨模型通过几何变换向李倕的颅骨模型进行变形，变形后使得两个模型的对应区域尽可能重叠(图 12-3)。最后，通过网格模型融合技术对李倕颅骨的缺失部分进行修补，得到完整的待复原颅骨(图 12-4)。

### 3. 颅骨和面貌形态学规律的获取

为获得中国人颅骨和面貌之间的形态学规律，我们首先利用高精度螺旋 CT 扫描仪和三维扫描设备开展活体颅面样本的数据采集，然后通过基于 CT 影像的三维重构技术获得活体样本的颅骨和面貌三维模型，并对所有颅骨和面貌三维模型采用法兰克福坐标系进行坐标校正，使所有模型处于同一个坐标系下。进一步利用三维模型配准方法建立所有颅骨样本(面貌样本)的顶点对应关系，使得所有的颅骨(面貌)三维模型点数量一致，并且顶点的解剖学位置关系一致。

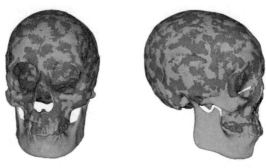

图 12-3　配准后的标准颅骨(灰色)和李倕颅骨(青色)

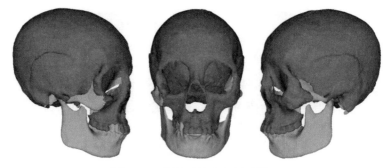

图 12-4　修补后的李倕颅骨模型

在三维颅面数据库的基础上，我们采用偏最小二乘回归方法统计分析颅骨和人脸之间的关系。偏最小二乘回归方法是建立在主成分分析和典型相关分析基础上的一种多元数据分析方法，它集多因变量对多自变量的回归建模以及主成分分析为一体，在一次计算之后即可同时实现预测建模以及多变量系统的综合简化。我们以数据库中的 $N$ 对颅骨和面貌样本作为训练样本，以颅骨和对应的属性作为自变量 $X$，以对应的面貌作为因变量 $Y$，通过偏最小二乘回归方法求得回归矩阵，建立 $Y$ 关于 $X$ 的函数表示：$Y=f(X)$。由于数据库中颅骨和面貌三维模型精度很高，顶点数量巨大，因此在回归之前，我们采用了主成分分析(PCA)对颅骨和人脸三维模型进行降维处理，得到颅骨和面貌在低维空间的模型表示。我们采用了留一法(leave-one-out)对数据库中的颅骨进行了测试评估实验，实验证实了该方法的有效性。

### 4. 李倕面貌的复原

颅骨面貌复原时，我们首先得到李倕颅骨的 PCA 表示模型，然后根据该模

　　　　　　　　　　　　　　　　　　　　*颅面形态信息学*

型和李倕的属性值，以及回归得到的面貌和颅骨（包含对应的属性）之间的函数关系，求解出李倕的面貌模型(图 12-5)。

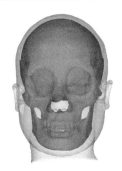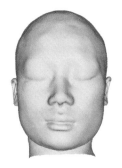

图 12-5　李倕的复原面貌

5. 后期真实感处理

为使面貌复原结果更具真实感，我们对李倕的面貌复原结果进行了真实感处理，包括皮肤纹理映射和头发、眉毛建模等。此外，我们还对李倕的冠饰进行了数字化虚拟修复。从最终的结果(见图 12-6)可看出，复原后的李倕秀丽端庄、恬静贤淑，精致的华冠玉簪螺髻、铺红叠翠，配上青丝云鬟，加上金莲凤头、浮翠流丹，衬得公主更加端丽冠绝，显出唐朝公主金枝玉叶、雍容华贵。

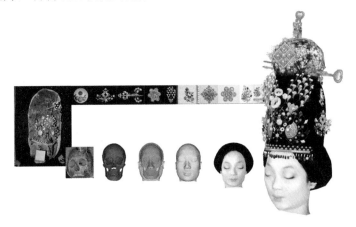

图 12-6　复原结果

## 12.2.2　遗骸的面貌复原

1）秦俑新村出土遗骸面貌复原

我们对陕西省秦俑新村秦代墓葬群遗址出土的20余个秦代戏邑地区秦人颅骨开展了几何属性测量、性别预判和面貌复原，测量结果帮助考古学家准确判断了颅骨对应古人的年龄、性别等基本人类学信息。利用计算机辅助颅骨面貌复原技术对部分颅骨进行了面貌复原，支持了考古专家对墓葬群和墓主人身份的判定。图 12-7 为秦俑新村出土的颅骨，图 12-8 为利用计算机颅骨面貌复原方法进行面貌复原的结果，图 12-9 为增加纹理贴图及头饰的复原结果。

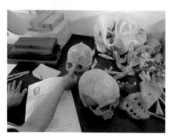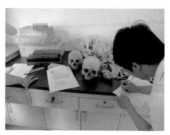

图 12-7　秦俑新村出土的颅骨

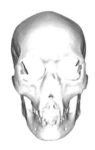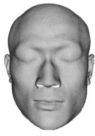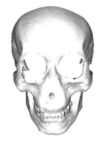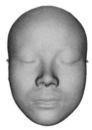

图 12-8　颅骨面貌复原结果

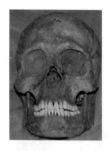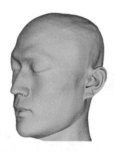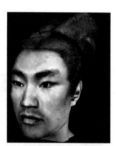

图 12-9　增加纹理贴图及头饰的复原结果

2) 古人面貌复原

由于考古发掘出土的古人类颅骨缺少对应面貌，研究人员只能通过对颅骨的关键点进行几何测量、对比、分析和显著性检验，并以此为基础开展颅骨形态特征的演化研究，推测面貌的演化规律。通过颅骨三维面貌复原技术，在对发掘出土的颅骨三维数字化的基础上，完成古人三维面貌重建，对复原的三维面貌开展测量、分析及比较，分析三维面貌的形状变化以及局部特征的演化，为面部形态特征演化的研究提供新的研究方法和途径。我们针对距今 4 万～5 万年历史的柳江人和距今约 35 万年的南京直立人的颅骨开展了三维面貌复原。

*颅面形态信息学*

图 12-10 为柳江人颅骨的三维模型和面貌复原结果，其中左图为柳江人颅骨模型，中间图为修复下颌后的完整颅骨模型，右图为面貌复原结果。图 12-11 为南京直立人颅骨的三维模型和面貌复原结果。

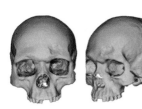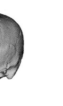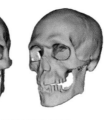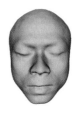

图 12-10　柳江人颅骨的面貌复原

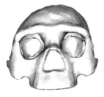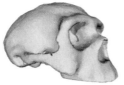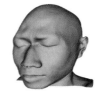

图 12-11　南京直立人颅骨的面貌复原

## 12.3　颅面形态信息学在刑事侦查中的应用

### 1. 颅骨面貌复原

我们开发了具有自主知识产权的颅骨面貌复原软件平台，已经与公安部物证鉴定中心合作完成了 62 例无身源尸骨的面貌复原，形成了中华人民共和国公共安全行业标准《法庭科学颅骨面貌复原技术规范》（GA/T 1187-2014）。

平台目前支持两种服务运行模式，一种为按照本地处理流程，地方公安机关直接将待复原颅骨报送至公安部物证鉴定中心，然后利用三维扫描仪完成无身源颅骨的三维建模，最后用计算机软件实现复原，如图 12-12。另一种为远程模式，如图 12-13 所示，地方公安机关通过互联网直接将待复原颅骨的 CT 影像数据集和案件信息上传至中心节点，中心节点利用计算机辅助颅骨面貌复原软件平台完成送检案件的数字化存储与管理、颅骨的数字化建模、处理、修复和面貌复原等应用，最后再通过中心节点与客户端的数据交换，将送检案件的面貌复原结果以二维正、侧面照片或三维数字模型的方式提供给各应用单位浏览，如图 12-14 所示。如果用户有进一步需求，我们将通过三维数字快速成型机输出三维面貌的仿制模型。

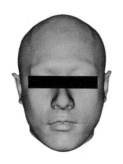 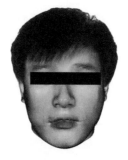 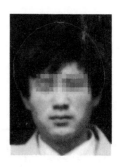

（a）面貌复原结果　　　　（b）真实感处理　　　　（c）真实面貌

图 12-12　面貌复原结果

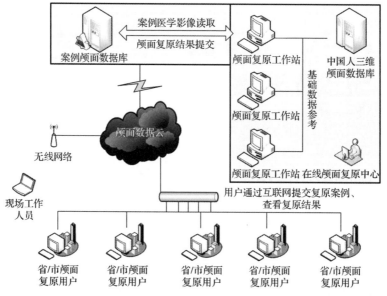

图 12-13　颅骨面貌复原远程服务系统结构

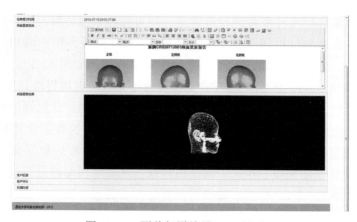

图 12-14　面貌复原结果 Web 展示

*颅面形态信息学*

2. 颅像重合

同一人的颅骨及其生前人像照片的影像在相同的成像条件下会显现出颜面形态特征和颅骨的形态特征的一致。如果不是出自同一人的颅骨和人像照片，即使还原了人像照片的成像条件，也不可能使颅骨的影像和人像照片的影像按正确的解剖位置全部重合。计算机辅助颅像重合技术是用数字化的颅骨三维模型与初步认定的失踪人的照片进行影像重叠，以重叠时能否达到解剖学关系上的一致，来确定颅骨与照片是否出自一人，从而达到身份鉴定。颅像重合系统及其生成检测报告见图12-15和图12-16。

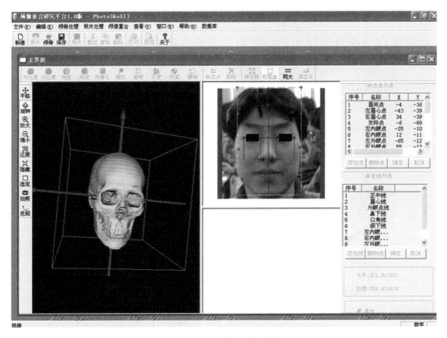

图 12-15　颅像重合系统

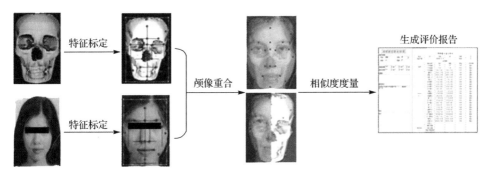

图 12-16　生成检测报告

## 12.4　颅面形态信息学在医学中的应用

### 12.4.1　缺损颅骨修补

目前颅骨重建手术一般是由医生在术前根据病人缺损部位的大小和形状手工敲制钛合金网板,并将其剪缝,在病人头上比较后反复修型,直到符合病人缺损部位的要求,最后用螺钉固定。由于每个病人缺损部位的形状均不一样,要求医生根据病人的缺损形状尽快制造出修复体,但修复材料钛合金不易成形,术中需要反复多次塑形,增加了手术时间,而且反复剪裁会减弱钛合金板的强度,增加钛合金螺钉的使用量,增加手术成本,给病人带来额外的痛苦和一定的危险。我们应用自主开发的计算机软件系统实现术前分析计划和虚拟颅骨修复,将数字化设计和虚拟制造技术引入颅骨修复,有效指导了颅骨修补手术,减轻了病人术前痛苦,缩短手术时间,应用范围广,对颌面整形与手术计划均具有指导作用。图 12-17 为针对颅骨损伤的实际病历,利用计算机软件完成病人头部影像数据的体绘制、颅骨三维建模、颅骨缺损区域虚拟修复等实际需求。

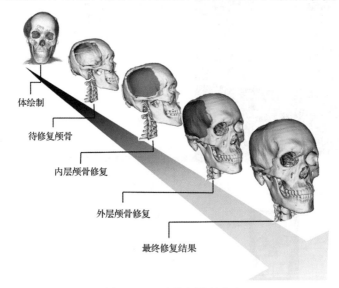

图 12-17　残缺颅骨的修复

### 12.4.2　颅颌面整形手术计划和结果预测平台

计算机辅助整形外科手术计划和预测系统可有效提高整形和美容手术的成功率和准确性,降低手术风险和成本。我们采用医学图像处理技术、工程分析方法、三维数据的可视化技术和虚拟现实技术，对计算机辅助三维整形外科手术计划与预测过程真实性和准确性等关键问题进行研究。主要包括：针对颅颌面手术模拟的颅面 CT 数据的预处理方法，提出了基于自组织神经映射的图像分割方法进行组织分割，保证分割结果的准确性和完整性；采用分流技术和优化改进插值运算，改进了 VTK 中现有的体绘制算法，提高了绘制速度，并保证了绘制质量；研究了虚拟手术过程的模拟方法，提出了基于网格划分的快速拾取算法；提出了一种骨组织的分割方法，较好地克服了当前分割技术中切口多为简单几何形状的缺陷；根据颅面破洞的几何特征对其进行分类，提出了不同的修复方法；提出软组织受力的黏弹性模型，研究了有限元方法在软组织形变上的应用；实现了针对颅颌面外科整形手术的计算机辅助手术计划和结果预测原型系统，为计算机辅助整形外科的虚拟手术计划系统提供支撑基础，主要框架如图 12-18 所示。

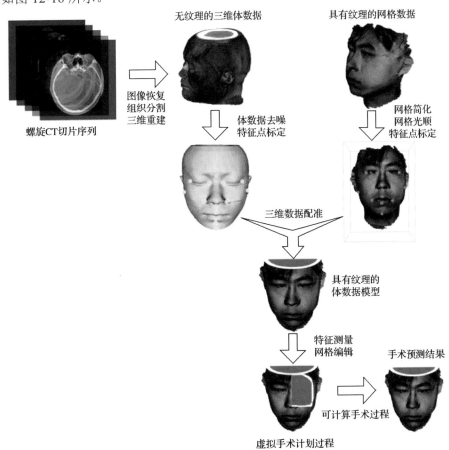

图 12-18　颅颌面整形手术计划和结果预测研究框架

系统采用医学图像处理技术、工程分析方法、三维数据的可视化技术和虚拟现实技术对术前真实感模型的获取、虚拟环境中软组织模拟和手术计划虚拟环境的建立等计算机辅助三维整形外科手术计划与预测过程真实性和准确性等关键问题进行研究，构建了针对颅颌面外科整形手术的手术计划和结果预测系统，系统主要功能模块如图 12-19 所示。

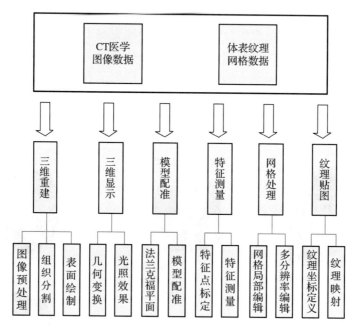

图 12-19　颅颌面外科整形手术计划和结果预测系统模块

系统通过数据预处理模块读入医学影像数据、体表纹理及网格数据，首先将医学影像数据传输给三维重构模块，对医学影像数据进行恢复、分割和轮廓线提取并进行三维重构，得到表皮和颅骨的三维表面模型。将重建或者扫描得到的三维表面模型，送入显示模块进行绘制和显示，将结果呈现在用户面前。用户可以用鼠标或键盘对模型进行各种几何交互操作，从最佳的位置对模型进行观察；可以通过特征点标定模块对人脸进行特征点标定，同时对特征点进行拾取和编辑；可以通过三维测量模块对模型上的关键点进行距离测量和深度测量。最后根据对特征点差异测量的结果进行网格变形，获得整形后的人脸模型。系统结构流程图如图 12-20 所示。

该系统采用 Visual C++和基于 OpenGL 的开源图形可视化开发包 VTK 进行开发。我们在 VTK 基础上二次开发出符合三维医学可视化特点的系统实验平台。系统界面如图 12-21 所示。

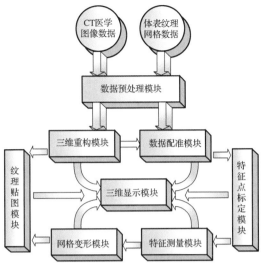

图 12-20　外科整形手术计划和预测系统流程图

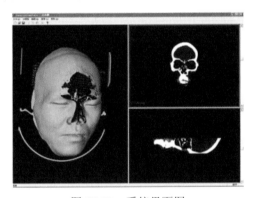

图 12-21　系统界面图

## 12.5　本章小结

本章简要介绍颅面信息学在考古、刑侦以及医学中的应用实例。在考古领域，可用于著名历史人物的面貌复原；在刑侦领域可用于无身源颅骨的面貌复原和失踪人口的身份认证；在医学领域可进行整形手术中的缺损颅骨修复与结果预测。除此之外，颅面形态信息学在人种的溯源和鉴定等领域也有很重要的应用价值。

## 参考文献

Zhou M Q, Geng G H, Yang J C. 2014. The facial reconstruction of LiChui//Das Grab der Li Chui. Regensburg: Schnell & Steiner: 381-386.